LO QUE DICEN LOS EXPERTOS ACERCA DE

Los Mejores Amigos en el cuidado de Alzheimer

El libro de los *Mejores Amigos* es difícil de soltar y será leído una y otra vez… Este libro de verdad ilustra la manera en que una buena atención proporcionada a la persona con Alzheimer nos puede enseñar cómo cuidarnos unos a otros y a nosotros mismos de tal manera que hagamos de nuestro mundo una compañía de mejores amigos.

Jitka Zgola, OT(C), autora de *Doing Things*

Recomiendo ampliamente *Mejores Amigos* a cualquiera que cuide a una persona que tenga Alzheimer; esto prueba que la vida no tiene que terminar con un diagnóstico.

Dr. Burton V. Reifler,
Profesor y Jefe de Departamento, Wake Forest University
(Universidad Wake Forest), Carolina del Norte

¡Los *Mejores Amigos* en el cuidado de Alzheimer es para cuidar a personas con demencia desarrollado por Troxel y Bell es extraordinario! Es práctico y está lleno de compasión por las personas con demencia y por aquellos que los cuidan.

Joanne Rader, R.N., M.N., F.A.A.N.

La filosofía de los *Mejores Amigos* tiene sentido y es fácil de aprender. Como resultado, ha sido adoptada como modelo en todo el estado de Maine y se ha convertido en uno de nuestros recursos más valiosos para brindar atención. El programa de los *Mejores Amigos* ha ayudado a transformar el enfoque de la atención de personas con Alzheimer para familias y profesionales. Lo hemos visto en acción y lo recomendamos ampliamente.

Eleanor Goldberg
Directora Ejecutiva, Maine Alzheimer's Association
(Asociación de Alzheimer de Maine)

Este libro no es sólo una fabulosa herramienta de capacitación para prestadores de servicios de salud, sino un recurso fácil de comprender para aquellos cuidadores que son familiares o amigos.

Rona Smyth Henry, M.B.A., M.P.H.
The Robert Wood Johnson Foundation
(Fundación Robert Wood Johnson)

Un libro hermosamente escrito, el de los *Mejores Amigos* ofrece una filosofía sencilla pero poderosa, así como un modelo de atención que puede cambiar vidas de manera dramática. Mi intención es compartir este tesoro con todos.

Bonnie Smith, S.S.W., Directora,
Miembro de la Mesa Directiva,
National Adult Day Services Association
(Asociación Nacional de Servicios de Día para Adultos)

Si existe acaso un libro que pueda proporcionar una comprensión sobre cómo proporcionar atención a personas con Alzheimer, bien podría ser éste.

Dorothy Seman, R.N., M.S.
Coordinadora Clínica
Alzheimer's Family Care Center, Chicago
(Centro de Atención a la Familia con Alzheimer, Chicago)

Bell y Troxel son los autores de un manual extraordinario para la atención de las personas con Alzheimer... Las personas con esta enfermedad y similares se merecen el tipo de atención que se perfila en este libro: una atención informada, innovadora, interpersonal e individual.

Journal of Applied Gerontology
(*Revista de Gerontología Aplicada*)

Este libro transmite que hay mucho que hacer en la atención de las personas con Alzheimer que reafirma la vida y que puede crear una sensación de bienestar tanto para el prestador como para el receptor de la atención. El enfoque de los autores contiene un humanismo y calidez que quisiera que estuvieran presentes a cada paso cuando una persona con Alzheimer recibe atención.

Wendy Lustbader, M.S.W.,
Autora de *Counting on Kindness*

Los *Mejores Amigos* en el cuidado de Alzheimer ofrece una filosofía positiva y un punto de vista creativo a la hora de proporcionar atención para personas con Alzheimer, y demuestra claramente que la calidad en la atención puede conducir a una calidad de vida mejorada para la persona con demencia.

Dr. David Lindeman
Director Mather Institute on Aging (Chicago)
(Instituto Mather del Envejecimiento, Chicago)

Si alguna vez soy tan desafortunada en desarrollar Alzheimer, quiero que Bell y Troxel sean mis *"Mejores Amigos"*. Ellos tienen el "don *(knack)*". El estilo de Bell y Troxel, en el que todo se puede hacer, nos persuade en el hecho de que nosotros también podemos aprender y utilizar el "don (knack)". La experiencia de los *Mejores Amigos* es la mejor evidencia que he visto para el potencial de la "vida después del diagnóstico".

Lisa P. Gwyther, M.S.W.
Duke University Medical Center
(Centro Médico de la Universidad de Duke)

En el programa de atención de día en la Casa Katinka, servimos a los participantes, a sus familias, a cuidadores de la comunidad, a ex cuidadores y a profesionales en el campo de la gerontología. Los *Mejores Amigos* en el cuidado de Alzheimer es parte de cada una de las actividades y ha dado como resultado una atmósfera en la que se proporciona buena atención y la gente se siente feliz y contenta. La amistad se ha convertido en la fuerza de unión entre nuestros clientes, personal, familias y voluntarios.

Carol Lynn Betty
Supervisora, Casa Katinka Southold Town Adult Day Care (Southold, NY)
(Centro de Atención de Día de Southold Town, Southold, NY)

Como enfermera y administradora de atención geriátrica, he leído muchos libros y publicaciones sobre la enfermedad de Alzheimer. Los *Mejores Amigos* es el primero que no he podido dejar de leer. Transmite el mensaje positivo de que las personas con Alzheimer pueden tener calidad de vida y que los cuidadores pueden sobrevivir a esta enfermedad devastadora.

Bárbara Browne, R.N., B.S.N.
Administradora de Atención Geriátrica
Senior Planning Services (Santa Bárbara, California)
(Servicios de Planeación para Adultos Mayores,
Santa Bárbara, California)

Nuestra institución ha adoptado el modelo de los *"Mejores Amigos"* con gran éxito. Virginia Bell y David Troxel nos han inspirado a pasar de la atención orientada hacia las tareas a la atención a las personas. Hay una atmósfera de emoción y alegría al tiempo que vemos responder a los residentes.

Karen Wyan, Administradora Asistente
Laurel Heights Home for the Elderly, London, Kentucky
(Hogar para Mayores Laurel Heights, London, Kentucky)

Los desafíos de la demencia pueden poner a prueba incluso al mejor cuidador. Los *Mejores Amigos* en el cuidado de Alzheimer incluye muchas herramientas para ayudar a los cuidadores a entender la demencia y a proporcionar una mejor atención.

Roger Auerbach, Administrador,
Senior and Disabled Services Division, State of Oregon
(División de Servicios para Adultos Mayores y
Personas con Discapacidad, Estado de Oregon)

LOS MEJORES AMIGOS EN EL CUIDADO DE ALZHEIMER

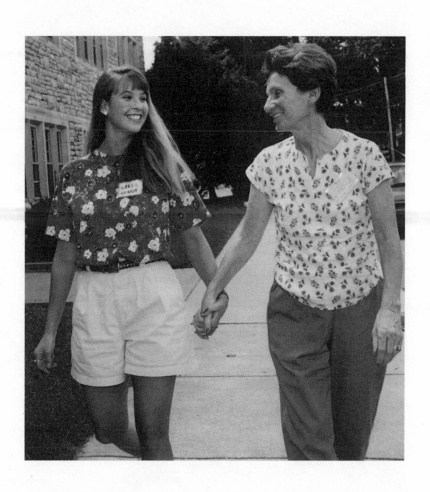

VIRGINIA BELL, M.S.W.
y DAVID TROXEL, M.P.H.

LOS MEJORES AMIGOS EN EL CUIDADO DE Alzheimer

Edición revisada

La publicación de esta edición en español
de *Los Mejores Amigos en el Cuidado de Alzheimer*
es apoyada en parte por una donación de
la Fundación Mary Oakley, Inc., Santa Barbara, California.

Publication of this Spanish-language edition of
The Best Friends Approach to Alzheimer's Care
is supported in part by a grant by the
Mary Oakley Foundation, Inc., Santa Barbara, California.

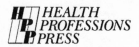

*HEALTH
PROFESSIONS
PRESS*

Baltimore

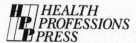

HEALTH PROFESSIONS PRESS

Health Professions Press
Post Office Box 10624
Baltimore, MD 21285-0624

www.healthpropress.com

Título original de la obra: *The Best Friends Approach to Alzheimer's Care, Revised Edition*
Traducción: Cecilia Aura †
Revisión Técnica: Lilia Mendoza Martínez, Ph.D.,
Fundadora del Movimiento Alzheimer en México,
Consultora Internacional en Gerontología y Demencias
Corrección de estilo: Areli Montes
Diseño de cubierta: Armando Hatzacorsian

Formación electrónica:
Quinta del Agua Ediciones, S.A. de C.V.
produccion@quintadelagua.com

Esta obra se terminó de imprimir y encuadernar
en 2008 en Tipográfica, S.A. de C.V.
tipografica@gmail.com

Crédito de fotos: p. 8–Carrie Kenady (izquierda) y Gery Greenway (derecha) caminando en las afueras de la Alzheimer's Association Helping Hand Day Center, Lexington, Kentucky (cortesía y copyright © 1993, Mark Cornelison y *The Lexington Herald-Leader*).

En E.U.A.:
ISBN: 978-1-932529-39-5

Impreso en México / *Printed in Mexico*

Best Friends™ es una marca registrada y propiedad de Health Professions Press, Inc.

A todas aquellas personas con Alzheimer
que nos han inspirado con su valentía
y a sus familiares y cuidadores
que nos han inspirado con su compromiso,
sabiduría y atención amorosa.

CONTENIDO

Relaciones familiares 271, Programas de atención especial 272,
Conclusión: notas para las familias 274

PRÓLOGO A LA EDICIÓN EN ESPAÑOL

Por fin tenemos en nuestras manos el libro de Virginia Bell y David Troxel largamente esperado en español. Ellos tienen una experiencia de más de 30 años trabajando en el campo del Alzheimer y enfermedades afines no sólo en Estados Unidos, sino en varias partes del mundo.

Virginia y David han visto el desarrollo del Movimiento Alzheimer a nivel internacional y en este libro nos ofrecen un método de trabajo, una filosofía de vida basada en algo tan sencillo como ver y tratar a los demás como a los "mejores amigos" especialmente en la atención y cuidado de personas con alguna forma de demencia.

Este libro refleja esperanza y un gran optimismo en el sentido de que podemos hacer mucho por la persona para mejorar su vida y transformar algo que se ha llamado la pesada "carga" en algo más sencillo de sobrellevar.

La vida no tiene por qué terminar con un diagnóstico; se puede mejorar la vida de la persona y su familia, y resolver de mejor manera las conductas desafiantes.

Cada persona con alguna forma de demencia es única, no hay otra igual.

En este método se toma en cuenta al ser humano que hay debajo de cada persona, con sus sentimientos, una vida llena de experiencias, valores y con derecho a recibir una atención digna.

El libro fue escrito para las pesonas con Alzheimer recién diagnosticadas, los familiares, cuidadores pagados, voluntarios, gericultistas, enfermeras, auxiliares de enfermería, profesionales de la salud, administradores y, en general, personal de las instituciones, sean centros de día, residencias o instituciones de larga estancia.

En todas las culturas se conoce, se practica y se da la amistad; en la medida en que el personal de las instituciones conozca a detalle la historia de vida de cada persona a su cargo se podrá establecer una relación de "mejores amigos", en vez de hablar de paciente o cliente.

También, dentro del cuidado que proporcionan los familiares, se puede adoptar este método en las rutinas del cuidado diario. Miles de familias han leído este libro, lo han apreciado y puesto en práctica, pues están conscientes de lo mucho que se puede hacer para mejorar sus vidas.

El método de los mejores amigos le ayudará a aprender a desarrollar el "don", un concepto creado por Bell y Troxel, que es el arte de hacer fáciles las cosas difíciles y de estar en condiciones de solucionar cada situación que se presente. Al desarrollar el "don" podremos evitar las barbaridades y absurdos que como familiares o cuidadores pagados, a veces, cometemos.

El secreto está en hacer cosas, en la estimulación y no en lo que se hace.

Con tantos años de experiencia, los autores partieron del tiempo en que no había información, ni materiales educativos, ni servicios para las personas con Alzheimer y sus familias; cuando todo era gris y el énfasis estaba en los aspectos "trágicos" de la enfermedad, se hablaba de "víctimas", del "funeral sin fin", sin quitarle peso a la enfermedad ni a los familiares y cuidadores. Con esta actitud no se logran grandes cosas.

Hoy día, hay Asociaciones de Alzheimer en 77 países, con infinidad de servicios para facilitar la vida de las personas con Alzheimer, de las familias y del personal que los atiende; se destinan millones de dólares a la investigación, difusión y concientización de la población en general. Se cuenta con ciertos tratamientos, aunque todavía no hay cura.

Muchas personalidades o figuras públicas han contribuido a que este grupo de enfermedades se conozca.

Por todo esto, dicen los autores, "somos optimistas y los invitamos a cambiar actitudes".

Las familias que comparten sus testimonios en el libro son reales y están con sus nombres verdaderos y fotos, pues así quisieron contribuir a reducir el estigma de estas enfermedades y sacarlo a la luz. Los invitamos a conocer más ampliamente sus historias, leyendo el Apéndice C. También sabemos que podríamos reemplazar sus nombres por algunos hispanoamericanos, pues la enfermedad está en todos lados.

Cada vez es mayor el número de personas jóvenes que es diagnosticado, por lo que ahora ya existen organizaciones de ellos mismos para sí. Este libro se enfoca a ellos, en primer lugar: qué sienten, qué experimentan, y nos invita a imaginarnos qué se siente tener la enfermedad, para así poderlos ayudar.

Virginia Bell y David Troxel están entre los primeros que hablaron de los derechos humanos de las personas con demencia. En el capítulo 4 se da cuenta de ello.

A lo largo del libro nos explican cómo se puede aplicar este modelo al interior de la familia o en las diferentes instituciones.

De suma importancia es el capítulo 13, el cual trata de los desafíos que los cuidadores tienen para ser sus "propios amigos", para reducir el estrés y devolverse la alegría perdida. Asimismo, cómo cambiar los sentimientos negativos en positivos y encontrar la luz de la esperanza.

En el Apéndice A se ofrecen recursos en Estados Unidos y en otros países y las más actualizadas páginas web en español.

En el Apéndice B se presenta una bibliografía con los títulos más conocidos en español, accesibles a todo público.

En Estados Unidos y en otros países desarrollados, cuentan ya con servicios e instituciones que en los países de habla hispana ni siquiera imaginamos, lo cual no significa que no podamos crearlos. Usted puede convertirse en pionero y crear este tipo de servicios aplicando el método de los "mejores amigos" en su país.

Necesitamos cambiar actitudes y la manera en que nos expresamos y percibimos la enfermedad para lograr cosas más positivas, como algunas familias nos han enseñado a reevaluar el presente: vivir tan sólo el día actual y no otro y encontrar la alegría. Sólo así entraremos a una era de optimismo.

La amistad nos permite estar juntos, jugar juntos y trabajar juntos, y permite a la persona con Alzheimer disfrutar de la vida diaria tanto como sea posible y por el mayor tiempo.

Los autores desean que cada cuidador desarrolle el "don" y así serán gente más segura de sí, proporcionando una atención digna, satisfactoria y de calidad, previniendo los problemas antes de que ocurran y que disfruten del tiempo que pasan con cada persona.

El mundo sería mejor sí todos lográramos ser los "mejores amigos". Tengo la firme convicción de que hoy, en el campo de las demencias, hay más esperanza y optimismo.

Lilia Mendoza Martínez, Ph.D.
Fundadora del Movimiento Alzheimer en México
Comité de Educación y Difusión
Asociación Guerrerense de Alzheimer y
Enfermedades Similares −AGAES−

RECONOCIMIENTOS

Debido a que este libro representa tanta de nuestra experiencia y trabajo desde mediados de la década de los ochenta, hay muchas personas que nos han guiado con su asesoría y sabiduría y, que en algunos casos, han revisado secciones de este libro.

Muchas personas en el Centro Sanders-Brown para el Envejecimiento de la Universidad de Kentucky merecen un reconocimiento especial. El Dr. William Markesbery, director del Centro, nos motivó con su insistencia de que el mejor tratamiento para el Alzheimer es el cuidado y atención amorosos. El Dr. David Wekstein nos reunió primero como colegas y nos condujo a través de muchas de nuestras primeras experiencias en grupos de apoyo e instituciones de Alzheimer. Otros docentes y el personal de Sanders-Brown nos proporcionaron ideas, inspiración y amistad, incluyendo a la Dra. Linda Kuder, a la Dra. Deborah Danner, y a Marie Smart.

La Mesa Directiva y el personal de la Asociación de Alzheimer en Lexington / Bluegrass fueron pioneros en los servicios directos y en el desarrollo del Centro de Día: "Mano que ayuda" y el Programa a domicilio. Quisiéramos ofrecer nuestro agradecimiento en particular a Sherry Kyker, Sharon Reed y a los ex miembros de la mesa directiva Claire Macfarlane, Marie Masters, Jane Owen, Margaret Patterson y Ray Rector, así como al personal de la Asociación Joan Skillman, Robin Hamon Kern, Patricia McCray, Barry McDaniels, Gwyn Rubio y Tonya Tincher.

La Mesa Directiva de la Asociación de Alzheimer en Santa Bárbara creyó en este proyecto y apoyó a su Director Ejecutivo al tomarse el tiempo para escribir este libro. Un agradecimiento especial a Bárbara Browne y a Charles Zimmer; a los miembros de la mesa Elayne Brill, Louise Davis, Inge Gatz, Selma Rubin, Carmen K. Singh y Jeanne West; y al personal de la Asociación Stephanie Smagala, Marge Collins, Debbie McConnell, Ellen Moggia, Anna Marie Weiner y Dianne Timmerman.

Muchos integrantes del personal, voluntarios y familias en los Centros de Día para adultos con Alzheimer, parte de la red de servicios LifeSpan Services Network, Inc. del condado de San Luis Obispo, California, influyeron en este proyecto, sobre todo Pam Richards, Susan Bailey y Bev Faldalen. Alyce Crawford, del Coast Caregiver Resource Center del condado de San Luis Obispo, es una "heroína local debido a sus soluciones siempre creativas para los problemas más difíciles".

Muchos integrantes de la oficina nacional de la Asociación de Alzheimer han sido oyentes fantásticos a lo largo de los años. Se agradece en especial a Tom Kirk y Sam Fazio de la oficina de Servicios para Pacientes y Familias de la Asociación.

También reconocemos las contribuciones sobresalientes de personas que han sido mentores para nosotros en el campo de la investigación y la práctica de la enfermedad de Alzheimer, incluyendo a Lisa Gwyther de la Universidad de Duke, a la Dra. Miriam Aronson del Instituto del Envejecimiento del Hospital del Condado de Bergin Pines y al Dr. Robert Katzman de la Universidad de California en San Diego.

Le agradecemos al Dr. Steven DeKosky del Centro de Investigación para la Enfermedad de Alzheimer de la Universidad de Pittsburgh por su apoyo continuo a lo largo de los años.

La Fundación Robert Wood Johnson, a través de su Programa de Servicios para la Atención de la Demencia y Respiro, co-fundado por la oficina nacional de la Asociación de Alzheimer y la Administración Federal sobre el Envejecimiento, ha ayudado a lanzar el movimiento de centro de día. Agradecemos a esta fundación por su apoyo en nuestro trabajo en el programa de *Mano que ayuda*, con un reconocimiento especial a Rona Smyth Henry en la Fundación y al

Dr. Burton V. Reifler y Nancy J. Cox en la Oficina del Programa Nacional en la Facultad Bowman Gray de Medicina de la Universidad de Wake Forest en Carolina del Norte.

Otras fundaciones y organizaciones han contribuido a nuestro trabajo al proporcionar fondos para poner en práctica muchas de estas ideas. Agradecemos especialmente a la Fundación Steele-Reese, la Fundación Wood-Claeyssens, Fundación Mary Oakley y a la Asociación Nacional de Empleados Federales Jubilados.

La Dra. Linda Hewett del Centro de la Enfermedad de Alzheimer de California Central de la Universidad de California en San Francisco revisó este manuscrito y proporcionó algunos comentarios sobre sexualidad que están incluidos en el Capítulo 7. Los doctores Robert Harbaugh y Erno Daniel de Santa Bárbara revisaron el Capítulo 3.

Para concluir, algunos reconocimientos personales:

De Virginia Bell: A los muchos voluntarios de *Mano que ayuda* que han ejemplificado el modelo de los *Mejores Amigos* desde 1984; y a mi esposo, Wayne Bell, y a nuestros hijos y nietos, que han tenido que vivir con una esposa, madre y abuela no tradicional a fin de que este libro se publicara.

De David Troxel: A mis padres Fred y Dorothy Troxel, que me han proporcionado maravilloso amor y apoyo; a la Dra. Audrey Gotsch, una amiga y mentora que me enseñó que aún los problemas más desagradables tienen soluciones, y a Betty Branch, Robert Fluno, Mary Jo Jones y Ronald Spingam.

PREFACIO

Cuando se publicó *Los Mejores Amigos en el cuidado de Alzheimer* en 1997, nos preocupaba que un libro con una perspectiva nueva sobre la atención de personas con Alzheimer no encontraría un público o, peor, sería rechazado al tener un alcance aparentemente demasiado extenso y optimista. En vez de ello, el modelo de atención de los *Mejores Amigos* obtuvo aclamación y aceptación inmediata. *Los Mejores Amigos en el cuidado de Alzheimer* ha sido leído por miles de familias. También ha sido adoptado como filosofía de atención en programas de cuidados prolongados alrededor del mundo. Los gobiernos de Maine y Oregon han promovido el enfoque de *Mejores Amigos* como un modelo a nivel estatal de atención para la demencia. Decenas de instituciones que ofrecen residencias asistidas*, centros de día y otros programas están utilizando la filosofía en sus rutinas de atención diaria. Este libro está disponible en Australia, Gran Bretaña, Canadá, Japón, Líbano y ha sido traducido a varios idiomas.

Los cuidadores familiares y los profesionales respondieron a la idea sencilla de que hay mucho que se puede hacer para mejorar la vida

*N. de la T. - En Estados Unidos, Residencias asistidas son instituciones en donde la persona vive en forma independiente pero si quiere tiene acceso a algunos servicios de limpieza, comida, lavado de ropa, cuidadora.

También existen instituciones escalonadas para el deterioro. En los países de habla hispana no existen estas posibilidades, se cuenta con asilos, casas hogar, casas de reposo, geriátricos, estancias, etc., por lo que dejaremos instituciones o instituciones de cuidados prolongados.

de la persona con demencia y para reducir las conductas desafiantes. Cuando los cuidadores reconsideran o reestablecen su relación con la persona con demencia y se convierten en un *Mejor Amigo*, suceden cosas asombrosas:

- Un esposo puede aprender a dejar de corregir o discutir con su esposa.
- Un director de actividades comienza a enfocarse más en el proceso que en el resultado.
- Una asistente de enfermera certificada se vuelve más centrada en las personas y menos en las tareas.
- Un familiar va de la tristeza y el estrés a la aceptación y el éxito.
- Una persona con demencia se siente más segura y valorada.

En 2001 publicamos un libro de trabajo compañero de éste titulado *El personal de los Mejores Amigos: construyendo una cultura de atención en los programas de Alzheimer* (disponible a través de la editorial Health Professions Press). Está diseñado para programas en instituciones de cuidados prolongados interesados en crear un equipo de personal dentro del modelo de *Mejores Amigos*, es decir, uno al que le importen los demás y que sea capaz. Este libro contiene información importante sobre la capacitación innovadora que transformará a una institución en una comunidad que proporcione atención. El libro también enumera programas por todo el mundo que utilizan la filosofía de los *Mejores Amigos*.

En 2002 se publicó una edición de este libro sobre atención para la familia. *Una vida digna: Los Mejores Amigos en el cuidado de Alzheimer* ayuda a las familias a recorrer este difícil viaje con habilidad y un sentido del logro. Este libro le presenta al lector y a muchas otras familias que viven y tratan con otras personas con Alzheimer y presenta secciones extensas sobre opciones de investigación y tratamiento, recursos caseros, la elección de una institución de cuidados prolongados, la espiritualidad y la religión.

Sabemos que todos los que tienen Alzheimer o una demencia similar son únicos. Si has conocido a una persona con Alzheimer, has conocido sólo a una persona con Alzheimer. Por lo tanto, un enfoque "unitalla" nunca tendrá éxito. En vez de ello, Los *Mejores Amigos* en el cuidado de Alzheimer te ayudará a tener un "don (*knack*)", el "arte de hacer cosas difíciles con facilidad".

Desde esta publicación inicial de *Los Mejores Amigos en el cuidado de Alzheimer*, la toma de conciencia de la enfermedad de Alzheimer se ha hecho más fuerte. Los servicios continúan expandiéndose. La investigación se está moviendo a un ritmo más rápido. Los medicamentos nuevos parecen prometedores. La enfermedad de Alzheimer no se considera ya una enfermedad sin esperanza, sino una que es tratable con ciertos medicamentos. Éste es un momento optimista y emocionante para todos los que soñamos con un futuro sin esta enfermedad. Esperamos que este libro, que lanzó este modelo de atención, te ayude a ser un *Mejor Amigo* de la persona a la cual estás cuidando, así como un *Mejor Amigo* para ti mismo.

Virginia Bell y David Troxel
Octubre de 2002

INTRODUCCIÓN

Los Mejores Amigos en el cuidado de Alzheimer refleja un optimismo creciente en este campo de atención en el sentido de que se puede hacer mucho para mejorar las vidas de ellas y transformar la atención que se les proporciona, para que de ser una carga terrible pase a una atención manejable. El libro representa el desarrollo del primer modelo amplio de atención, uno que es fácil de entender y de aprender. Con este modelo de los *Mejores Amigos*, los lectores podrán desarrollar la habilidad, lo que llamamos el "don *(knack)*" de responder a cualquier situación. Este libro demuestra que el secreto de una buena atención para personas con Alzheimer no necesariamente tiene que ver con lo que se hace tanto con cómo se hace.

Los autores tienen más de 35 años de experiencia nacional e internacional combinada en centros universitarios de investigación, en la Asociación de Alzheimer de varios estados de la Unión Americana, centros de servicios externos para adultos, grupos de apoyo, salones de clase y hogares. Hemos dado conferencias en decenas de estados y en 17 países. Hemos pasado miles de horas trabajando individualmente con personas con Alzheimer y con las personas que les brindan atención. Hemos sido pioneros en la atención de las personas con Alzheimer.

A principios de la década de los ochenta casi no había materiales educativos disponibles, e incluso había menos servicios para personas con demencia y sus familias. Con el avance de esa década, creció una red de grupos de apoyo a la familia y se convirtió en una vigorosa Asociación de Alzheimer a nivel nacional. En 1987, la respetada fundación Robert Wood Johnson Foundation entregó millones de dólares a una iniciativa nacional para estudiar los servicios externos brindados a adultos con demencia y para fomentar el desarrollo de estos servicios.

En la década de los noventa, hubo una expansión continua de los programas de servicios externos para adultos, un crecimiento constante de la Asociación de Alzheimer y su red en los diferentes estados, así como una tendencia creciente de proporcionar más servicios e intervenciones terapéuticas para la persona con demencia. Cada vez se diagnostica más temprano la enfermedad de Alzheimer; esta tendencia cambiará el rostro de la atención de las personas con Alzheimer. A finales de 1994 el ex-presidente de los Estados Unidos, Ronald Reagan, marcó un hito al anunciar con valentía su diagnóstico de la enfermedad de Alzheimer.

Conforme entramos en este nuevo siglo, hay avances prometedores en medicamentos e incluso maneras de prevenir potencialmente el Alzheimer que están cerca. Existe la posibilidad de que pronto veamos la enfermedad de Alzheimer como una enfermedad tratable.

Al ver hacia atrás, podemos celebrar nuestros éxitos. Se han logrado grandes avances en la investigación, normas de diagnóstico, servicios para las familias y conciencia pública. No obstante, a pesar de estos éxitos, muchas de las familias y profesionales con quienes hablamos tienen dificultades. Nos dicen que las conductas difíciles todavía ocasionan desafíos enormes, que el personal de enfermería no está adecuadamente capacitado, que las actividades planeadas no salen como deberían y que sigue siendo una lucha llegar al final de cada día.

El modelo de los *Mejores Amigos* aborda estos problemas al ir más allá de una lista de recomendaciones redactada como si fuera una lista de supermercado. Los lectores aprenderán un modelo de atención, una forma de abordar los desafíos, enfocado hacia el mejoramiento de las personas que brindan atención tanto a nivel familiar como profesional.

Este libro difiere de otros libros de diversas maneras. Primero, los autores han adoptado un punto de vista positivo y optimista. Creemos que se le ha brindado demasiada atención al lado "trágico" de la enfermedad de Alzheimer; la colección que tenemos de libros y folletos sobre la enfermedad de Alzheimer incluye etiquetas negativas como "víctima", "el funeral que nunca termina", "la etapa cruel", "la muerte viviente" y "el peor destino". Entendemos la enorme carga que la enfermedad de Alzheimer coloca sobre los individuos y las familias que proporcionan atención. Es una enfermedad terrible. No obstante, al enfocarse en lo negativo, es muy fácil victimizar a las personas que tienen la enfermedad y aceptar normas de atención menos aceptables. Los cuidadores también pueden ser víctimas de esta actitud, de esta suposición de que todos son inútiles y carecen de esperanza.

Segundo, todos los relatos de familias mencionados en este libro son reales e incluyen los nombres completos de las personas involucradas. Hacemos esto para reducir el estigma de la enfermedad de Alzheimer y sacarla de la oscuridad. Nos preocupaba que las familias se sintieran incómodas con esta técnica, pero cuando les solicitamos permiso por escrito para contar sus historias, todas contestaron que sí. Lo hicieron para recordar u honrar a sus seres amados y para apoyar una mayor comprensión de la enfermedad de Alzheimer. Aplaudimos su apertura y alentamos al lector a que lea más sobre las familias en el Apéndice C*.

Tercero, el enfoque de este libro está puesto sobre individuos con la enfermedad de Alzheimer, lo que están experimentando y cómo ayudarlos. Al centrar la atención sobre la persona con demencia, de ningún modo estamos negando el impacto de la enfermedad de Alzheimer sobre los cuidadores. Sabemos que la enfermedad afecta a toda la familia y que los cuidadores con frecuencia corren el riesgo

---

* N de la T.: En este libro se respetaron los nombres y las fotos de las familias que dieron sus testimonios, todos ellos de origen anglo, aunque bien podrían tener nombres en español. La enfermedad se presenta de maneras similares en todos los países.

de sufrir una discapacidad y muerte prematuras. Sin embargo, si podemos mejorar la calidad de vida y la conducta de las personas con Alzheimer, por definición también habremos mejorado la vida del cuidador. La atención de personas con Alzheimer no necesita debilitar a la persona que la proporciona.

Este libro abarca el espectro completo de la atención de las personas con Alzheimer utilizando el modelo de los *Mejores Amigos*.

El capítulo 1 describe la experiencia de la enfermedad de Alzheimer. Creemos que es importante entender cómo se siente tener Alzheimer a fin de convertirse en un mejor cuidador con mayor empatía.

El capítulo 2 ofrece una breve introducción a la enfermedad de Alzheimer llamado "lo básico".

El capítulo 3 le dice al lector cómo hacer una evaluación de las fortalezas y habilidades de la persona. Esta evaluación es importante para fijarse expectativas adecuadas y planear una buena atención.

El capítulo 4 presenta la Declaración de los Derechos Humanos de las Personas con Alzheimer. Es la filosofía implícita detrás del libro y su argumento es que todos debemos esforzarnos por buscar la mejor calidad en la atención y la calidad de vida para la persona con demencia.

El capítulo 5 revela cómo el arte de la buena amistad nos enseña mucho sobre la buena atención de las personas con Alzheimer. Sugiere que darle una nueva forma a las relaciones puede hacer más fácil y gratificante para las familias y los profesionales el hecho de proporcionar atención. En este capítulo presentamos a muchos de "nuestros amigos", personas con Alzheimer o enfermedades similares cuyas historias contamos.

El capítulo 6 revisa la importancia que tienen la historia de vida, el antecedente cultural y las tradiciones de la persona afectada en el hecho de proporcionar una atención de buena calidad.

El capítulo 7 reúne todos los ingredientes del modelo de atención de los *Mejores Amigos* y presenta nuestro concepto del "don (*knack*)" de proporcionar atención.

El capítulo 8 describe el don (*knack*) de la comunicación. Ofrecemos una serie de situaciones sobre "qué hacer" y "qué no hacer" que serán de ayuda al cuidador.

El capítulo 9 examina el don de las actividades, observando la importancia de alejarse de las "actividades programadas" y, a su vez, hacerlas parte natural de cada día. Este capítulo es de especial interés para centros de día e instituciones de cuidados prolongados, pero también puede ayudar a los cuidadores en casa.

Los capítulos 10, 11 y 12 presentan ejemplos del modelo de los *Mejores Amigos* en acción, mostrando la manera en que se puede aplicar a la atención en casa, a la atención en los centros de día y a aquella en las instituciones de cuidados prolongados. De particular interés para estos dos últimos es la exposición en el capítulo 11 sobre cómo involucrar a los voluntarios en la atención de las personas con Alzheimer.

El capítulo 13 desafía a los cuidadores a ser sus *Mejores Amigos*. Tomar incluso pasos sencillos puede reducir el estrés y la tensión. Y, lo que es más, el modelo de los *Mejores Amigos* puede traer la alegría de vuelta a la vida del cuidador.

El capítulo 14 ofrece algunos pensamientos finales sobre cómo ser un *Mejor Amigo* para una *persona* con Alzheimer, y muestra de qué manera los sentimientos negativos, que son normales, se pueden convertir en sentimientos positivos. Sí puede haber luz a partir de la oscuridad.

El Apéndice A contiene una lista de recursos nacionales y locales, en Estados Unidos y en algunos países de habla hispana, incluyendo sitios web, para personas con demencia y sus cuidadores. El Apéndice B proporciona una lista de lecturas sugeridas. El Apéndice C ofrece breves biografías de personas con Alzheimer o enfermedades similares cuyas historias contamos en este libro, todas de Estados Unidos.

Creemos que este libro ayudará a los lectores de diversas maneras: las familias que lean este libro obtendrán un sentido renovado de la esperanza. El modelo de los *Mejores Amigos* alienta a las familias a reconsiderar su manera de abordar la atención; las técnicas y sugerencias se ofrecen para animar sus esfuerzos de ofrecer una atención efectiva y amorosa.

El personal de instituciones asilares que lea este libro encontrará métodos sencillos, fáciles de usar, en la atención de residentes con demencia. El modelo de los *Mejores Amigos* se presta para la capacitación del personal y puede aprenderse y ser comprendido fácilmente por el personal multicultural que existe hoy día, quienes también tendrán antecedentes educativos distintos. Se incluyen ideas para actividades que se pueden utilizar durante casi cualquier interacción con un residente. Debido a que el modelo de los *Mejores Amigos* enfatiza la importancia de un enfoque optimista y positivo, el modelo también mejorará la moral del personal y la satisfacción de la familia.

El personal de centros de día para adultos que adopte el modelo de los *Mejores Amigos* aprenderá métodos que puedan enriquecer la programación del centro y atraer mayor número de voluntarios. El libro también habla sobre cómo el modelo de los *Mejores Amigos* puede ayudar a centros con uno de sus problemas más irritantes: convencer a las familias para utilizar este servicio necesario.

Finalmente, las *personas* diagnosticadas tempranamente con la enfermedad de Alzheimer en etapas iniciales podrán ampliar su visión al leer este libro. Esperamos que estos lectores compartan nuestra visión de que su calidad de vida puede seguir siendo buena aun cuando enfrentan el enorme reto presentado por la enfermedad de Alzheimer.

En conclusión, queremos atraer la atención de los lectores a los siguientes puntos:

1. Aun cuando este libro aborda la enfermedad de Alzheimer, los conceptos se aplican a cualquier persona con demencia irreversible. Por lo tanto, las familias de las personas con demencia por infartos múltiples, demencia del lóbulo frontal o demencia ocasionada por la enfermedad de Parkinson, el SIDA u otros trastornos pueden beneficiarse del modelo de los *Mejores Amigos*.

2. Este libro no examina las cuestiones de investigación y tratamiento médico a profundidad, en parte porque la información en estas áreas cambia rápidamente en el entorno contemporáneo de investigación. Los boletines locales de la

34

Asociación de Alzheimer, sitios web respetables, y publicaciones de la oficina nacional de la Asociación de Alzheimer son las mejores fuentes de información actual sobre la investigación y el tratamiento. Sí ofrecemos información sobre los temas básicos de la enfermedad de Alzheimer en el capítulo 2 para proporcionarle al lector una comprensión de los principios fundamentales de estas cuestiones.

3. Los autores creen que la literatura existente sobre la enfermedad de Alzheimer ha dependido en demasía del uso de "etapas" para describir la enfermedad. La enfermedad de Alzheimer es un proceso, un padecimiento continuo. No ayuda encasillar a nadie en una etapa porque cada caso es diferente. Como oímos a un neurólogo decir una vez: "Si has conocido a una persona con Alzheimer, solamente has conocido a una persona con Alzheimer".

4. En este libro utilizamos la frase "en etapas iniciales" para describir al creciente número de personas con Alzheimer a quienes se les diagnostica lo suficientemente temprano, de manera que pueden tener una opinión significativa acerca de su atención y su futuro. Describimos la progresión de la enfermedad de una manera simple como la enfermedad de Alzheimer en etapas iniciales, temprana, mediana y tardía.

5. Describimos las instituciones asilares u hogares, residencias asistidas como *instituciones de cuidados prolongados* o simplemente como *instituciones*. Describimos los centros de atención diurna como *servicios de día, centros de día* o, simplemente, como *centros*.

6. Todos los autores que escriben sobre la demencia luchan con la cuestión de cómo describir a un individuo con demencia. Rechazamos las etiquetas tales como "Víctima del Alzheimer", "individuo afectado de la memoria" y "persona de Alzheimer" porque hunden a la persona en la patología de la enfermedad. La palabra "paciente" únicamente se aplica a las situaciones en donde a un individuo lo está tratando un profesional médico. Las frases neutras tales como "la persona

con Alzheimer", "aquellos que tienen demencia" o "la persona con la pérdida de memoria" se vuelven voluminosas y laboriosas para el lector. En este libro, utilizaremos la palabra *persona(s)* para describir a individuos con Alzheimer o enfermedades similares. Esperamos que esto le resulte más cómodo al lector que otra manera de poner las cosas. Al mismo tiempo, este término nos recuerda suavemente que hay una persona bajo la capa de la demencia, una persona que tiene sentimientos, que ha vivido una vida llena de experiencias ricas, y que se merece una atención digna.

I. ACERCA DE LA ENFERMEDAD DE ALZHEIMER

La experiencia de la enfermedad de Alzheimer, información básica que todo familiar o cuidador profesional debería conocer, y las maneras de hacer una evaluación básica de las fortalezas y habilidades de la persona a fin de establecer expectativas adecuadas.

1. LA EXPERIENCIA DE LA ENFERMEDAD DE ALZHEIMER

Cuando los autores comenzaron a ayudar a personas con Alzheimer y a sus cuidadores, preguntamos: ¿Qué se siente tener Alzheimer? ¿Qué se siente no estar seguros del entorno, tener dificultad para comunicarnos, no reconocer una cara que alguna vez nos fue familiar o no poder hacer cosas que siempre habíamos disfrutado? Imaginábamos que la experiencia de tener Alzheimer podía ser similar a hacer un largo viaje en un país extranjero. El idioma es un enigma. Las costumbres son diferentes. ¿Cómo funciona el teléfono de monedas? Ordenar comida en un restaurante resulta difícil. Al pagar una cuenta de restaurante con moneda que le es desconocida, el viajero puede temer que le tomen el pelo y le den cambio de menos. Las tareas que nos resultan tan fáciles en casa se vuelven grandes desafíos en un escenario desconocido.

La *persona* con Alzheimer está en suelo extranjero todo el tiempo. Él o ella experimenta un choque cultural incluso estando en el patio de su casa (Figura 1).

A un número cada vez mayor de personas se le diagnostica la enfermedad de Alzheimer *en etapas iniciales* en una etapa temprana del proceso de la enfermedad. Estas personas representan un nuevo tipo de "cliente" para los proveedores de servicios. Los grupos de apoyo no son solamente para cuidadores, sino también para las personas con la enfermedad. Los congresos ya no se tratan únicamente de cuidadores contando sus historias. Algunos también presentan pláticas dadas por personas diagnosticadas con la enfermedad de Alzheimer. Una *persona* con Alzheimer en etapas iniciales le contó a los autores su historia.

39

Rebecca Riley, enfermera y maestra, fue diagnosticada con la enfermedad de Alzheimer en 1984 a la edad de 59 años. Cuando empezó a tener dificultades para enseñar, pensó que era porque el contenido del curso era nuevo. Pronto supo que algo andaba mal con su manera de pensar y su memoria, y sospechó que podía tener Alzheimer. Un examen médico confirmó posteriormente sus sospechas.

Rebecca fue nuestra primera maestra en el mundo de la enfermedad de Alzheimer. Algunas notas escritas que hizo al describir su experiencia incluían las siguientes:

- Depresión
- No puedo decir lo que quiero.
- Temo no poder expresar mis pensamientos y palabras; por ello, me quedo callada y me deprimo.
- Necesito que la conversación sea lenta.
- Es difícil seguir una conversación con tanto ruido.
- Siento que las personas me hacen a un lado porque no me puedo expresar.
- Me chocan los trabajadores sociales, las enfermeras y los amigos que no me tratan como una persona verdadera.
- Es difícil vivir un día a la vez. Mi filosofía adoptada el 30 de julio de 1984.

Al leer las palabras sinceras de Rebecca, uno puede empezar a entender la experiencia de la enfermedad de Alzheimer. Ella sabe que está perdiendo sus habilidades de lenguaje y su capacidad de comunicar sus deseos. Su escritura revela que su gramática, antes meticulosa, empieza a volverse confusa. La complejidad es su enemigo; no puede seguir el bullicio y el barullo de las conversaciones a su alrededor: ella lo llama "el ruido".

Su frase sobre los trabajadores sociales, enfermeras y amigos que no la tratan como una "persona verdadera" puede hacer que los lectores sonrían y a la vez respinguen. Aun cuando sus habilidades cognitivas están en declive, se da cuenta, correctamente, que las personas la tratan diferente. En consecuencia, siente enojo y algo de resentimiento hacia estas personas.

RECIBIDA 10 DE JULIO DE 1995
30 de junio de '95
¡Hola amigos!
La zona rural de Taiwán es frondosa y verde, pero yo estoy alojada en la ruidosa ciudad de Taipei en casa de mi abuela, quien tiene 80 años y está más lúcida que nada.
Una cosa que puede interesarles es que cuando mi mamá y yo llegamos a Taiwán luego de una ausencia de 20 años, ella estaba tan desorientada que concluyó que esto debe ser cómo son las etapas iniciales de la enfermedad de Alzheimer. No lograba encontrar las palabras correctas en taiwanés (su lengua nativa) y había olvidado algunas de las costumbres, aun cuando todos esperaban que ella supiera bien qué hacer en su país de origen.

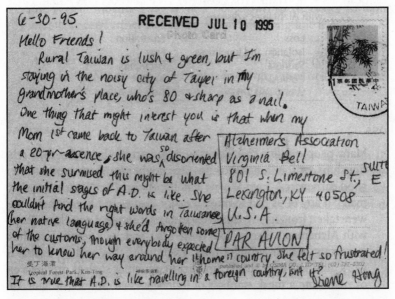

Figura 1. Postal de la estudiante Irene Hong, que fue voluntaria en el programa *Mano que ayuda* en Lexington, Kentucky, durante un año.

41

¡Ella se sentía de lo más frustrada! Es cierto que la enfermedad de Alzheimer es como viajar en un país extranjero, ¿no es así?

Irene Hong

Aun así, Rebecca está intentando crear un plan para el futuro. Decide tomar las cosas "un día a la vez". Como resulta evidente en sus notas, se esfuerza por hacerlo, reconociendo que será difícil. Aun así, lo adopta como su "filosofía personal" e incluso pone la fecha para, de alguna manera, formalizar y legalizar la decisión. Es como si sus antecedentes en enfermería le recordaran la importancia de documentar esas decisiones por escrito, para llevar un registro.

La visión compartida de Rebecca sobre su propia enfermedad es útil cuando tratamos de entender la experiencia de tener Alzheimer. Sin entender su mundo, no podemos desarrollar de ningún modo una estrategia exitosa para mejorar su calidad de atención y su calidad de vida.

EMOCIONES Y SENTIMIENTOS COMUNES EN PERSONAS CON ALZHEIMER

La respuesta de cada *persona* a la enfermedad de Alzheimer es distinta, pero muchas personas experimentarán una o más de las emociones que se enumeran en la Tabla 1.

PÉRDIDA

Muchas personas se definen en buena medida por sus empleos, sus relaciones o las cosas que hacen. Uno puede decir: "Estoy orgulloso de ser un buen carpintero", "Soy el padre/la madre de Wayne" o "Soy un pescador". Si cualquiera de nosotros tuviera que hacer un cambio fuerte en su vida y nos quitaran estos roles, experimentaríamos sentimientos de gran pérdida. La gente con Alzheimer pierde estos títulos y, como resultado, pierde estos roles importantes y significativos. Con el tiempo, tendrán que dejar de trabajar y que hacer a un lado actividades favoritas tales como conducir un auto o

Tabla I.

Emociones y sentimientos comunes de personas con Alzheimer

Pérdida	Frustración
Aislamiento y soledad	Temor
Tristeza	Paranoia
Confusión	Ira
Preocupación y ansiedad	Vergüenza

preparar una comida, símbolos de independencia. Tarde o temprano, las pérdidas se apilan.

Rebecca Riley estaba consciente de sus pérdidas. Dijo: "Claro que saben que son los primeros en saberlo".

AISLAMIENTO Y SOLEDAD

Un amigo de los autores se rompió una pierna en un accidente de esquí y tuvo que recortar la mayoría de sus actividades durante un mes. No podía ir a la oficina, no podía hacer ejercicio en el gimnasio, tuvo que regalar sus boletos para la ópera y cancelar salidas con sus amigos. Nos dijo que se sentía muy solo durante la recuperación. El primer día de vuelta a su trabajo fue uno de los más felices de su vida. "¡Gracias a Dios que ya no tengo que pasármela viendo la televisión!" exclamó cuando vio a sus compañeros de trabajo.

A medida que progresa la enfermedad de Alzheimer, las *personas* con frecuencia se sienten cada vez más aisladas. Ya no pueden conducir y quizá ya no puedan jugar su juego semanal de canasta, ir a navegar con amigos, hacer trabajo de carpintería, ir de compras o incluso irse andando a la tienda de donas del barrio. Pierden los contactos sociales; lo que es peor, los amigos con el tiempo dejan de visitarlos. A diferencia de una pierna rota, su memoria no se puede arreglar.

Otros factores pueden conducir al aislamiento y la tristeza. Las múltiples tareas diarias que enfrentan los cuidadores, tales como el aseo

43

personal, labores domésticas, pago de cuentas y otras actividades, pueden reducir el tiempo que tienen que pasar con la *persona*. Mudarse de la ciudad donde uno vive para estar más cerca de ciertos integrantes de la familia puede aislar aun más a la *persona* de sus amigos de siempre.

Una ex maestra y líder de su comunidad, Rubena Dean, con frecuencia se sentía desplazada de sus actividades. Una vez dijo: "Yo solía jugar barajas, solía conducir, solía trabajar... ahora hay demasiados "solía" en mi vida".

TRISTEZA

Todos nos entristecemos por algo en la vida, grande o pequeño. Los sentimientos de tristeza pueden ir de la mano con la enfermedad de Alzheimer, sobre todo para las personas con Alzheimer en etapas iniciales, que con frecuencia están conscientes de lo que les espera. (*Nota*: en la página 54 se encuentra una exposición breve sobre la depresión y la enfermedad de Alzheimer).

Geri Greenway estaba en la cima de su carrera como profesora de la universidad cuando se le diagnosticó Alzheimer antes de los cincuenta años. Consciente de la naturaleza de la enfermedad, con frecuencia se sentaba con las manos cubriéndole los ojos, como si su mundo fuera demasiado doloroso para verlo.

La lista de Rebecca Riley comienza con una sola palabra: "Depresión". Luego escribe: "Temo no poder expresar mis pensamientos y palabras; por ello, me quedo callada y me deprimo".

CONFUSIÓN

De vez en cuando, todos nos sentimos confundidos. Quizá un amigo del que siempre podemos depender nos deja plantados en una cita para comer. ¿Será que nos fuimos a restaurantes diferentes? Quizá uno de nosotros confundió la hora y la fecha. Para muchas personas con Alzheimer, la confusión es una experiencia diaria, incluso de cada hora. La *persona* nunca está del todo segura de casi nada a su alrededor: la hora del día, el lugar y las personas que la rodean.

Larkin Myers estaba en casa viendo las Olimpiadas de Invierno por televisión cuando se sintió confundido. Justo cuando observaba un trineo de alta velocidad cruzar la línea de la meta, su esposa, Chris, pasó enfrente de la televisión. Primero se quedó sin aliento y luego exclamó: "¡Tú! ¿Tú ibas manejando el artefacto ése" Cuando su esposa miró con desconcierto, insistió: "Acabas de llegar en esa cosa, ¿no? La siguiente semana, el grupo de apoyo le dio a Chris una "medalla de oro" en las Olimpiadas del Cuidado.

PREOCUPACIÓN Y ANSIEDAD

Todos nos preocupamos a veces. Los padres pueden preocuparse por su hijo adolescente que no está en casa a la hora en que debe hacerlo. Las familias pueden preocuparse por no tener suficiente dinero para pagar todas las cuentas a final del mes. ¡Algunas personas incluso pueden preocuparse de que el matrimonio de una celebridad favorita esté en problemas luego de leerlo en el tabloide más reciente en el supermercado! También podemos experimentar momentos de ansiedad flotante. Quizá no podemos darle un nombre exacto, pero ocasionalmente, o incluso con frecuencia, podemos sentirnos ansiosos.

La *persona* con Alzheimer puede sentirse consumida por preocupación y ansiedad. Un producto secundario frecuente de la demencia es que la *persona* no puede separar una pequeña preocupación de un problema que le consume todo el tiempo. Por ejemplo, una *persona* en una institución de atención comienza a preocuparse por las nubes negras en el cielo que mira por una ventana. Si no se hace algo al respecto, la preocupación puede arruinar su tarde y, como resultado, la tarde de las personas que la rodean.

Willa McCabe, una maestra de primaria jubilada, con frecuencia se preocupaba por los niños en sus clases. "Voy a llegar tarde a la escuela. Ya me tengo que ir. Los niños me están esperando", insistía, aun cuando había dejado de trabajar hacía más de doce años antes.

Las personas con Alzheimer en etapas iniciales pueden preocuparse por lo que viene.

Rebecca Riley se preocupaba por lo que venía en el futuro. Haciendo referencia a un libro sobre la enfermedad de Alzheimer, dijo: "Sé lo que sucede. Ya leí el final de Cuando el día tiene 36 horas[1]. *Soy enfermera, como usted sabe.*

FRUSTRACIÓN

Todos conocemos la frustración de extraviar las llaves del automóvil, lo que nos hace llegar tarde al trabajo o a una cita. Sabemos que están en la casa, pero no podemos encontrarlas. Imagina la frustración de perder las llaves o la cartera todos los días, a cada hora. La persona con Alzheimer puede estar buscando algo constantemente que está seguro que perdió.

La frustración también puede originarse porque no logra completar tareas cotidianas. En la mañana, una cuidadora eficiente puede dejar ropa en la cama para la mujer con Alzheimer a la que cuida. La mujer mira la pila de ropa: medias, ropa interior, un fondo, una blusa, una falda, un suéter, zapatos y joyería: ¿qué se pone primero? se pregunta. Lo que antes podía haber sido muy sencillo de hecho es una serie de pasos realizados en cierta secuencia: una se pone las medias antes que los zapatos, el sostén antes que la blusa. No obstante, como con frecuencia pierde su capacidad de secuencia, esta mujer con Alzheimer puede encontrarse con que incluso la acción de vestirse la puede conducir a una enorme frustración.

---

[1] Se publicó una edición corregida en el 2001; ver Apéndice B.

Acostumbrado a utilizar su razonamiento y habilidades para resolver problemas en su trabajo, Brevard Crihfield, ex director ejecutivo del Consejo de Gobiernos Estatales, resumió su experiencia de la enfermedad de Alzheimer cuando dijo, con frustración: "Es como si mi cabeza fuera una gran perilla colocada en 'apagado'.

MIEDO

Los autores hablaron con una amiga que había conducido su automóvil a la ciudad de Nueva York para asistir a una obra en Broadway. Había encontrado un sitio de estacionamiento en la calle para ahorrar dinero, pero después de la función se dio cuenta de que había olvidado la ubicación exacta de su automóvil. Describió su búsqueda del automóvil y su creciente sensación de temor y pánico. La calle estaba desierta. ¿Oía pasos detrás de ella? ¿Y si se habían robado el automóvil? Olvidar la ubicación de un automóvil le podía suceder a cualquiera. Ella sentía genuino temor por su seguridad personal. Parte de su temor era imaginado; no había pasos detrás de ella.

Las *personas* con Alzheimer pueden vivir con un temor real o imaginado. Algunos de los pensamientos comunes temerosos incluyen: "Alguien se llevó mi dinero" o, en el centro de día: "¿Me irá a recoger mi hijo hoy? Pueden sentir miedo sobre el futuro, la pérdida de la independencia o la culpa de que están colocando demasiada carga sobre los integrantes de la familia. En ocasiones, el temor puede ser ocasionado por el hecho de que la demencia puede afectar las percepciones visuoespaciales. Estas percepciones pueden causar, por ejemplo, un temor genuino a caerse debido a que la alfombra sobre el suelo tiene un patrón confuso o engañoso.

El temor puede ser una de las razones por las cuales la *persona* no se quiere duchar. Una *persona* puede no quererse desvestir enfrente de alguien a quien no recuerda haber conocido antes. Cosas sencillas asociadas con el baño, tales como el sonido de agua corriente y sentirse sumergidos en el agua, son potencialmente muy aterradores.

47

La enfermedad de Alzheimer con frecuencia le producía temor a Ruby Lee Chiles. Incluso durante un juego sencillo (y seguro) en el centro de día para adultos, con frecuencia comentaba "Alguien va a salir lastimado".

El mundo de una *persona* con demencia puede ser atemorizante.

PARANOIA

Muchos hemos tenido momentos de paranoia. Si un jefe ha estado tratando diferente a un empleado las últimas semanas, ese empleado puede preguntarse si el jefe no está contento con su desempeño y si no estará a punto de despedirlo. Una persona puede tener sospechas si no hay correspondencia dos días seguidos. ¿Se la estará robando alguien? ¿La perderían en el correo?

Las personas con Alzheimer con frecuencia buscan una explicación sobre lo que les está sucediendo. ¿Por qué sus familias se rehúsan a dejarlos conducir? ¿Dónde está su dinero? Si no pueden encontrar explicaciones racionales, pueden imaginarse que alguien está tratando de lastimarlos o dañarlos de alguna manera. Pueden tener un delirio o una idea fija y falsa, de que su hijo o pareja es un extraño que intenta lastimarlos.

Ruby Mae Morris siempre gustó de vestirse propia y elegantemente. Le gustaba arreglarse para ocasiones especiales. A medida que su demencia empeoraba, con frecuencia pensaba en su guardarropa. A veces la posibilidad de que alguien se hubiera llevado sus ropas bonitas le producía paranoia.

IRA

Todos nos enojamos de vez en cuando. Algunas personas "enloquecen" a la menor provocación. Otros pueden enojarse solamente cuando se les lleva al límite de su paciencia. Algunas personas pueden no enojarse nunca, incluso cuando deberían. Tristemente, hay personas que dejan que su ira se traduzca en violencia. No obstante, la ira tiene un propósito constructivo en la vida. Puede ayudar a uno a pelear una batalla si se siente amenazado. Puede liberar estrés y emociones dañinas. También, en ocasiones "quitarse algo de encima" al sentirse enojado puede ayudar a sanar relaciones.

Es un mito que todas, o incluso la mayoría de las personas con Alzheimer, sean violentas. Aun así, las personas con demencia pueden enfadarse porque no siempre comprenden lo que sucede a su alrededor y lo que les ocurre a ellos. Estas reacciones pueden comenzar con frustración y, si se les deja crecer, convertirse en ira.

La ira puede ser autodirigida. Por ejemplo, una *persona* que era contadora de profesión puede intentar seguir llevando su chequera o calculando sus impuestos y encontrarse ahora con que tiene que hacer grandes esfuerzos para que las sumas le salgan bien. La *persona* sabe que algo anda mal y puede sentirse frustrado o enojado ante su incapacidad de hacer algo que solía ser tan fácil. En ocasiones la ira va dirigida hacia otras personas, incluso a los integrantes de la familia más queridos.

La familia de Thelma Moody inventó una frase, "compañerismo íntimo", para describir sus esfuerzos de proporcionar cuidado. Thelma respondía bien al contacto físico, a la música, a historias que le leyeran o incluso a estar con su familia. Y, siendo humana, Thelma en ocasiones se sentía atemorizada y enfadada.

Vergüenza

Todos podemos recordar alguna ocasión cuando estábamos en la escuela y el profesor nos pidió que respondiéramos a una pregunta y que no nos sabíamos la respuesta. ¿Cómo nos sentimos? Recordamos la sensación de que nos apretara mucho el cuello de la camisa, la voz no nos saliera bien, las palmas de las manos nos sudaran y la cara se nos pusiera colorada.

La *persona* con Alzheimer está en un gigantesco salón de clases todos los días, y nunca tiene la respuesta exacta.

Debido a su naturaleza tímida, Vern Clark en ocasiones se sentía avergonzado cuando no podía expresarse bien en el centro de día. Afortunadamente, el personal y los voluntarios sabían cómo darle el apoyo que necesitaba. Cuando experimentaba un momento difícil, algún integrante del personal podía decirle: "¡Lo que más admiro de ti, Vern, es tu creatividad!" o "No te preocupes, ¡yo también confundo las cosas!". Oír estas frases le permitía a Vern recuperarse rápidamente de cualquier vergüenza.

El modelo de los *Mejores Amigos* nos ayuda a entender que todos los sentimientos expresados por personas con demencia son normales. El poder del modelo es que la buena amistad y el cuidado amoroso pueden minimizar sentimientos negativos y tener un impacto positivo sobre la conducta y la vida diaria.

Conclusión

Después de leer este capítulo, se alienta a los lectores a imaginarse cómo se siente tener Alzheimer. La Tabla 1 enumera algunas de las emociones comunes. Utilizando la sencilla hoja de trabajo "La experiencia de la enfermedad de Alzheimer" los lectores pueden redactar sus propias listas de lo que piensan que la *persona* con Alzheimer está viviendo.

Otro ejercicio sencillo puede ayudar a los lectores a empezar a entender el impacto de esta enfermedad: Toma 10 pedacitos de papel. En cada uno, anota alguna de tus actividades favoritas. Una actividad típica puede incluir visitar a los nietos, salir a pasear todo un día en el automóvil, disfrutar un pasatiempo favorito, irse a trabajar, probar una receta nueva, jugar golf o hablar por teléfono con un viejo amigo. Cuando hayas terminado, elige una actividad, piensa en lo mucho que la disfrutas y luego imagina tener que dejarla. Toma el pedazo de papel donde aparece esa actividad, hazlo bolita y tíralo a la basura. Continúa haciéndolo hasta que te hayas desecho de los 10 pedazos. ¿Cómo te sientes?

Si cualquiera de nosotros experimentara problemas de memoria o juicio, si cualquiera de nosotros sintiera miedo por algo, si cualquiera de nosotros tuviera que abandonar la mayoría o todas sus actividades favoritas, sería perfectamente *normal* sentirse deprimido o ansioso, esconder cosas, alejarse de una situación posiblemente amenazante o golpear a alguien que creamos que está intentando lastimarnos.

Como dice el dicho, para comprender a alguien en ocasiones tenemos que caminar un kilómetro "en sus zapatos". Cuando caminamos este kilómetro, o corremos este maratón, como pueden sentir muchos cuidadores, podemos empezar a ver una de las sorpresas implícitas de este libro: las conductas poco apropiadas, por así decirlo, de la enfermedad de Alzheimer, no son tan misteriosas.

Debemos pensar en la experiencia de la enfermedad de Alzheimer y el impacto que tiene sobre la *persona*. Éste es el punto de partida para aprender a dar la mejor calidad de la atención para la *persona* con Alzheimer. También, debido a que la condición médica de la *persona* no cambiará, como cuidadores, *nosotros* debemos cambiar.

Ya sea que uno esté cuidando a alguien en casa, sea un cuidador a larga distancia o trabaje en una institución de cuidados prolongados, centro de día o algún otro escenario profesional, el modelo de atención de los *Mejores Amigos* mostrará cómo responder a la mayoría de las situaciones y proporcionará técnicas para prevenir o reducir muchas de las conductas que ocasionan el mayor problema. El resultado no sólo es una mejoría de la calidad de vida de la *persona*, sino también una mejoría en el bienestar propio.

LA EXPERIENCIA DE LA ENFERMEDAD DE ALZHEIMER

¿Cómo me sentiría si me diagnosticaran la enfermedad de Alzheimer?

_____
_____
_____
_____
_____
_____
_____
_____
_____
_____
_____

¿Qué está sintiendo la _persona_ a la que estoy cuidando?

_____
_____
_____
_____
_____
_____
_____
_____
_____
_____
_____

Los Mejores Amigos en el cuidado de Alzheimer, por Virginia Bell y David Troxel.
Copyright © 1997, por Health Professions Press, Inc., Baltimore

2. ASPECTOS BÁSICOS
DE LA ENFERMEDAD DE ALZHEIMER

El modelo de atención de los *Mejores Amigos* no depende de que los cuidadores se vuelvan expertos en los aspectos médicos o científicos de la enfermedad. No obstante, algunos conceptos básicos sobre la enfermedad de Alzheimer y la atención son importantes de entender a fin de implantar el modelo de los *Mejores Amigos*. Para información adicional sobre el manejo médico, el diagnóstico y la investigación o cualquiera de los temas de los que se habla en este capítulo, al lector se le refiere a las lecturas seleccionadas en el Apéndice B. También, la Asociación de Alzheimer tanto en la oficina nacional como en los diferentes estados tienen abundantes materiales especializados como folletos, libros, videos y otros materiales, gratuitos o disponibles con un pequeño cargo.

Hay algunos conceptos básicos e importantes acerca de la enfermedad de Alzheimer que deberán entenderse a fin de proporcionar la mejor calidad de atención.

VISIÓN GENERAL

Una pérdida de memoria significativa, una disminución en la capacidad de resolver problemas, cambios de personalidad y humor, problemas con el lenguaje y un descenso en iniciativa o en las ganas de hacer algo, son todas señales de que alguien puede tener la enfermedad de Alzheimer o alguna otra forma de demencia. Muchas cosas pueden causar *demencia*, que con frecuencia se define como una disminución en el funcionamiento intelectual lo suficientemente severa para interferir con la capacidad de una persona de llevar a cabo sus tareas regulares y cotidianas. Algunos de los síntomas de la demencia, tales como una pérdida significativa de la memoria, una disminución en el juicio, cambios poco usuales de personalidad o una pérdida de iniciativa, no son parte del envejecimiento normal. Las *personas* con Alzheimer no están mal de la cabeza, no están fingiendo los síntomas y no es sólo que estén siendo necias.

El progreso de la enfermedad de Alzheimer afecta áreas seleccionadas del cerebro, lo que explica en parte por qué la *persona* retiene algunas habilidades y pierde otras. Por ejemplo, la capacidad de hablar está localizada en una parte diferente del cerebro que la capacidad de cantar. Por ende, muchas personas con demencia retienen su capacidad de recordar letras de canciones y de cantarlas aun cuando sus habilidades para el lenguaje oral disminuyen. También, algunas conductas que consideramos extrañas, poco usuales o perturbadoras suelen ser la manera de la *persona* de enfrentarse a un mundo que le es real. Por ejemplo, cuando una *persona* esconde las llaves de su automóvil y su cartera, de hecho es una acción normal que cualquiera de nosotros llevaría a cabo si creyéramos que alguien está tratando de robarse nuestros objetos de valor.

DIAGNÓSTICO

Cuando ocurren los síntomas de demencia, es importante obtener un entendimiento pleno de la causa implícita, ya sea la enfermedad de Alzheimer u otra causa, como una embolia, la enfermedad de Parkinson, la enfermedad de Huntington o la enfermedad de Pick. Es importante conocer la causa implícita a fin de que la *persona* reciba la mejor atención y la más adecuada. Una evaluación médica puede revelar un problema que se confunde con la enfermedad de Alzheimer y que puede ser tratable, o incluso reversible, si se detecta a tiempo. Muchas causas de demencia son tratables, incluyendo la depresión, problemas de tiroides, interacciones por drogas y déficit de nutrición.

La depresión puede imitar muchos síntomas de la enfermedad de Alzheimer y causar una discapacidad excesiva en *personas* con demencia. Es tratable con terapia y/o medicamentos. Una evaluación médica a fondo siempre considera la posibilidad de que haya depresión.

La enfermedad de Alzheimer no puede diagnosticarse mediante observaciones simples. Un médico competente deberá hacer una revisión *completa* que incluya 1) una buena historia médica; 2) un examen físico general; 3) un examen neurológico que calibre los problemas del sistema nervioso midiendo el modo de andar, movimientos oculares y reflejos del individuo y; 4) una serie de exámenes de laboratorio (por ejemplo, biometría hemática y química sanguínea) que pudieran indicar anomalías potenciales tales como infecciones, anemia, niveles demasiado altos o bajos de la tiroides o niveles demasiado bajos de vitamina B12. Los exámenes también pueden incluir una tomografía computarizada (TC) u otros exámenes de imagen que pudieran mostrar problemas tales como una embolia, hidrocefalia o tumores. Con menor frecuencia se lleva a cabo un electroencefalograma (EEG) en busca de actividad anómala de las ondas del cerebro que pudiera revelar problemas tales como epilepsia.

Deberá realizarse una *prueba neuropsicológica*, que puede incluir pruebas escritas y entrevistas para evaluar la dimensión de la disminución cognitiva. Las pruebas neuropsicológicas detalladas pueden revelar disminuciones incluso cuando el paciente es hábil para cubrir sus síntomas. Una *evaluación psiquiátrica* se aconseja también en ocasiones si se está en busca de depresión u otra enfermedad mental que pudiera ser responsable por, o contribuir a, la demencia de la *persona*.

Aun cuando en 2002 todavía no había una prueba definitiva para la enfermedad de Alzheimer, las familias debían tener cofianza en el diagnóstico realizado por un médico familiarizado con la evaluación de la demencia. Las causas tratables de la demencia casi nunca se dejan de largo si la evaluación se realiza con cuidado.

SERVICIOS CLAVE A CONSIDERAR LUEGO DE UN DIAGNÓSTICO DE LA ENFERMEDAD DE ALZHEIMER

Las familias deberán buscar asesoría jurídica competente, posiblemente de un abogado especialista, a fin de realizar los planes jurídicos y económicos adecuados. Deberá darse prioridad a la obtención de poderes notariales que cubran las finanzas y la atención de la salud. *Estos documentos permiten que un representante designado (suele ser un integrante de la familia) tome decisiones económicas y de atención de la salud por la persona. Puede existir un abuso del poder notarial para las finanzas si se le otorga a un tercero no confiable, así que las familias deberán proceder con cautela.

En Estados Unidos, las familias también deberán aprender acerca de las agencias locales que pueden proporcionar ayuda, sobre todo la Asociación de Alzheimer más cercana. Deberán utilizarse los servicios de un centro de día para adultos si es posible, porque este tipo de programa puede ser útil para la persona con demencia y puede brindar al cuidador un respiro o alivio en la atención. También, es conveniente que las familias asistan a un *grupo de apoyo* cercano para intercambiar experiencias, ventilar emociones, aprender más acerca de la enfermedad y conectarse con otros cuidadores.

NOTICIAS DE LA INVESTIGACIÓN

Cada vez hay más medicamentos disponibles que pueden mejorar el funcionamiento cognitivo y manejar mejor las conductas extremas. La familia debe permanecer informada sobre la investigación asistiendo a congresos y talleres y leyendo boletines y las páginas web de la Asociación de Alzheimer. Muchos centros de investiga-

---

* N. de la T. En Estados Unidos existe la posibilidad de hacer un "testamento biológico" o de dar instrucciones/direcciones avanzadas.

ción de las universidades, así como algunos médicos, participan en investigaciones de medicamentos experimentales. Esta experimentación deberá ser investigada a conciencia por personas y familiares, sobre todo cuando la *persona* tiene la enfermedad de Alzheimer en etapas iniciales.

En Estados Unidos, de manera regular se llevan a cabo anuncios de investigaciones importantes sobre el Alzheimer. Los cuidadores deben mantener un espíritu de optimismo y escribir cartas al Congreso para motivar que se proporcionen fondos para la investigación.

¿ME DARÁ LA ENFERMEDAD DE ALZHEIMER?

La enfermedad de Alzheimer puede ser una "enfermedad familiar", lo que significa que algunas familias tienen una incidencia particularmente alta de la enfermedad. Los investigadores creen que las personas que tienen parientes que desarrollan la enfermedad de Alzheimer muy jóvenes, a los 40, 50 o 60 años, pueden tener un mayor riesgo genético que las personas con parientes que la desarrollan cuando tienen 80 o 90 años. No obstante, aún cuando se tenga este tipo de historia familiar, eso no significa que la enfermedad de Alzheimer se tiene que desarrollar.

En Estados Unidos, hay pruebas genéticas disponibles, pero no se les considera lo suficientemente sensibles para predecir con exactitud si, o cuándo, una persona pueda desarrollar la enfermedad. Los familiares que estén considerando las pruebas genéticas deberán tener precaución, porque no hay manera de *prevenir* la enfermedad de Alzheimer, y porque los resultados de los exámenes podrían tener un impacto negativo en la habilidad futura de la persona para obtener un seguro médico, de vida y de cuidados prolongados.

Los autores recuerdan haber oído una frase humorística pero precisa que puede ayudar a determinar si una persona debería preocuparse por su memoria: "¡Si recuerdas haber olvidado, está bien; si te olvidas que olvidaste, eso no lo está!". En otras palabras, el olvido normal es parte de la vida. En contraste, si un individuo comienza a contar historias adornadas para cubrir sus olvidos, por ejemplo, negar que se le pasó una cita para comer o negar que de verdad sea su aniversario, pueden estar ocurriendo síntomas serios de demencia.

ATENCIÓN CONTINUA

Los problemas médicos o físicos no relacionados con el Alzheimer que se dejen sin tratar pueden hacer que la *persona* se sienta aun más confundida o pueden producir discapacidades adicionales. Los cuidadores deben trabajar para reducir estas así llamadas discapacidades excesivas. Algunos ejemplos incluyen corregir problemas ópticos y auditivos, tratar el dolor y las infecciones, corregir deficiencias de nutrición y reducir el uso del alcohol y la cafeína excesiva. Con frecuencia, la incontinencia la puede tratar un médico o se puede manejar a través de medidas sencillas. No se debe suponer que es inevitable o no tratable. En E.U.A., también, el doctor o una agencia de salud que ofrezca servicios a domicilio puede educar a las familias acerca de productos excelentes que pueden ayudarlos a manejar la incontinencia.

A la *persona* con Alzheimer se le deberá mantener tan físicamente activa como sea posible con ejercicio diario. El Alzheimer es una enfermedad típicamente lenta y progresiva. Cuando ocurren cambios súbitos, deberá buscarse un examen médico. Por ejemplo, una *persona* que de pronto comienza a caminar de un lado al otro puede tener una impactación fecal; una *persona* que de pronto está apática puede estar desarrollando una deshidratación seria, una infección o quizá sea una reacción a algún medicamento.

Las familias no deberán temer explorar, junto con el médico, el uso de medicamentos que alteren el humor (psicotrópicos) para manejar problemas de conducta extrema. Los medicamentos no son la primera elección, pero pueden lograr una diferencia enorme en algunas situaciones. Por ejemplo, una *persona* con Alzheimer que presente depresión mejorará con un antidepresivo tanto en su calidad de vida como para realizar más actividades.

La enfermedad de Alzheimer afecta a toda la familia. No podemos elegir si alguien desarrollará la enfermedad, pero sí cómo responderemos a ella y si la enfermedad logrará reunir a la familia o dispersarla. Los familiares no pueden dar lo que no tienen. Al mantener su propia salud, actividades y vida, los cuidadores podrán ser más fuertes y apoyar mejor a la *persona* con Alzheimer. Es más probable que los cuidadores que utilizan diversos servicios de manera efectiva puedan mantener a sus seres queridos en casa más tiempo y permanecer en buenas condiciones también ellos.

CONCLUSIÓN

Estos aspectos básicos apenas rayan la superficie de toda la información disponible en la actualidad acerca de la enfermedad de Alzheimer. Los autores alientan a los lectores a aprender todo lo que puedan acerca de esta enfermedad, pero el modelo de los *Mejores Amigos* no requiere de un conocimiento médico extenso ni de antecedentes en la investigación; es conceptualmente fácil de entender para familias y profesionales. No tenemos que estudiar para aprender cómo convertirnos en mejores amigos.

3. EVALUAR LAS FUERZAS Y CAPACIDADES REMANENTES

Llegamos a conocer bien a nuestros amigos a través del tiempo que pasamos juntos, la conversación y luego de verlos en las buenas y en las malas. El modelo de los *Mejores Amigos* nos enseña que es importante tener una imagen clara de la persona. Este capítulo presenta el enfoque de los *Mejores Amigos* en la evaluación. Una buena evaluación otorga claridad sobre las capacidades cognitivas remanentes de la persona y nos alerta ante problemas físicos que requieren atención. De igual valor es el hecho de que una buena evaluación proporciona información importante acerca de los valores de la persona, sus creencias y su personalidad.

¿Por qué es importante esta extensa evaluación? La ventaja de una buena evaluación es que ayuda a que nos fijemos expectativas adecuadas. Por ejemplo, si una evaluación nos revela que la persona con Alzheimer tiene un deterioro cognitivo significante, ciertamente le resultaría desastroso intentar preparar las declaraciones de impuestos de su familia.

Las expectativas son importantes en nuestras vidas. Tenemos muchas expectativas en cuanto a nuestros amigos, familias y colegas del trabajo. Por ejemplo, podemos esperar que un amigo llegue a tiempo a todas las citas que hagamos con él o ella; otro amigo puede siempre llegar tarde. Si fijamos expectativas poco realistas de nuestro amigo que siempre llega tarde, como siempre esperar que llegue a tiempo, la amistad sufriría de una frustración y enojo continuo. Con expectativas realistas, aprendemos a decirle a nuestro amigo desorganizado que la cita en la matiné es a la 13:00 hrs., cuando la función en realidad empieza a las 13:30.

61

Este ejemplo revela el beneficio de tener expectativas realistas. Podemos ajustar nuestra conducta para contrarrestar las debilidades de un amigo. En la atención de las personas con Alzheimer, es lo mismo. Tener expectativas adecuadas, y ajustar nuestras interacciones a ellas, puede ahorrarnos un mundo de problemas, frustración y enojo.

LA EVALUACIÓN DE LOS *MEJORES AMIGOS*

El enfoque de los *Mejores Amigos* hacia la realización de una evaluación de la persona con Alzheimer comprende esforzarse para alcanzar las siguientes metas:

1. **Entender la condición de las capacidades cognitivas de la persona.** Una buena evaluación ayudará a darnos una imagen de dónde está la persona en términos de sus habilidades cognitivas remanentes. Es importante considerar: a) la memoria de la persona (a corto y a largo plazos), b) su juicio (las decisiones que todavía puede tomar), c) el lenguaje (si la comunicación es fácil o difícil), d) su iniciativa (si la persona todavía tiene el deseo de ponerse en acción o iniciar actividades) y e) la resolución de problemas (cuán buena es su habilidad de resolver problemas cotidianos). Finalmente, la evaluación deberá contemplar toda la situación y preguntar si las capacidades generales cognitivas de la persona son pobres, regulares, buenas o excelentes. ¿Qué le permite hacer su condición cognitiva a estas alturas?

2. **Entender la condición actual de la salud física de la persona, incluyendo vista, oído y movilidad.** Una buena evaluación nos recordará tener en mente las fuerzas y debilidades físicas de la persona y la manera en que su salud física general afectará nuestro plan de atención. No podemos esperar que un adulto mayor frágil goce una vigorosa actividad al aire libre. Esta información también puede ayudarnos a identificar problemas que quizá parezcan estar relacionados con

la demencia pero que de hecho son los resultados de otras condiciones médicas. La confusión, por ejemplo, puede provenir de una vista muy pobre, no de la demencia.

3. **Reducir las discapacidades excesivas.** Las evaluaciones regulares pueden asegurar que verifiquemos las discapacidades excesivas, los problemas médicos tratables que, si se dejan sin tratar, pueden empeorar los síntomas de demencia.

4. **Entender la personalidad premórbida y postmórbida.** Sería imposible ser un buen amigo de una persona sin conocer verdaderamente su personalidad. En la atención de la persona con Alzheimer, queremos enumerar los elementos de la personalidad de una persona tanto antes del inicio de la enfermedad (premórbido) como actuales (postmórbidos) para ayudarnos a entender los cambios que han ocurrido. Cuando percibimos que un cambio es negativo, por ejemplo cuando una persona que por lo general confía en los demás se vuelve suspicaz y paranoica, podemos ponernos una meta para trabajar en hacer cambios positivos en esta área. Por lo menos, un inventario de la personalidad nos puede dar una idea de cómo responderá la persona a situaciones cotidianas ahora que tiene Alzheimer.

5. **Poder enumerar tres cosas que la persona particularmente disfruta o a las cuales responde.** Los integrantes de la familia con frecuencia caen en un estado de desesperanza en lo que respecta a la atención de las personas con Alzheimer y dicen que no se les ocurre nada que disfrute la persona. No obstante, luego de platicarlo y de indagar un rato, casi siempre se obtiene una lista considerable. Quizá la persona disfruta o responde bien a hacer galletas, abrir el correo, ir de compras, secar flores, ser abrazada, hablar sobre animales, salir a caminar, jugar un juego de palabras u oír música. Esta parte de la evaluación suele ser sólo un punto de inicio para ver las necesidades generales de la atención de la persona y sus actividades potenciales.

6. **Entender quién es esta persona: sus valores, creencias y tradiciones.** Los cuidadores deberán pensar en una o dos

frases que describan a la persona antes de la enfermedad. Los ejemplos pueden incluir: "Creía hacer un buen trabajo, era un buen padre y estaba orgulloso de haber sido el primero en su familia en obtener una educación". Otro ejemplo puede ser: "Ella siempre disfrutaba el té vespertino con amigas, participaba activamente en su iglesia y siempre tenía cuando menos dos gatos en la casa". Hacemos esto como parte de la evaluación de los *Mejores Amigos* a fin de darle otro enfoque a nuestros esfuerzos de atención de la persona y sus valores, inquietudes y logros.

REALIZAR UNA REVISIÓN NEUROPSICOLÓGICA CON CIERTA PERIODICIDAD

En una situación ideal, una familia debería tener acceso a una consulta con un neuropsicólogo una vez cada mes. No obstante, sabemos que la mayoría de las familias no obtienen una evaluación neuropsicológica inicial, y que aquellas que lo hacen pueden obtener solamente una evaluación única con seguimientos ocasionales. Debido a que la enfermedad de Alzheimer es progresiva, es importante no hacer conjeturas basadas en una evaluación que puede no ser válida ya. El enfoque de los *Mejores Amigos* hacia la evaluación es revisar la evaluación general regularmente y hacer ajustes diarios conforme sea necesario.

Los padres con frecuencia dan consejos a sus hijos sobre cómo cruzar de manera segura las intersecciones camino a la escuela, sugiriendo que los niños tomen cierta ruta. No obstante, los buenos padres también son enfáticos con sus hijos en decirles que no todos los días son iguales. Cada día los niños deben observar el tráfico; observar las luces rojas, verdes y amarillas del semáforo; y voltear a un lado y al otro. El enfoque de los *Mejores Amigos* hacia la evaluación del individuo con Alzheimer es "prestar atención a lo que sucede diariamente". Un buen plan de acción es necesario, pero los cuidadores deben estar abiertos a cambiar las condiciones. Las evaluaciones sencillas en este capítulo deberán revisarse con frecuencia y, las expectativas, ajustarse a eso. Después, de todo, quizá ese amigo descrito al principio de este capítulo que constantemente llega tarde tiene un nuevo amigo que lo ha reformado. Si continuamos diciéndole al amigo que llegue media hora antes para todo, ¡puede ser él o ella quien termine enojándose y molestándose!

UN FORMULARIO SIMPLE DE EVALUACIÓN

En las páginas 68, 69 y 70 aparece un formulario fácil de utilizar que puede ser usado por familias y profesionales para llevar a cabo una evaluación de las fuerzas y habilidades de la persona con Alzheimer. El formulario puede utilizarse como parte de una evaluación médica inicial o continua. Por ejemplo, las familias pueden:

1. En Estados Unidos se puede enviar por fax o paquetería el formulario llenado al médico familiar con una nota expresando preocupación si un integrante de la familia presenta síntomas de demencia. Alertar al médico al problema significa que será menos probable que sea engañado por las buenas maneras intactas de la persona.

2. Copiar el formulario llenado y compartirlo con integrantes de la familia, sobre todo aquellos que pudieran estar en negación en lo referente a la enfermedad de la persona. Como alternativa, se sugiere que cada integrante de la familia llene el formulario y que se utilice como base para una junta familiar.

3. Utilizar el formulario de manera regular para proyectar el progreso de la enfermedad y entender de qué manera el plan de atención puede necesitar una actualización.

Los autores alientan a todas las familias a compartir este formulario con su médico u otro(s) profesional(es) de la salud. No obstante, jamás deberá sustituir a un examen médico o prueba neuropsicológica.

El modelo de los *Mejores Amigos* nos recuerda observar las buenas amistades en busca de lecciones sobre cómo proporcionar atención. Una de esas lecciones es que los amigos no se evalúan uno a otro de manera formal constantemente. Los buenos amigos siempre van sintiendo los estados de ánimo de la otra persona día con día, tomando nota de nuevos intereses, escuchando y siendo flexibles. En parte es por esa razón que el modelo de atención de los *Mejores Amigos* no pone a la gente en "etapas" de enfermedad. Por ejemplo, los autores han oído a profesionales hablar acerca de entre ¡3 y 13 etapas de la enfermedad de Alzheimer! Esta aseveración en sí sugiere que las "etapas" no son particularmente útiles. El modelo de los *Mejores Amigos* descarta las etapas por varias razones:

1. **La enfermedad de Alzheimer es un proceso continuo.** Todas las familias te dirán que hay días buenos y días malos. Aun cuando hay una disminución cognitiva generalizada y, eventualmente, una disminución física, alguien no se acuesta una noche en "etapa dos" y se levanta al día siguiente en "etapa tres".

2. **Las etapas pueden ser engañosas.** Las familias o se dejan llevar por una sensación falsa de seguridad o se sienten excesivamente asustadas por las etapas rígidas. Por ejemplo, hay integrantes de las familias que nos han dicho a los autores: "Mamá no se sale de la casa a vagar afuera porque apenas está en etapa uno". De hecho, la mayoría de las personas con Alzheimer corre el riesgo de salirse de la casa. También, las familias pueden sentirse temerosas por el lenguaje invariablemente negativo asociado con las etapas. Por ejemplo: "Ésta es la etapa en la que perderán el lenguaje, se saldrán de la casa, la incendiarán y regalarán todo su dinero".

3. **La conducta varía.** Algunas situaciones y conductas perturbadoras o difíciles parecen disminuir a medida que la enfermedad progresa, mientras surgen otros desafíos. Es más útil

y esperanzador enfocarse en las fuerzas de cada persona a lo largo del proceso de la enfermedad.

4. **Las etapas etiquetan a la gente.** Los sistemas escolares han debatido los pros y los contras de etiquetar o seguir a los niños, preocupándose ante la idea de que los resultados siempre deberán concordar con las expectativas. En la atención de las personas con Alzheimer, poner etapas puede fijar las expectativas a niveles más altos o más bajos de como deberían ser.

La atención de personas con Alzheimer no debería ser una atención estandarizada.

Conclusión

La mayoría de las evaluaciones de personas con Alzheimer se enfoca en sus problemas. La evaluación de los *Mejores Amigos* difiere en cuanto a que nos pide que consideremos cuáles fuerzas y capacidades permanecen aún. Este cambio en el enfoque desafía a los cuidadores, sobre todo a los profesionales en un centro de día o en otras instituciones, a buscar soluciones creativas.

El modelo de los *Mejores Amigos* también procura que haya evaluaciones continuas. Tan sencillo como que no funciona evaluar a la persona con demencia una o dos veces al año. Debemos "prestar atención a lo que sucede diariamente" todos los días y ajustar nuestras expectativas de la persona (y de nosotros mismos) de acuerdo con eso.

EVALUACIÓN DE LOS MEJORES AMIGOS

1. Marca los cuadros que correspondan en la evaluación de las capacidades cognitivas de la **persona**.

	Pobre	Regular	Bueno	Excelente
Memoria	☐	☐	☐	☐
Juicio	☐	☐	☐	☐
Lenguaje	☐	☐	☐	☐
Iniciativa	☐	☐	☐	☐
Resolución de problemas	☐	☐	☐	☐
Capacidad de responder a instrucciones/peticiones	☐	☐	☐	☐
Capacidad cognitiva generalizada	☐	☐	☐	☐

2. Marca los cuadros que correspondan a fin de evaluar la salud general de la **persona**.

	Pobre	Regular	Bueno	Excelente
Vista	☐	☐	☐	☐
Oído	☐	☐	☐	☐
Movilidad	☐	☐	☐	☐
Salud general	☐	☐	☐	☐

3. Marca las palabras que describan la personalidad de la **persona** antes de la enfermedad y hoy día.

Rasgos de personalidad	Antes de la enfermedad	Hoy
Contento	____	____
Extrovertido	____	____
Fatalista	____	____
Amistoso	____	____
Feliz	____	____

Rasgos de personalidad	Antes de la enfermedad	Hoy
Introvertido	____	____
Reservado	____	____
Serio	____	____
Suspicaz	____	____
Tímido	____	____

Enumera los rasgos de personalidad que hayan cambiado. ¿Puedes señalar algunos detonadores (por ejemplo, personas, lugares, horas del día) o teorías de por qué sucedió el cambio?

Cambio _____ Razón _____

_____

Cambio _____ Razón _____

_____

Cambio _____ Razón _____

_____

4. Enumera las tres conductas más desafiantes de la persona:

_____

_____

_____

¿Puedes señalar algunos detonadores (por ejemplo, personas, lugares, horas del día) que ocasionen estas conductas?

Problema _____ Detonador _____

_____

Problema _____ Detonador _____

_____

Problema _____ Detonador _____

5. Enumera por lo menos tres cosas que la persona parezca disfrutar o a las que parezca responder bien:

_____

_____

_____

6. Enumera tres cualidades de la persona que quisieras que otras personas conocieran. (Estas cualidades pueden incluir valores, creencias, tradiciones o logros.) ¿Cómo se habría descrito la persona si se le hubiera pedido que lo hiciera en pocas palabras?

_____

_____

_____

Los Mejores Amigos en el cuidado de Alzheimer, por Virginia Bell y David Troxel.
Copyright © 1997, por Health Professions Press, Inc., Baltimore

II. EL MODELO DE ATENCIÓN
DE LOS MEJORES AMIGOS

De qué manera los derechos humanos básicos para las personas con Alzheimer pueden llevar a una mejor calidad de vida y de atención; la importancia de conocer la historia de vida de la persona y de incorporarla a la atención diaria; así como el concepto del "don (knack)" *de atención.*

4. LA DECLARACIÓN DE LOS DERECHOS HUMANOS DE LAS PERSONAS CON ALZHEIMER

Rebecca Riley quería hacer un plan para su futuro. Era afortunada porque su esposo Jo era su mayor partidario y defensor. Él continuó con los argumentos de Rebecca cuando ella no pudo hacerlo más. ¿Qué le sucede a las personas con Alzheimer que están solas o que tienen cuidadores que viven en otros sitios? ¿Quién habla por ellos? Los autores creen que ha llegado el momento para que haya una Declaración de los Derechos Humanos de las Personas con Alzheimer. La Declaración de los Derechos Humanos puede servir como piedra de toque para los proveedores de servicios y las familias al considerar las cuestiones éticas que rodean a la atención. Puede ser útil para las personas con Alzheimer en etapas iniciales a medida que consideran opciones y hacen planes. Y, para concluir, lo que es más importante es que la Declaración de los Derechos Humanos de las Personas con Alzheimer puede beneficiar a las personas que no pueden expresarse por sí mismas.

LOS DERECHOS DE LA PERSONA CON ALZHEIMER

Cada persona diagnosticada con Alzheimer o enfermedades similares es digna de los siguientes derechos. (Una Declaración de los Derechos Humanos de las Personas con Alzheimer[*] se incluye en la

[*]Adaptado y con permiso de Bell, V.M. & Troxel, D. (septiembre/octubre de 1994). An Alzheimer's disease bill of rights en: American Journal of Alzheimer's Care an Related Disorders & Research, págs. 3-6.

UNA DECLARACIÓN DE LOS DERECHOS HUMANOS DE LAS PERSONAS CON ALZHEIMER

Cada una de las personas diagnosticadas con Alzheimer o con una enfermedad similar es digna de los siguientes derechos:

❏ Ser informado del diagnóstico propio

❏ Tener una atención médica adecuada y continua

❏ Ser productivo en el trabajo y las actividades tanto tiempo como sea posible

❏ Ser tratado como un adulto, no como un niño

❏ Que sus sentimientos expresados sean tomados en serio

❏ Estar sin medicamentos psicotrópicos, de ser posible

❏ Vivir en un ambiente seguro, estructurado y predecible

❏ Disfrutar de actividades significativas que llenen cada día

❏ Pasar tiempo en el exterior regularmente

❏ Tener contacto físico, incluyendo abrazos, cariños y tomarse de la mano

❏ Estar con personas que conocen la historia de vida de uno, incluyendo las tradiciones culturales y religiosas

❏ Ser atendido por personas bien capacitadas en la atención de la demencia

Los Mejores Amigos **en el cuidado de Alzheimer**, por Virginia Bell y David Troxel.
Copyright © 1997, por Health Professions Press, Inc., Baltimore

página 74 a fin de proporcionar una lista práctica que pueda ser colocada en instituciones, centros de día o en otros lugares.)

Ser informado del diagnóstico propio

Por lo general, al paciente se le informa cuando tiene un diagnóstico médico serio, incluso en contra de los deseos de la familia. Por ejemplo, en Estados Unidos es muy raro que un médico no le informe a un paciente su diagnóstico de cáncer terminal. Cuando la persona pregunta: "¿Qué me pasa?", se le debe decir que tiene un problema médico que afecta el proceso de pensamiento, memoria y juicio. Si la persona pregunta: "¿Es la enfermedad de Alzheimer?", se le debe decir la verdad. Guardarse la verdad y las razones sobre la condición médica y psicológica de una persona puede ser más cruel que los efectos de esta enfermedad.

Recibir una atención médica adecuada y continua

Se han realizado grandes avances educando al público acerca de la importancia de recibir una evaluación médica completa al aparecer los síntomas de demencia. Algunas demencias son tratables. No obstante, después de un diagnóstico de la enfermedad de Alzheimer, las familias luchan por encontrar una atención adecuada y continua de los médicos con experiencia geriátrica. Al igual que las mujeres han luchado con éxito por atención médica que sea sensible a sus inquietudes y necesidades especiales, ahora debemos luchar para obtener una atención geriátrica mejorada.

Ser productivo en el trabajo y las actividades tanto tiempo como sea posible

Todos nosotros tenemos una necesidad de contribuir a, y ser parte de, el mundo que nos rodea, ya sea mediante el trabajo, la recreación o, incluso, ayudando con una tarea sencilla. Las personas con Alzheimer en etapas iniciales deberán ser alentadas a mantener los intereses que han tenido a lo largo de su vida el mayor tiempo posible. Las personas con Alzheimer en etapa moderada o severa se benefician de tener actividades significativas todos los días.

Ser tratado como un adulto, no como un niño

La persona ha llevado una vida plena, rica en experiencias. Incluso en una etapa severa de la enfermedad, la persona retendrá un sentido de su historia personal, logros y valores, siempre y cuando tenga alguien que se lo recuerde. Las actividades y el lenguaje deberán ser adecuados a la edad y significativos. A un ex juez federal no se le deberá pedir que recorte muñecas de papel. A la gente de 70 años no se le deberá tratar como si tuviera 7.

Que sus sentimientos expresados sean tomados en serio

Los proveedores de servicios, los integrantes de la familia y otras personas saben que muchas personas con demencia quieren hablar sobre sus sentimientos y sensaciones de pérdida aun cuando no pueden articular del todo sus inquietudes. Los integrantes de la familia y los profesionales deberán estar dispuestos a escuchar y tener empatía. Los autores esperan que continúe la tendencia creciente de formar grupos de apoyo para personas con Alzheimer en etapas iniciales. Éstos son un servicio valioso para la persona que presenta demencia.

Estar sin medicamentos psicotrópicos, de ser posible

Los medicamentos que controlan el ánimo o aquellos que son psicotrópicos pueden utilizarse para combatir el insomnio, la ansiedad, la tendencia a salirse de la casa y el vagabundeo y la agresión u otras conductas desafiantes. Aun cuando estos medicamentos pueden ser útiles, también pueden incrementar la confusión. La mayoría de los problemas se puede manejar mejor mediante intervenciones de conducta o prevenirse del todo a través de una educación mejorada en lo que concierne a la enfermedad, mejor capacitación de personal en las instituciones y el uso del modelo de atención de los *Mejores Amigos*. Los abrazos suelen ser mejores que los medicamentos.

Vivir en un ambiente seguro, estructurado y predecible

Ya sea en la casa o en una institución de cuidados prolongados, el ambiente de la vivienda deberá estar diseñado en torno a las necesidades de la persona. Deberá ser seguro y bien iluminado, ofrecer áreas para caminar o pasear, estar libre de objetos regados y ser agradable. Deberá proporcionar un horario estructurado de actividades y comidas. Ser estructurado y predecible no significa ser aburrido: un ambiente rico que estimule los sentidos (por ejemplo, flores frescas en la mesa, el olor de pan que se está horneando) puede proporcionar un sentido de seguridad a la persona.

Disfrutar de actividades significativas que llenen cada día

Las actividades deberán ser individualizadas siempre que sea posible a fin de tomar en cuenta las capacidades e intereses de la persona. Se le debe dar un trabajo que hacer a la persona. Actividades que estimulen los sentidos con colores, fragancias, texturas, música y los sabores de comidas saludables son ideales. Ejercicios tales como caminar, bailar, lanzar una pelota y estirarse deben ser parte de la vida diaria, de ser posible. Por encima de todo, se fomentan las actividades positivas, optimistas y que afirmen la vida.

77

Pasar tiempo en el exterior regularmente

Las personas con demencia deberán tener aire fresco y luz del sol de manera regular. Pasar tiempo en el exterior también puede conducir a actividades placenteras tales como observar flores y aves o "mirar pasar gente". Tan sólo sentir el calor del sol puede subir la moral y estimular los sentidos. La actividad exterior es particularmente importante para personas en las instituciones en donde la mayoría de las actividades ocurren adentro.

Tener contacto físico, incluyendo abrazos, caricias y tomarse de la mano

Algo tan sencillo como una caricia puede calmar a personas ansiosas y traer gran alegría. Un abrazo de oso puede distraer a alguien a punto de tener un arranque de cualquier tipo. Si se pierde la intimidad sexual, tomarse de las manos y acariciarse puede ayudar a la persona con demencia y a su ser amado a seguirse sintiendo cercanos.

Estar con personas que conocen la historia de vida de uno, incluyendo las tradiciones culturales y religiosas

Conocer la historia de vida de una persona y sus tradiciones enriquece todos los aspectos de la atención de las personas con Alzheimer. La comunicación mejora cuando los cuidadores pueden proporcionar señales verbales. Se pueden reconocer gustos y cosas que no son de su agrado. También se pueden planear actividades adecuadas que tomen en cuenta los intereses y las tradiciones de las personas. Por ejemplo, sería inadecuado motivar a alguien a que baile una polca si pertenece a una religión que prohíba bailar.

Ser atendido por personas bien capacitadas en la atención de la demencia

Los familiares deben aprender tanto como sea posible acerca de la atención de la demencia, tienen el derecho de exigir una atención competente de parte de los cuidadores profesionales. Leer libros sobre la atención de la demencia, participar en grupos de apoyo y asistir a talleres y congresos da a las familias y a los profesionales más herramientas para proporcionar una buena atención y mejorar la calidad de vida para la persona.

CONCLUSIÓN

Al igual que la Declaración de Derechos de los Estados Unidos, la Declaración de los Derechos Humanos de las Personas con Alzheimer no es absoluta. Por citar un ejemplo famoso de derecho constitucional, el derecho de libertad de palabra no permite que alguien grite "¡Fuego!" en un teatro atestado cuando no se está incendiando nada. De la misma manera, la Declaración de los Derechos Humanos de las Personas con Alzheimer debe tomar en consideración las capacidades cognitivas y la situación médica de cada persona.

Aun así, las personas, familias y profesionales que adopten estos derechos encontrarán que el resultado será un plan renovado de atención y una mayor sensibilidad a las necesidades de la persona. Las instituciones que adopten estos derechos informarán a las familias sobre su compromiso de ofrecer el nivel más alto de atención para personas con demencia.

Para concluir, los autores esperan que, hasta que se encuentre una cura para la enfermedad de Alzheimer, estos derechos puedan dar consuelo a las personas con Alzheimer en etapas iniciales. Pueden utilizar esta declaración de derechos como una herramienta para hablar de sus inquietudes y temores y participar lo más posible en la toma de decisiones en lo que respecta a su futuro.

5. EL ARTE DE LA AMISTAD

*Pasar semana a semana con Dicy, conociéndo-
la, fue especial. Nos volvimos buenos amigos.
No, nos volvimos los mejores amigos.*
–*T. J. Todd, voluntario del centro de día.*

Lexington, Kentucky[1]

Parecería que lo que la *persona* con Alzheimer en verdad necesita es un buen amigo. Al igual que muchos tenemos amigos que
siempre están allí cuando los necesitamos, la gente con Alzheimer se
beneficia de tener un cuidador que diga o haga lo correcto en el momento correcto.

Utilizar el enfoque de los *Mejores Amigos* ha hecho que el programa del centro de día de "Mano que ayuda" de la Asociación de
Alzheimer de Lexington/Bluegrass, establecida en 1984, sea uno
de los programas más admirados de centros de día para personas con
Alzheimer en los Estados Unidos. En el programa del centro de día,
voluntarios bien capacitados proporcionan atención individual para
los participantes con Alzheimer.

Cuando empezó el programa, la meta era atraer suficientes voluntarios que le permitieran llegar a tener atención individualizada.
Como el programa empezó siendo pequeño y tuvo un fuerte apoyo
comunitario, logró esta meta. Los voluntarios encontraron que el
trabajo los recompensaba y, en 2002, un número extraordinario de
voluntarios, 125, están activos en el programa, incluyendo a muchos
que lo han sido durante 15 años.

A medida que los autores comenzaron a desarrollar este modelo para la atención de las personas con Alzheimer, continuamente
recordábamos el éxito de "Mano que ayuda" y otros programas para

---

[1] *Mejores Amigos.* (1991). [Video]. (Distribuido por Health Professions
Press, [888] 337-8808.)

adultos que habíamos visitado por todo Estados Unidos. El personal y los voluntarios en estos programas proporcionaban un nivel de atención que sorprendía a muchos profesionales. Los participantes con demencia prosperaban, al igual que los voluntarios. ¿Cómo podía explicarse este éxito?

Pronto nos dimos cuenta de que estos centros representaban la amistad en todo su esplendor. Las relaciones entre el personal, los voluntarios y los participantes ejemplificaban el arte de una buena amistad. Encontramos una abundancia de compromiso, de dar y recibir y de buen humor. La gente parecía querer estar una con la otra. Estas revelaciones nos llevaron a la perspectiva de que existe una fuerte relación entre la buena amistad y la mejor atención para el Alzheimer. De hecho, las cualidades de una buena amistad contienen lecciones sobre la atención de las personas con Alzheimer que forman la base para el modelo de los *Mejores Amigos*.

"Elementos de amistad y atención de las personas con Alzheimer" (ver págs. 85-86) enumera las cualidades de amistad y la manera como se relacionan con la atención de las personas con Alzheimer. Estas cualidades se describen individualmente en este capítulo.

LOS AMIGOS CONOCEN LA HISTORIA Y LA PERSONALIDAD UNO DEL OTRO

Por lo general, las personas se convierten en amigas porque tienen algo en común; quizá se graduaron de la misma preparatoria o universidad, o quizá ambas disfrutan el boliche los sábados por la noche. A medida que crece la amistad, van aprendiendo más una sobre la otra: cuántos hermanos y hermanas tiene cada una, sus cumpleaños y lugares de nacimiento, sus tradiciones culturales y religiosas, pasatiempos y logros especiales. Sin importar cuánto creamos que sabemos acerca de nuestros amigos, con frecuencia hay sorpresas. Quizá resulte que un amigo que siempre pensamos que era un aficionado estrictamente a la música *country* tiene una pasión por la ópera.

Los amigos también se vuelven buenos jueces de los estados de ánimo y las personalidades de los demás. Un amigo desarrolla un sentido de ser oportuno sobre cuándo sí y cuándo no bromear con la otra persona. Los amigos hasta empiezan a entender el estilo de resolver problemas de la otra persona, sabiendo cuándo será bienvenido un consejo y cuándo será resentido.

La amistad en la atención de la persona con Alzheimer

Un *Mejor Amigo* se convierte en la memoria de la *persona*

Con frecuencia es difícil aprender información biográfica de la *persona*. Él o ella puede haber olvidado gran parte del pasado, o simplemente ser incapaz de recordar los nombres de las personas, lugares o cosas en su vida. Un Mejor Amigo debe aprender lo más posible acerca de la *persona* (ver en el capítulo 6 una explicación amplia sobre este punto) a fin de poderle proporcionar señales para que recuerde sus logros pasados.

El juez Jean Auxier fue un procurador muy respetado en los Estados Unidos, perteneciente al distrito Este de Kentucky. Luego de enfermarse de Alzheimer, rara vez hablaba. Aun así, cuando se le recordaban sus logros, brillaba y se rió con gran entusiasmo cuando un viejo amigo le dijo, jocosamente, "Sabes, juez, nunca te he perdonado por la sentencia que me diste de 5 a 10 años de prisión".

El visitante del juez dijo lo correcto.

Howard Shipps, un profesor jubilado del seminario, venía todos los días al centro de día vestido con saco y corbata, listo para trabajar. Sonreía de oreja a oreja cuando se le recordaba su éxito pasado como profesor y, cuando era presentado como un profesor distinguido de historia de la iglesia, sonreía y decía: "¡Sí, eso y mucho más!"

Howard habría permanecido sentado quieto, sin involucrarse, si no se le hubiera recordado su pasado.

Un *Mejor Amigo* es sensible ante las tradiciones de la *persona*

Incluso en la etapa severa de la enfermedad, la persona con frecuencia retiene sus valores y tradiciones.

Joe Blackhurst hablaba con frecuencia de su niñez en Escocia. Un día, una voluntaria que acababa de regresar de un viaje a Escocia vino al programa del centro de día con regalitos e incluso traía puesta una falda escocesa para mostrarle al grupo. Esperaba que Joe se emocionara con sus historias. Sin embargo, recordando su niñez, Joe frunció el ceño y dijo que (en sus épocas) ¡una mujer jamás se habría puesto una falda escocesa! Su recuerdo era correcto. Cuando Joe vivía en Escocia, las mujeres nunca usaban faldas escocesas.

Joe Blackhurst está orgulloso de su origen y le encanta que le recuerden que es escocés.

Leotta Kilkenny siempre disfrutaba el almuerzo en el centro de día (localizado en el edificio de una iglesia). Un día se negó a comer, diciendo: "No puedo. No debo hacerlo ahora". Después de que fallaron varios intentos de motivarla a comer, empezó a sentirse agitada. El personal la dejó que se saltara la comida. Más tarde, su hija Ann resolvió el misterio diciendo que, cuando iban en el automóvil hacia el centro de día, ella le dijo que iban al programa "en la Iglesia". Ann le dijo al personal: "Mamá es católica y debe haber pensado que iba a su iglesia y que comulgaría. En su tradición, no se come una hora antes de recibir la comunión".

Éste es un ejemplo de cómo una tradición bien arraigada, incluso una que no se puede expresar en palabras, puede afectar el cuidado diario.

ELEMENTOS DE LA AMISTAD Y LA ATENCIÓN DE LAS PERSONAS CON ALZHEIMER

Los amigos conocen la historia y la personalidad uno del otro
En la atención de las personas con Alzheimer, un Mejor Amigo
- ❏ Se convierte en la memoria de la **persona**
- ❏ Es sensible ante las tradiciones de la **persona**
- ❏ Aprende la personalidad, los cambios de ánimo y el estilo de resolución de problemas de la **persona**

Los amigos hacen cosas juntos
En la atención de las personas con Alzheimer, un Mejor Amigo
- ❏ Involucra a la **persona** en actividades y tareas diarias
- ❏ Inicia actividades
- ❏ Enlaza las actividades con las habilidades e intereses pasados de la **persona**
- ❏ Alienta a la **persona** a disfrutar las cosas más sencillas en la vida
- ❏ Recuerda celebrar ocasiones especialets

Los amigos se comunican
En la atención de las personas con Alzheimer, un Mejor Amigo
- ❏ Tiene buenas habilidades para escuchar
- ❏ Tiene buenas habilidades para hablar
- ❏ Hace preguntas de manera hábil
- ❏ Habla utilizando el lenguaje corporal
- ❏ Alienta suavemente la participación en las conversaciones

Los amigos fomentan la autoestima
En la atención de las personas con Alzheimer, un Mejor Amigo
- ❏ Ofrece cumplidos con frecuencia
- ❏ Es cuidadoso para solicitar consejos u opiniones
- ❏ Siempre ofrece aliento
- ❏ Felicita a los demás

Los amigos se ríen con frecuencia

En la atención de las personas con Alzheimer, un Mejor Amigo

❏ Cuenta chistes e historias divertidas

❏ Aprovecha la diversión espontánea

❏ Utiliza un humor autodegradante con frecuencia

Los amigos están a la par

En la atención de las personas con Alzheimer, un Mejor Amigo

❏ No es condescendiente con la persona

❏ Siempre intenta proteger la dignidad de la persona para salvar las apariencias

❏ No adopta un papel de supervisor

❏ Reconoce que el aprendizaje es de dos vías

Los amigos trabajan en la relación

En la atención de las personas con Alzheimer, un Mejor Amigo

❏ No toma las cosas en forma personal

❏ Hace más del 50% del trabajo

❏ Construye una relación de confianza

❏ Muestra afecto con frecuencia

Los Mejores Amigos en el cuidado de Alzheimer, por Virginia Bell y David Troxel.
Copyright © 1997, por Health Professions Press, Inc., Baltimore

Un *Mejor Amigo* aprende la personalidad, los cambios de ánimo y la manera de resolver problemas que tiene la *persona*

Las personalidades y los estilos de resolución de problemas en ocasiones cambian con el inicio de la enfermedad de Alzheimer, pero con frecuencia las actitudes implícitas y los estilos prevalecen. Por ejemplo, una *persona* que siempre ha enfrentado bien la adversidad puede traer parte de esta resiliencia* a la enfermedad de Alzheimer. A una *persona* que siempre ha llevado las riendas o ha estado en posiciones de autoridad, con frecuencia no le gustará que le digan qué hacer.

Marydean Evans siempre le decía a sus amigos y a su familia que no era una persona matutina y que podía estar de malas hasta media mañana. El personal y los voluntarios sentían empatía y siempre la saludaban con algún comentario como "Marydean, sé que no eres una persona matutina. ¿Te ayudaría tomar café? ¿Qué tal unas cinco tazas?"

Sabiendo esta peculiaridad de Marydean, el personal nunca la presionaba a que participara muy temprano por la mañana, respetando su deseo de despertar lentamente tomando café.

LOS AMIGOS HACEN COSAS JUNTOS

Muchas amistades empiezan en el lugar de trabajo, la iglesia o la escuela. La gente se conoce, descubre intereses en común y construye una amistad basada en hacer cosas juntos. Los amigos disfrutan todo tipo de actividades, incluyendo ir al cine, salir a caminar, hacen

---

*N de la T: resiliencia: capitalizar las fuerzas del individuo; permite hacer frente a las adversidades, superarlas y salir de ellas fortalecido o incluso transformado.

deportes, irse de viaje o de vacaciones, trabajar en un proyecto como voluntario, hacer trabajos manuales, ir de compras o, simplemente, hablar por teléfono. Las actividades se pueden planear por adelantado pero con frecuencia son espontáneas. Los buenos amigos consideran que las actividades sencillas, tales como rentar una película o ir a la tienda de abarrotes juntos pueden dar tanto placer como una excursión cuidadosamente planeada.

La amistad en la atención de la persona con Alzheimer

Un *Mejor Amigo* involucra a la *persona* en actividades y tareas

La persona con Alzheimer y un *Mejor Amigo* pueden hacer un proyecto juntos, como limpiar la cocina. Incluso con habilidades limitadas, la persona con frecuencia puede ayudar con tareas diarias, como secar los platos o apilar los periódicos para reciclarlos. La clave de todas estas actividades es que la persona se involucre, a fin de motivarlo a formar parte de la vida cotidiana.

Edna Carroll Greenwade llevaba una vida ocupada como ama de casa y compradora para la tienda departamental Francis en Prestonsburg, Kentucky. Cuando no sucedía nada, Edna Carroll recordaba que "El ocio es la madre de todos los vicios". Era la más feliz regando plantas, apilando sillas o sacándole brillo al piano.

La clave para trabajar de manera exitosa con Edna Carroll era recordar que le encantaba estar ocupada.

Los Gajardo pasaron 10 años en casa juntos luego de que a Sergio ("Serge"), ejecutivo de una compañía grande, le diagnosticaron Alzheimer. Poco a poco, muchas de las cosas que antes disfrutaban dejaron de ser posibles. No obstante, su esposa Gertrude encontró

que él todavía podía disfrutar muchas tareas diarias, tales como picar hortalizas para hacer unas hortalizas salteadas que los dos podían saborear en la cena.

Serge se sentía competente y exitoso cuando ayudaba a preparar la cena.

Un *Mejor Amigo* inicia actividades

Debido a que la *persona* con frecuencia pierde la capacidad de iniciar actividades, es un error preguntarle siempre si quiere hacer algo. La respuesta con frecuencia será "no". En vez de eso, un *Mejor Amigo* puede decir, por ejemplo: "Quisiera salir a caminar. ¡Acompáñame! Es rico hacer ejercicio contigo".

La familia Matsumura de California, trabajaba junta para cuidar a su padre, "Mas", diagnosticado con la enfermedad de Alzheimer cuando tenía cincuenta y pocos años. La familia se involucró en la "Caminata de la memoria" que se realiza cada año en noviembre en Estados Unidos, para conseguir fondos para la Asociación de Alzheimer de Santa Bárbara y le dijeron a "Mas" que era necesario que estuviera ahí ese día. Antes de comenzar la caminata, "Mas" ayudó a montar las mesas. La familia lo motivaba y le brindaba ayuda supervisada. Posteriormente, platicó sobre lo divertido que había sido y cuan útil se había sentido.

El hecho de participar en una actividad importante en compañía de su familia hizo a "Mas" sentirse parte de la vida.

La hija de Marian Witte, Claralee, planeaba tiempo todos los días para tocar el piano y cantar con su madre, una actividad que ambas disfrutaban. A Marian le gustaba recordar su niñez, cuando la familia se reunía, sentada o de pie alrededor del piano, para cantar casi todas las noches.

89

Marian no podía iniciar esta actividad, pero una vez que la música comenzaba, participaba con entusiasmo.

Un *Mejor Amigo* enlaza las actividades con las habilidades e intereses pasados de la *persona*

El Mejor Amigo puede utilizar la historia de vida de la *persona* para identificar viejas habilidades en las que puede penetrar.

Beverly Wheeler[2] está orgullosa de sus logros como maestra de jardín de niños y primaria. A pesar de su diagnóstico temprano de la enfermedad de Alzheimer, quiere continuar ayudando a los demás. Su esposo, Michael, la motiva a que haga visitas ocasionales a clases y a que asista a congresos para hablar acerca de su experiencia con la enfermedad de Alzheimer. Al continuar enseñando, Beverly siente que está haciendo una contribución a las personas a su alrededor.

Una vez que el personal del centro de día supo que Tennie Clayton tenía un interés de toda la vida en hacer colchas de retazos, le pidieron a su hija Gretchen que trajera una muestra de su trabajo. Al día siguiente llegó Tennie con una gran sonrisa, cargando una colcha que estaba haciendo con retazos. Todos la felicitaron por su trabajo con comentarios tales como "¡Qué hermosos colores!" y "¡Mira esas puntadas tan pequeñas!". Tennie se puso feliz.

Debido a que las personas han llevado vidas tan ricas y plenas, las posibilidades de actividades ligadas al pasado son ilimitadas.

---

[2] Beverly Wheeler cuenta su historia en el video *Mi reto con la enfermedad de Alzheimer,* © 1996, Philogenesis Productions and Friendship Center. (Distribuido por Terra Nova Films, 9848 S. Winchester Avenue, Chicago IL 60643.)

Un *Mejor Amigo* alienta a la *persona* a disfrutar las cosas más sencillas en la vida

Las cosas sencillas suelen ser lo mejor en la atención de las personas con Alzheimer. Por ejemplo, puede ser un placer tanto para la persona como para el *Mejor Amigo* caminar por un centro comercial. El Mejor Amigo puede hacer comentarios como: "¡Ese adolescente trae el pelo verde!" o "¡Mira ese helado de tres bolas! ¿A poco tú te podrías comer eso?"

Sergio Gajardo y su esposa sentían placer en una actividad sencilla: con frecuencia se detenían en ventas de garaje. Sergio había coleccionado tallas en madera y arte de todo el mundo y aún disfrutaba buscar tesoros y gangas irresistibles.

El silencio también es parte de cualquier amistad. A veces está bien simplemente sentarse en una silla cómoda y mirar pasar el mundo, o estar en un salón y observar a los amigos o la familia jugar un juego o mirar la televisión. La *persona* todavía puede sentir que participa y sentir seguridad al estar en la presencia de los demás.

Un *Mejor Amigo* recuerda celebrar las ocasiones especiales

El ritual de una fiesta de cumpleaños, celebración de aniversario, desfile del día de los veteranos o alguna otra tradición de larga envergadura puede traer muchos recuerdos positivos para la *persona*. Las ocasiones especiales pueden celebrarse a lo largo del año, haciendo un gran festejo de un cumpleaños o algún otro evento familiar.

Elaine Schratwieser y Rodger Currie se casaron dos veces, una en una iglesia y de nuevo siete semanas después en una renovación de sus votos matrimoniales en el centro de día a donde asistía su madre. La segunda boda se hizo completa, con pastel de bodas, fotógrafos, música y un sacerdote. No sólo fue un placer enorme para su madre ser

*"anfitriona" del evento en su centro de día, sino que los otros partici-
pantes también disfrutaron enormemente el evento; una boda tenía un
significado simbólico profundo con el que se podían relacionar todos.*

LOS AMIGOS SE COMUNICAN

Las mejores amistades con frecuencia incluyen mucha conversación.
Ya sea por teléfono o alrededor del bebedero de agua de la oficina, a
los amigos por lo general les gusta intercambiar historias, chismes,
compartir ideas y confiar uno en el otro. Los amigos también están
ahí para escucharse unos a otros, en épocas buenas y malas.

La amistad en la atención de las personas con Alzheimer

Un *Mejor Amigo* tiene buenas habilidades para escuchar

En la atención de las personas con Alzheimer, es importante intentar estar allí para la *persona* cuando él o ella quiera hablar de sus
sentimientos. A las *personas* se les deberá dar tiempo para compartir sus sentimientos o ideas. A veces la paciencia es recompensada
con un enriquecimiento.

*Cuando Thelma Moody se sentía temerosa o enojada, su esposo,
Julián, aprendió a sentarse en silencio con ella, conteniéndola suavemente y, escuchando el lenguaje de sus emociones, a responder a
sus necesidades emocionales.*

La comunicación puede provenir del corazón así como de la cabeza.

*Las palabras pronunciadas por Betty Justice rara vez tenían mucho
sentido, pero el personal del centro de día estaba acostumbrado a
"leer" el rostro de Betty y a responder a eso. Un día, mientras in-
tentaba hablar, dijo con cierta fuerza: "Está enfermo". Capacitado*

para escuchar con atención, el personal se sorprendió por este mensaje tan claro y respondió: "Lo sentimos". Más tarde, ese mismo día, se enteraron que el esposo de Betty estaba en el hospital.

Al escuchar con atención a una *persona*, aun cuando no se le pueda entender del todo, con frecuencia es posible captar un mensaje claro cuando menos se lo espera uno.

Un *Mejor Amigo* tiene buenas habilidades para hablar

A la *persona* se le deben dar todas las oportunidades para que entienda lo que se está diciendo. Un *Mejor Amigo* debe utilizar frases cortas, sencillas, directas, con lenguaje descriptivo, tales como "Por favor, pásame mi bolsa roja", en vez de "Dame esa cosa". También debemos recordar hablar clara y lentamente y en voz bastante alta si la *persona* tiene algún problema auditivo.

Conocer la historia de la vida de la persona es muy importante en la comunicación hábil.

A Edna Edwards le encanta conversar, pero tiene gran dificultad para encontrar las palabras correctas. Cuando su Mejor Amigo le proporciona palabras conocidas diciendo: "¡Esos chicos en la escuela Picadome fueron afortunados de tenerte como profesora!", Edna puede responder, "¡Picadome, ésa es mi escuela! Extraño a esos niños". Y la conversación puede continuar acerca de los primeros años de la niñez, su enseñanza y sus alumnos en la escuela, todo porque su Mejor Amigo conocía algunos nombres de gente, lugares y cosas de la vida de Edna.

Un *Mejor Amigo* hace preguntas de manera hábil

La persona puede sentirse fácilmente frustrada si se le hacen preguntas cuya respuesta no conoce.

Cuando Evelyn Talbott, una bibliotecaria jubilada, regresó de una ida a la playa, una amiga le hizo preguntas hábiles sobre el viaje. No preguntó: "¿A dónde fuiste?" ni "¿Qué hiciste?". En vez de eso, preguntó: "¿Tú y tu esposo Bob la pasaron bien viendo esas grandes olas en el océano?". Las señales verbales "esposo", "Bob", "grandes olas" y "océano" permitieron a Evelyn responder: "¡Sí, y eran muy grandes!". Ella y su amiga pudieron continuar recordando sus ratos en la playa.

Las preguntas cuya respuesta no es afirmativa o negativa, tales como "¿Qué haces para divertirte?" también son adecuadas, porque no hay respuestas correctas o incorrectas.

Un *Mejor Amigo* habla utilizando el lenguaje corporal

Debido a que las habilidades verbales se ven disminuidas, el lenguaje corporal se vuelve muy importante en la atención de la persona con Alzheimer. Un *Mejor Amigo* deberá saludar a la *persona* de manera cálida, sonreír de oreja a oreja y darle la mano. Dar la mano todavía tiene un significado especial con las personas mayores, quienes recuerdan una época que en una compañía cortés, todos se daban la mano. Casi siempre, la *persona* responderá con un apretón de manos. Un apretón de manos mutuo es el inicio de un vínculo, un símbolo de raíces profundas que indica que uno es amigo, no enemigo. El contacto visual también es importante. Un Mejor Amigo debe intentar ver directamente a la *persona* y "atrapar" su mirada. La *persona* podrá enfocarse mejor en lo que se está comunicando y el Mejor Amigo podrá "leer" el rostro de la *persona* a fin de juzgar su reacción a las palabras.

En la atención de las personas con Alzheimer, se alienta a los cuidadores a hablar utilizando las manos. Gestos tales como dar golpecitos en el asiento de una silla pueden ayudar a la *persona* a entender el mensaje de sentarse.

Debido a la pérdida auditiva de Mary Burmaster, el lenguaje corporal es especialmente eficaz para un voluntario del centro de día que se relaciona con ella. Tras de hacer contacto visual, el voluntario decía: "Mary, la comida está lista". Luego el voluntario la tocaba suavemente en el hombro, le daba palmaditas en la mano y la guiaba hacia la mesa.

El contacto suave del voluntario indicaba muchas cosas.

Un *Mejor Amigo* alienta suavemente la participación en las conversaciones

Es importante incluir a la *persona* en la conversación diaria lo más que sea posible. Un Mejor Amigo puede hacer preguntas que requieran respuestas abiertas tales como: "¿Me cuentas acerca de …?" o "¿Qué piensas de …?"

Carmen K. Singh cuidaba a su padre, Marcus P. Powell, un ex profesor de la Universidad de Iowa. Después de que perdió gran parte de su capacidad de iniciar conversaciones, su hija lo motivaba a hablar. Le hacía preguntas tales como "¿Qué te parece si te pones esta corbata de moño hoy?" o "¿Me cuentas de esa caña de pescar que tuviste cuando eras niño?"

LOS AMIGOS FOMENTAN LA AUTOESTIMA

Una buena amistad saca lo mejor de cada *persona* y fomenta la autoestima. Incluye un sistema de apoyo mutuo, dándose uno al otro una crítica constructiva y retroalimentación y, cuando la vida golpea, proporcionando apoyo incondicional. Los amigos miran más las fortalezas que las debilidades.

La amistad en la atención de la persona con Alzheimer

Un *Mejor Amigo* da cumplidos con frecuencia

Decirle a una *persona* "te ves bien hoy" o "de verdad hiciste un buen trabajo de jardinería" le aumenta la autoestima. Un cumplido también puede "desarmar" a la *persona* que esté teniendo un mal día o mal momento. El cumplido distrae a la *persona*, alejándolo del problema o preocupación. Los cumplidos inevitablemente evocan una sonrisa.

A "Mas" Matsumura le encanta ir al boliche y lo haría casi todos los días si su familia estuviera de acuerdo. Durante una ida al boliche, "Mas" se sentía algo fuera de práctica. Después de unas cuantas bolas que cayeron por el canal, su familia le dio un cumplido sobre sus habilidades pasadas diciendo: "Papá, tú eres un gran jugador de boliche. Inténtalo de nuevo". "Mas" empezó a lanzar bolas que sí dieron en el blanco.

"Mas" sonrió de oreja a oreja mientras su familia le echaba porras por su éxito.

Cuando la familia de Marcus P. Powell presentía que él se estaba sintiendo triste, sus hijos y nietos con frecuencia le hacían cumplidos sobre sus éxitos pasados. "Papá", le decían, "puedes estar muy orgulloso de todos esos alumnos a los que ayudaste en Iowa. Todavía tienes muchas cosas que enseñarnos a todos".

Un *Mejor Amigo* es precavido para solicitar consejos u opiniones

Otra manera de mostrarle a una *persona* que es valorada es pidiéndole su opinión. La pregunta no necesita ser sobre la deuda externa o el comercio internacional. En vez de eso, un hombre podría preguntar: "No tuve oportunidad de mirarme en el espejo hoy. ¿Crees que mi corbata combina con mi camisa?". Esto podría conducir a una discusión en forma sobre las telas, texturas, colores, el ancho cambiante de las corbatas y quizá, incluso, sobre un nuevo guardarropa.

Christine Clark era una ama de casa tradicional que había cocinado desde su adolescencia. Le encantaba cuando los voluntarios en el programa de día le pedían consejos sobre qué hacer de cenar. Los voluntarios también le pedían opiniones relacionadas con la comida: "Christine, ¿con qué crees que va mejor el pollo frito, con el puré de papas o con el arroz? ¿Cuál cocinarías tú?"

Un *Mejor Amigo* siempre ofrece aliento

Las *personas* con Alzheimer necesitan tanta motivación como sea posible, lo que puede adoptar muchas formas. A veces es valioso motivar a la *persona* recordándole su valor como amigo: "Tú añades tanto a mi vida" o "Somos como hermanas". La *persona* también puede sentirse motivada para intentar una tarea en particular, sobre todo una que parezca difícil de lograr. Un Mejor Amigo puede decir: "Me gustaría que me ayudaras a armar este rompecabezas. ¿Te sentarías junto a mí y me ayudarías?"

Una hermosa mascada, exhibida de forma creativa para complementar su atuendo, era el signo distintivo de Edna Carroll Greenwade. Un día, el director del centro de día compró una colección de mascadas y motivó a Edna Carroll a mostrarle a todos cómo ponérselas. Edna resplandecía al tiempo que ayudaba a cada participante a acomodarse la mascada y, cuando el desfile de modas de las mascadas pasó junto a ella para que les diera el visto bueno, exclamó: "¡Me encanta poder ayudar!"

Con frecuencia, una ligera motivación es todo lo que se necesita para practicar una vieja habilidad.

97

En la atención de la persona con Alzheimer, a la *persona* se le debe felicitar con frecuencia por sus logros pequeños y grandes.

Cuando la nieta de Edna Edwards fue finalista en el concurso de belleza de Señorita Kentucky, los voluntarios de "Mano que ayuda" *"felicitaban" a Edna con frecuencia por su nieta exitosa: "Edna, felicidades por el éxito de tu nieta; ¡Mary Dudley seguramente heredó tu belleza!". Edna con frecuencia respondía: "¡Vaya que lo hizo!"*

Una *persona* también puede ser felicitada por un éxito que haya tenido en el pasado.

Pauline Huffman fue la primera mujer en Lexington, Kentucky, en jugar boliche en un juego "perfecto" sancionado de 300. Gracias a este logro, entró al Salón de la Fama de la Asociación de Boliche de Lexington. Una vez también logró hacer un hoyo en uno en el golf. A Pauline le encantaba que le recordaran estos éxitos. No siempre recordaba los detalles del acontecimiento como tal, pero parecía recordar bien las emociones y los buenos sentimientos asociados con el juego de ese campeonato y ese hoyo en uno.

Felicitar a una *persona* puede hacerlo sentir orgulloso y realizado.

LOS AMIGOS SE RÍEN CON FRECUENCIA

El humor es un elemento poderoso en todas las relaciones. El humor ayuda a la gente a disfrutar las experiencias compartidas, alivia la tensión y reúne a la gente. Muchos investigadores también han confirmado que la risa tiene efectos fisiológicos positivos, fortaleciendo el sistema inmunológico y disminuyendo la presión arterial.

La amistad en la atención de las personas con Alzheimer

Un *Mejor Amigo* cuenta chistes e historias divertidas

Incluso el chiste viejo más cursi puede evocar grandes carcajadas de alguien con demencia. Las historias chistosas también son populares, sobre todo aquellas en las que participan ya sea el cuidador o la persona. Por ejemplo, un *Mejor Amigo* puede decir: "Todavía no te perdono que te hayas comido la última rebanada del pastel de la abuela ese 4 de julio".

No debemos olvidar que la persona a veces puede recordar o contar un gran chiste o historia.

A pesar del hecho de que había sufrido una serie de accidentes vasculares cerebrales, Jerry Ruttenberg conservaba su gran sentido del humor. Cuando un voluntario en el centro de día le dio una gran manzana roja, él bromeó: "¡Me confundes con Blancanieves!". En otra ocasión, en respuesta a la pregunta seria: "¿Cómo se reproducen los erizos de mar?", él respondió: "¡Espinándose!"

Puede ser casi una broma corriente en algunas amistades: "No, por favor. Esa historia ya no. ¡Ya la he oído antes!". No obstante, en la atención de la persona con Alzheimer, una historia que se repite con frecuencia puede ser una de las favoritas de la *persona*. Puede ser que no se acuerde haberla oído antes. Aun más probable es que se conecte con las sonrisas, la risa y la alegría asociada con la historia.

Un *Mejor Amigo* saca ventaja de la diversión espontánea

Hay cosas que ocurren de manera simultánea que con frecuencia son graciosas para la *persona* y la gente a su alrededor. La risa puede provenir de observar al personal de una institución de cuidados prolongados corretear a un conejo mascota que se salió de su jaula.

99

Gary Dewhirst, el director de un programa de un centro de día en San Luis Obispo, California, le anunció al grupo con gran fanfarria que él personalmente iba a asar un pavo para la comida del Día de Acción de Gracias. Colocó el asador en el patio y el grupo observó las preparaciones. Todo iba bien hasta que el pavo se incendió. Gary tuvo que usar un extintor para apagar las llamas, arruinando el pavo. Tras el choque inicial, tuvieron que pedir pizzas Domino's. Todos bromeaban después con Gary, diciendo que solamente él podía proporcionarle al grupo una pizza "tradicional" de Acción de Gracias.

Un *Mejor Amigo* utiliza un humor autodegradante con frecuencia

Los amigos no temen ser el blanco de sus propios chistes. Los momentos vergonzosos nos suceden a todos, pero son una preocupación particular de la gente con Alzheimer. Cuando una *persona* olvida el nombre de un viejo amigo, una buena respuesta de parte de un Mejor Amigo sería: "No hay problema, qué bueno que no soy el único que olvida cosas" o "La semana pasada busqué mis lentes por todos lados y luego los encontré, justo sobre mi nariz". Lo que hace el humor autodegradante es asegurarle a la *persona* que él o ella no es la única persona en el mundo que puede ser olvidadiza. También diluye las situaciones negativas y ayuda a la *persona* a permanecer de un humor positivo. Un buen comentario autodegradante también permite que la risa rompa la tensión o que un cejo fruncido se convierta en una sonrisa.

Todas las miradas en el centro de día estaban sobre Marydean Evans conforme demostraba los pasos del vals. El grupo disfrutaba de la ocasión cuando de pronto Marydean comenzó a buscar algo para mostrarle al grupo. Estaba segura de haberlo tenido cuando llegó al programa esa mañana. "Siempre pierdo mis cosas y quería mostrárselo a todos". En el mismo tono jocoso, su Mejor Amigo sostuvo: "Yo también tengo el mismo problema a veces. Qué bueno que tengo la cabeza bien pegada. Si no, ¡también la perdería!"

Ninguna amistad sobrevivirá a una conducta condescendiente. Cada uno tiene distintas fortalezas y debilidades, pero las diferencias deberían celebrarse en vez de atorarse en ellas.

La amistad en la atención de la persona con Alzheimer

Un *Mejor Amigo* no es condescendiente con la *persona*

El lenguaje condescendiente nunca es adecuado en una buena atención de personas con Alzheimer. Los ejemplos del lenguaje poco apropiado incluyen hablar con una voz exagerada, lenta y medida cuando no es necesario; ser insensible; utilizar un lenguaje como para niños; ser impertinente; no darle a la persona tiempo para responder a una pregunta; hacer preguntas vergonzosas o inadecuadas; o hablar de una persona como si él o ella no estuviera presente.

Rubena Dean disfrutaba mirar tarjetas que contuvieran biografías breves de mujeres famosas. Un día estaba tratando de recordar algunos hechos sobre Helen Keller cuando se le fue el hilo de lo que estaba diciendo. Una amiga sensible sintió el dolor de Rubena por no poder terminar y dijo sencillamente "lo siento". Su amiga no trató de ser condescendiente queriendo negar o hacer a un lado sus sentimientos. Rubena necesitaba que su amiga se identificara con su dolor.

Un *Mejor Amigo* siempre trabaja para proteger la dignidad de la *persona*, para salvar las apariencias

Muchas personas con Alzheimer siguen siendo en extremo orgullosas.

Cuando los amigos o parientes de Margaret Brubaker la visitaban, con frecuencia se preocupaban de que no estuviera comiendo bien. Era muy

101

*orgullosa y rehusaba obsequios de comida, diciendo que no tenía ham-
bre o que "¡acababa de comer una gran comida!".* Un voluntario tomó
un acercamiento diferente. *Durante una visita, le dijo: "Margaret, tú
podrías hacerme un gran favor. Los plátanos estaban en barata esta
semana y yo compré kilo y medio. Mi esposa fue a la tienda por su lado
y compró otro kilo y medio. Ahora no sabemos qué hacer con tantos
plátanos. Nos ayudarías mucho si te pudiéramos dejar algunos".*

Margaret se quedó con los plátanos encantada de la vida porque le
estaba haciendo un favor a su amigo.

Otro ejemplo de salvar las apariencias es no darle lata a la *persona*
si él o ella falla. Si alguien hace una pregunta torpe ("¿Cuántos hijos
tienes?") y un *Mejor Amigo* puede ver a la *persona* luchando con la
pregunta, él o ella puede responder, cambiar el tema o contar un chiste
autodegradante de manera que la *persona* no se sienta humillada.

Un *Mejor Amigo* no adopta un papel de supervisor

En la atención de personas con Alzheimer no deben existir jefes o
empleados. Los amigos están a la par y la *persona* con frecuencia
responde de manera negativa si siente que la están mandando.

*Helen King, una bibliotecaria jubilada, fue diagnosticada con la
enfermedad de Alzheimer en una etapa temprana. Ella disfruta estar
"a cargo" de la biblioteca del centro de día. Helen con frecuencia
comenta sobre el programa del centro de día: "Lo disfruto tanto
porque no hay jefes aquí".*

Utilizar la delicadeza (ver pág. 146) puede ayudar a los cuidadores a
evitar ser el "malo de la historia" al pasarle la responsabilidad a los
demás. Un hijo puede decir "Papá, yo sé que quieres seguir manejando, pero el departamento de vehículos automotores dice que no".
Esto es mejor para su relación con su padre que decir: "Papá, creo
que no tendrías que estar manejando".

Un *Mejor Amigo* reconoce que el aprendizaje es de dos vías

Estar a la par significa aprender cosas uno del otro. Muchos voluntarios que trabajan en centros de día o en instituciones de cuidados prolongados comentan que aprenden mucho de la gente a la que cuidan. Muchas personas con demencia pueden todavía compartir anécdotas de sus historias personales, expresar compasión y preocupación, o demostrar viejas habilidades y pasatiempos.

Dicy Jenkins era una enciclopedia ambulante de información sobre plantas y hierbas utilizadas para la salud y la sanación. Sabía cómo utilizar el fruto del enebro, el ginseng, la matricaria, el polen de abeja y la raíz de bardana para propósitos medicinales. Los voluntarios en el centro de día con frecuencia tomaban notas abundantes sobre los remedios de Dicy para aliviar sus padecimientos.

Los amigos trabajan en la relación

Toda amistad tiene sus momentos difíciles. Algo que se dice es malentendido o un amigo nos desilusiona de alguna manera. Ciertamente ninguna amistad sobrevivirá a una serie continua de desilusiones, pero los *Mejores Amigos* hablan sobre los desacuerdos, trabajan en ellos y los resuelven. Las buenas amistades pueden manejar algunos momentos pesados, bromas constructivas y buenos ánimos. Las buenas amistades también exigen trabajo y compromiso. Los amigos necesitan permanecer en contacto por teléfono o por carta, e iniciar actividades unos con otros.

La amistad en la atención de las personas con Alzheimer

Un *Mejor Amigo* no se toma las cosas en forma personal

Los amigos deben reconocer que los problemas, cuando suceden, por lo general son parte del proceso de la enfermedad, no de la *persona*.

En ocasiones, las inhibiciones se reducen cuando se tiene demencia. La *persona* puede decir algunas cosas sorprendentes.

Geri Greenway valoraba el buen arte, la música, la ropa con estilo y la joyería hermosa. Cuando una voluntaria en el programa del centro de día le preguntó a Geri qué pensaba de algunas piezas de joyería de fantasía que había traído al programa de día para exhibir, Geri contestó: "Bueno, a mí me parece un montón de basura". La experiencia de la voluntaria fue evidente. Se volteó con el grupo y dijo: "Si preguntas, te darán una respuesta".

Un *Mejor Amigo* hace más del 50% del trabajo

En la atención de las personas con Alzheimer, es obvio que la mayor parte del trabajo es realizado por el amigo que no tiene demencia. Al igual que le daríamos algo de espacio a un amigo que estuviera pasando por una época difícil, debemos hacer lo mismo o más con la *persona* con Alzheimer.

Howard Woods asombraba a sus amigos y familia con la atención diaria de su esposa, Emma, que tenía la enfermedad de Alzheimer en etapa severa. Le contó a algunos amigos que ellos no habían tenido el mejor matrimonio porque con frecuencia tenían desacuerdos. No obstante, dijo, en el transcurso del tiempo que había pasado con ella, cuidándola y haciendo por ella cosas que no podía imaginarse hacer por nadie más, se había vuelto a enamorar de ella.

Un *Mejor Amigo* construye una relación de confianza

Construir una relación de confianza requiere trabajo. El concepto de la "integridad en la atención" se examina en el capítulo 7 y es parte importante del modelo de los *Mejores Amigos*. La confianza se puede obtener cuando los cuidadores demuestran una atención confiable, consistente, amorosa. Evidentemente hay momentos en que ocurren problemas, y algunas personas con Alzheimer desconfían del mundo. Una relación de confianza se puede construir, no obstante, pieza por pieza.

Helen King desconfiaba mucho del concepto de un centro de día la primera vez que asistió a uno. Estaba muy consciente de su pérdida de memoria y no quería exhibir sus limitaciones. A medida que se familiarizó con los voluntarios del programa, se dio cuenta de que la apoyaban mucho y que tenían respeto por sus capacidades remanentes. Gradualmente fue creciendo su confianza y ella hablaba con entusiasmo sobre su "clase" de todos los días.

Un *Mejor Amigo* muestra afecto con frecuencia

Los autores saben que algunas de las instituciones de cuidados prolongados así como los centros de día tienen una regla de "tres abrazos al día". Los *Mejores Amigos* muestran a la *persona* con Alzheimer su afecto tanto como sea posible de diversas maneras, incluyendo cumplidos, sosteniendo sus manos, dándole palmaditas en la espalda, abrazándola (¿por qué no mejor tres abrazos por hora?)** y sonriéndole.

Durante un programa sobre Latinoamérica, una chica del personal pidió un voluntario que la ayudara a demostrar un saludo típico de Latinoamérica. Serge Gajardo anticipó un poco de diversión y se ofreció como voluntario. Cuando lo besaron, primero en una mejilla y luego en la otra, no se tardó en decir: "¡Sigamos haciendo esto!"

---

*N. de la T. Esto, si la persona está acostumbrada y gusta del contacto físico.

Una palabra para los cuidadores en la familia

Uno de los retos principales de las familias que se enfrentan a la enfermedad de Alzheimer es que los recuerdos se desvanecen y las identidades cambian. Una madre, padre, hermana, hermano, esposo, esposa o pareja puede no conocernos ya o comprender su relación con nosotros. Muchos lloran esta pérdida. La madre de una mujer pudo haber sido su confidente más cercana y mayor apoyo toda la vida. Ahora, no conoce a su hija. Un marido que siempre recordaba cada cumpleaños y aniversario puede ya no comprender que la mujer que lo cuida es su esposa.

Tan difícil como parezca, los cuidadores familiares que enfrentan la enfermedad de Alzheimer con frecuencia son obligados a darle una nueva forma a las relaciones con sus seres amados. Los autores recomiendan que, en vez de permanecer en un estado de desesperanza, los cuidadores trabajen el dolor y se enfoquen en obtener el máximo valor del presente. Los integrantes de la familia deberán pensar ahora en su ser amado como un amigo, un *Mejor Amigo*. Darle esta nueva forma a esa relación no significa dejar de amarlos, ni amarlos menos. La *persona* sigue siendo parte de la familia. Significa simplemente abordar la *relación* de manera diferente.

Al tratar a un ser amado como un amigo, utilizando las ideas y enfoques descritas en este capítulo, los integrantes de la familia encontrarán que se reduce el dolor y la pérdida que están experimentando. En una buena amistad, hay alegría, y todos sabemos que a veces las relaciones con amigos son más fáciles y menos complejas a nivel emocional que las relaciones de familia.

Un cuidador nos dijo que siempre había tenido una relación conflictiva con su padre, tan mala, de hecho, que huyó de su casa a los 16 años. Ahora cuida a su padre de tiempo completo y dice que nunca habían estado más cerca. Todos los días salen a caminar juntos, toman un whisky escocés con soda por la tarde y observan a los nietos jugar futbol. Ahora disfrutan la compañía mutua. Debido a que el padre ha olvidado tanto del pasado y con frecuencia se siente inseguro en su relación con su hijo, el hijo se ha dado cuenta de que él también debe soltar las antiguas rencillas e injusticias. "¿Para qué me quedo en eso?" pregunta el cuidador. "Lo pasado, pasado está".

Al igual que muchos familiares, el hijo nunca soñó que estaría en la posición de ser cuidador de su padre, un padre a quien admite no haber soportado gran parte de su vida. Sin embargo, los cuidadores hacen lo que tienen que hacer. El enfoque de la familia hacia la atención de las personas con Alzheimer también ha ayudado a sanar no solamente la relación del hijo con su padre sino también heridas que él ha cargado dentro de sí mismo.

Cuando los cuidadores en las familias dan nuevas formas a sus relaciones, hay diversos beneficios, como los siguientes:

- Tomar ventaja de los principios de la amistad para obtener nuevas ideas sobre el manejo de la atención diaria de una manera más natural y positiva.
- Evitar problemas antes de que ocurran.
- Formar una nueva relación con un ser amado basada en sacar lo mejor de cada día.
- Sustituir el estrés y la tensión del cuidado por satisfacción.

Una palabra para los cuidadores profesionales

Los autores reconocen que las descripciones laborales del personal pagado en las instituciones asilares, casas hogar, residencias, centros de día, instituciones escalonadas para el deterioro u otros escenarios que trabajan con personas con Alzheimer por lo general no incluyen "Sea un amigo para su usuario". No obstante, el modelo de los *Mejores Amigos* tendrá muy buenos beneficios si el personal trata a los residentes o participantes del centro de día como lo haría con un mejor amigo. El modelo le permitirá al personal hacer lo siguiente:

1. Abordar a las personas con Alzheimer como lo harías con un buen amigo demostrando que son respetadas y valoradas. La persona responderá a los sentimientos positivos que reciba del personal.

2. Aprender herramientas para utilizar en cualquier situación a fin de mejorar la conducta, prevenir problemas y hacer más fácil el trabajo. El personal aprenderá mejores maneras de comunicarse, hacer actividades y trabajar con las personas con demencia. Siempre es mejor prevenir una conducta difícil que enfrentarla cuando ocurra.

3. Capacitar fácilmente a otros integrantes del personal con distintos antecedentes educativos, idiomas y antecedentes culturales, así como experiencias diferentes.

4. Mejorar la moral mediante la introducción de un modelo optimista y que afirme la vida. Las instituciones y los centros que adopten el enfoque de los *Mejores Amigos* encontrarán que la moral del personal mejora y que los esfuerzos de reclutamiento de los voluntarios se vuelven más fuertes.[1]

CONCLUSIÓN

Adoptar el modelo de los *Mejores Amigos* proporcionará muchos beneficios tanto a la persona como al cuidador. Como nos ha demostrado este capítulo, muchos elementos de la buena amistad se pueden aplicar a la atención de las personas con Alzheimer. Las lecciones son fáciles de entender y fáciles de poner en práctica.

La atención de personas con Alzheimer puede ser desafiante. Al adoptar las estrategias de sentido común contenidas en el modelo de los *Mejores Amigos* y al darle formas nuevas a las relaciones, los cuidadores pueden prepararse mejor para enfrentar los retos.

[1] En el libro *The Best Friends Staff: Building a Culture of Care in Alzheimer's Programs* (© Health Professions Press) está disponible una guía completa para construir un programa de Mejores Amigos.

6. LA HISTORIA DE VIDA

¿Qué tan bien conocemos a nuestros amigos? Aun cuando sólo sean conocidos o amigos casuales, por lo general podemos describir sus ocupaciones, estado civil, intereses generales, alimentos favoritos, tipo de automóvil, pasatiempos y otros detalles. ¿Qué hay de nuestros amigos más *cercanos*? Por lo general sabemos mucho más acerca de ellos, incluyendo experiencias determinantes de su niñez, tradiciones familiares, incluso secretos bien guardados. También conocemos sus fortalezas y debilidades y entendemos sus personalidades básicas.

Al crear el modelo de atención de los *Mejores Amigos* para las personas con Alzheimer, se le ocurrió a los autores que el personal promedio de una institución de atención o centro de día u otro cuidador profesional / pagado tiene solamente un conocimiento limitado de sus usuarios o clientes. Por ejemplo, las instituciones toman nota de la información biográfica de los nuevos usuarios, pero con frecuencia la información es bastante superficial y puede o no ser aprendida por todo el personal que participa en la atención de un usuario. Esta pequeña biografía funciona bien cuando las personas pueden llenar los huecos de lo que falta, compartiendo sus historias de vida con todos aquellos que quieran escuchar.

No obstante, la atención de personas con Alzheimer es diferente. Las personas con Alzheimer a lo mejor ya no pueden contar sus historias. Puede que no recuerden los nombres de sus familiares y sus antecedentes, empleos, condiciones civiles e hijos. Pueden ofrecer información contradictoria o revolver su propia historia con la de otros parientes.

Una historia de vida *escrita* obtenida de la familia, amigos e incluso de la *persona* es una parte crítica del modelo de atención de los *Mejores Amigos*. Debemos:

* Aprender detalles del pasado de la *persona* a fin de mejorar la comunicación, disfrutar actividades exitosas, proporcionar señales verbales necesarias y ponernos en contacto con recuerdos distantes
* Poder contar historias familiares y pintar una imagen de logros pasados
* Honrar tradiciones, incluyendo valores religiosos

Debido a que las *personas* con demencia no pueden escribir sus autobiografías, nosotros tenemos que convertirnos en sus biógrafos. De hecho, el modelo de los *Mejores Amigos* hace una propuesta sencilla: En la atención de personas con Alzheimer, no podemos ser meros conocidos; para sacar lo mejor de ellas, necesitamos conocerlos tan bien como conocemos a nuestros *mejores amigos*.

Este capítulo examina cómo recabar la historia de vida de la *persona* e incorporarla en situaciones diarias. Los cuidadores pueden considerarse "detectives". Recabar y registrar información para escribir una buena historia de vida puede incluir resolver misterios familiares, entrevistar a parientes y amigos distantes, revisar viejas fotografías y recortes de periódicos y pedirle información a la *persona*, de ser posible.

Este capítulo inicia con un esbozo de los elementos clave que deberán ser incluidos en la historia de vida, junto con algunas anécdotas significativas acerca de individuos y familias que han enfrentado la enfermedad de Alzheimer. El lector aprenderá que la historia de vida puede entretejerse en todos los aspectos de la atención de las personas con Alzheimer. El capítulo termina con una historia completa de la vida de Rebecca Matheny Riley, incluyendo anotaciones sobre las maneras en que se puede utilizar para proporcionar atención sobresaliente y actividades significativas a otras personas con Alzheimer.

Esta sección esboza los ingredientes que ayudan a crear una historia de vida amplia de una persona con Alzheimer (ver el formulario "Receta para la Historia de Vida" en la pág. 108). Al igual que las recetas varían, nosotros podemos elegir la información importante que queramos incluir en la historia de vida, o historias, que escribamos.

Niñez

En la atención de las personas con Alzheimer, entender los primeros años de vida de la *persona* es a veces más importante que familiarizarnos con los años posteriores. Debido a que muchas personas con demencia recuerdan la niñez, queremos saber lo más posible acerca de la influencia de esta época en sus vidas.

Podemos comenzar preguntando cuál fue su fecha y lugar de nacimiento. Sin embargo, queremos hacer algo más que sólo registrar los datos básicos. Queremos obtener una sensación de la *atmósfera* en que la *persona* se crió. ¿Era una zona rural o urbana? ¿La *persona* se crió en el campamento de una mina carbonera en los Montes Apalaches o en un penthouse en Park Avenue en Nueva York? ¿Criaba pollos o los compraba? ¿Su ciudad natal era famosa por algo? Quizá alguien recuerde su lugar de origen como el lugar en donde se fabricó el primer automóvil Ford Modelo A en la línea de ensamblaje, en donde se inventaron los refractarios de cerámica para horno marca Corningware o donde todos consideraban la Torre Eiffel como el centro de la ciudad. Por ejemplo, un amigo de los autores que vive en Stockbridge, Massachusetts, observa con orgullo que es la ciudad natal de Norman Rockwell y que hay familiares que aparecen en sus pinturas. Cuando se puede obtener, esta información puede ser una parte fascinante de la vida de una *persona*.

Debemos intentar reunir incluso un árbol genealógico sencillo de la niñez de la *persona*, con los nombres de sus abuelos, padres y

RECETA PARA LA HISTORIA DE VIDA

Los autores recomiendan los siguientes ingredientes para armar una historia de vida completa. Los ingredientes aparecen en orden cronológico por razones de conveniencia, pero los acontecimientos no se limitan necesariamente a esos años. Por ejemplo, alguien puede haber estado en el servicio militar durante toda su vida laboral.

Niñez

Fecha y lugar de nacimiento
Padres y abuelos
Hermanos y hermanas
Educación temprana
Mascotas
Juegos infantiles

Adolescencia

Nombre de la escuela secundaria/bachillerato
Clases favoritas
Amigos e intereses
Pasatiempos y deportes
Primer trabajo

Adulto joven

Universidad y empleo
Matrimonio(s)/relación(es)
Hijos
Participación en diferentes actividades tipo clubes o comunitarias
Primer hogar
Servicio militar

Madurez

Nietos
Pasatiempos
Empleo / rol en la familia
Clubes y organizaciones
Participación en la comunidad

Adulto mayor

Logros y triunfos en la vida
Pasatiempos
Viajes
Familia

Otros ingredientes principales

A qué grupo étnico pertenece
Antecedentes religiosos
Premios
Habilidades especiales

hermanos. Debemos preguntar si hubo algún pariente que haya tenido una influencia particular, como una hermana mayor muy querida o una abuela que horneaba pays de manzana que ganaban premios. Debemos aprender más acerca de estos parientes clave, de ser posible. Por ejemplo, en un centro de día, el personal se sorprendió al enterarse que 3 de los 15 participantes en el programa de ese centro tenía un gemelo idéntico. ¿Recuerda la *persona* su primer día de clases? Éste suele ser un hito. ¿Era una escuela con un solo salón o una escuela grande? ¿Disfrutaba la escuela? ¿Era buen alumno? ¿Tenía una materia o profesor favoritos? Los autores recuerdan a una mujer que se enorgullecía al recordar que había sido "Señorita Raíz Cuadrada" en primer año de secundaria.

Debemos asegurarnos de descubrir si los padres de la *persona* tenían una ocupación poco usual (al menos si se compara con la actualidad). ¿Entregaban leche o manejaban la lancha local que cruzaba el río? Hay muchas personas mayores hoy día que emigraron o fueron hijos de inmigrantes. Con frecuencia es significativo averiguar de qué país emigró la familia y cómo llegó a los Estados Unidos. En ocasiones estas historias contienen dramas fuertes: escapes amenazantes en países con opresión, un viaje difícil en un bote inseguro o un viaje al territorio de Oklahoma en una carreta.

También debemos aprender sobre cualquier evento de la niñez que haya sido determinante. Sin duda queremos encontrar experiencias felices de la niñez, pero también queremos entender cualquier trauma que haya habido a fin de evitar desatar recuerdos infelices. Quizá un momento determinante haya sido ganar un premio de alumno del año o una competencia estatal de pesca. Quizá fue el día en que el padre de la persona fue elegido como legislador estatal. Puede ser valioso saber si tuvo una niñez difícil (por ejemplo, si quedó huérfano de niño o si la vivió en tiempos de guerra). Traumas infantiles, como la muerte de un amigo cercano o un desastre natural como una inundación o un incendio, también son importantes.

Puede ser valioso averiguar sobre mudanzas entre distintos puntos geográficos que hayan ocurrido durante su niñez. Si alguien fue hijo de un militar viviendo en campos militares, por ejemplo, y vivió en muchos pueblos y ciudades, esto puede ser interesante. Los nombres familiares también son importantes. Con frecuencia podemos comentar sobre las tradiciones de nombres de familia.

"Yo adoraba a mi padre. Su nombre era Tobe. Le puse a mi hija Toby, en su honor", explicó, orgullosa, Willa McCabe.

Henrietta Frazier disfruta compartir la historia de su nombre. "Mi padre murió antes de que yo naciera, así que mi mamá me puso Henrietta, por mi padre. Su nombre era Henry".

También podemos comentar sobre los muchos nombres interesantes del pasado: "Tu papá se llamaba Zacarías y tu mamá América; ¡qué interesante!" Aun cuando en ocasiones los apodos no son del agrado de la persona y de hecho los puede aborrecer, sí es importante registrarlos. También hay que anotar los nombres que la *persona* puede haber utilizado para llamar a sus padres de cariño: mamá, papá, má, pá, mami, madre, papi o padre.

Debemos aprender las actividades, pasatiempos y juegos de la niñez que eran los favoritos de la *persona*. Después de todo, la mayoría de nosotros pasó muchas horas de su niñez jugando. Los deportes sin duda desempeñaron un papel clave para muchas personas, quienes pueden haber jugado al hockey, beisbol o fútbol. Los juegos de los patios de recreo se pueden recordar e incluso, volver a jugar. La mayoría de las actividades de recreación, como tocar un instrumento musical o coleccionar estampillas y monedas, también pueden ser parte de una historia completa de vida.

Muchos de nosotros retenemos recuerdos vívidos y agradables de las mascotas que tuvimos de niños. ¿Hubo algún gato o perro especial en la niñez de la *persona*, quizá un gato negro llamado Medianoche o un perro collie semejante a Lassie? Una persona puede haber tenido hasta un venado de mascota en un rancho en Idaho. La gente que creció en áreas rurales puede recordar haber ganado un listón por un animal premiado en una feria estatal o

¡haber tenido un puerquito a quien la familia quería demasiado como para comérselo!

Adolescencia

La adolescencia se considera una de las épocas de mayor influencia en la vida. Los acontecimientos clave en la vida durante este tiempo pueden incluir graduarse de la escuela secundaria y preparatoria, citas con novios o novias, el primer automóvil, el primer trabajo. La adolescencia también es un momento cuando los hijos obtienen una mayor independencia de los padres: los primeros pasos hacia la edad adulta.

La educación con frecuencia es un buen punto de inicio al cubrir esta parte de la historia de vida. Siempre es bueno saber qué tipo de experiencia educativa tuvo la *persona*. ¿Terminó el bachillerato? En esta era de educación avanzada, es importante recordar que, para muchos adultos mayores, la graduación de la *secundaria* era un gran acontecimiento. Muchos de ellos pueden haber sido los primeros en su familia en obtener un diploma de bachillerato, con frecuencia origen de mucho orgullo.

¿Qué otros eventos se asociaban con la escuela? Muchas personas pueden haber tenido experiencias exitosas en la escuela, como estar en el equipo de fútbol o con las animadoras o ganar el concurso local de deletreo. Experiencias tipo la graduación de bachillerato resultan memorables y con frecuencia aparecen fotografías de ellas en los álbumes de familia, que se pueden sacar de allí y utilizar como parte de la historia de vida.

Los modos tempranos de transporte evocan recuerdos especiales. ¿Cómo se iba la *persona* a la escuela? ¿Autobús, automóvil o caminando? ¿Tenía que caminar kilómetros en la nieve para llegar? ¿Cuál fue su primer automóvil? Un director de un centro de día en California le platicó a los autores que la discusión sobre "mi primer automóvil" era uno de los programas más exitosos del centro. Incluso los participantes con poca memoria parecían recordar la marca y el color de su primer automóvil, así como el primer neumático averiado. Un participante de un centro de día recordaba el asiento trasero descubierto de su automóvil, que se obtenía al bajar el techo, algo que para varios de los participantes más jóvenes del personal no tuvo sentido. "¿Eso era para que les diera el aire fresco?", preguntó un asistente. Los empleos suelen ser la manera más importante que utiliza la gente para definirse. La mayoría de los adultos mayores con demencia comenzó a trabajar en épocas difíciles, como la Gran Depresión y la Segunda Guerra Mundial, cuando las horas eran largas y los salarios, bajos. Una historia completa de vida deberá incluir el primer empleo de la *persona*. Puede ser interesante preguntar cuál fue su primer sueldo. Muchos jóvenes seguramente se sorprenderían al oír que ¡un salario de pocos dólares *a la semana* era común!

Quizá una manera apropiada de terminar la historia de vida escrita de este periodo exuberante es preguntarle a la persona si puede recordar su primer beso. Esta pregunta casi siempre evoca una risa o sonrisa.

Adulto joven

La educación, el trabajo y la vida familiar con frecuencia dominan los años de ser adultos jóvenes. Claro está que queremos obtener información sobre si la *persona* se casó y si tiene hijos. Al árbol genealógico que empezamos más atrás se le puede agregar información sobre el esposo o esposa de la *persona* y sus hijos. Si la *persona* permaneció soltera, podemos averiguar más sobre cualquiera de sus hermanos que haya permanecido cerca y si había sobrinos o sobrinas o primos especiales que desempeñaran el papel de la familia cercana de la *persona*.

Muchas personas buscan educación superior durante este periodo o comienzan a trabajar. Una buena historia de vida incorpora la educación superior de la *persona* (si la hay) y describe elecciones tempranas de empleo o carrera.

Una boda puede ser un gran acontecimiento en esta época de la vida; una historia de vida deberá incluir información sobre la ceremonia del matrimonio, especialmente cualquier anécdota chistosa

116

que se recuerde, como si el novio extravió el anillo o si un pastel de muchos pisos se colapsó. Las fotografías de la boda, parte de los archivos de la mayoría de las familias, pueden ser una fuente maravillosa de historia familiar.

Debemos obtener toda la información que podamos acerca del empleo o la carrera del individuo. ¿Era médico, granjero, obrero, ama de casa, electricista, artista? Cualquier colección o material de trabajo de la *persona* que pueda existir todavía podría anotarse. Un arquitecto puede tener sus dibujos todavía. Una ama de casa puede tener un tarjetero de recetas bien organizado. Podemos también hacer observaciones sobre si la *persona* utilizaba ropa especial asociada con su ocupación, como un uniforme militar, un delantal de chef, overoles de granjero o un hábito de monja.

Algunos productos pueden tener un logotipo corporativo que sea significativo para la *persona*. Una *persona* puede disfrutar mucho ponerse una gorra vieja de su lugar de trabajo o mirar el papel membretado con el logotipo de su empresa. En ocasiones, los manuales de empleados, papeles de baja del servicio militar, diplomas, licencias u otros documentos que se pueden encontrar son objetos importantes de la carrera de una *persona*.

Con frecuencia, este periodo es cuando la *persona* adquirió su primera casa, un acto que tiene un valor simbólico enorme. Siempre que sea posible, se deberán incluir fotografías de la primera casa en la historia de vida. Un número sorprendente de *personas* con demencia pueden todavía recordar la cantidad de su primer pago mensual de hipoteca. Podemos averiguar cuántas habitaciones tenía la casa, cómo era, y si alrededor tenía más terreno o si estaba localizada en un lote pequeño. Muchas personas provenientes de entornos rurales tienen recuerdos vívidos de la letrina fuera de la casa.

Madurez

Escribir una historia completa del periodo que abarca la madurez de una persona podría llenar varios libros pero, de nuevo, queremos resaltar algunos temas principales para entender mejor el pasado de la *persona* con Alzheimer. La madurez es un periodo de la vida cuando una persona alcanza, por lo general, la cumbre de su carrera. ¿Cuál fue su último empleo antes de jubilarse? ¿Y tuvo algún logro sobresaliente? Puede ser importante entender si la identidad de la *persona* está ligada a su empleo. Algunos individuos se identifican primero que nada y principalmente como médicos, ingenieros, plomeros o granjeros. Para otros, el empleo y el trabajo son secundarios a su identidad como padre, esposa, hermano o madrastra.

Las ocupaciones menores con frecuencia se desarrollan durante esta época. Debemos averiguar los pasatiempos que haya tenido la *persona* o qué tipo de actividades recreativas disfrutaba. Los golfistas con frecuencia han pasado incontables horas pensando, hablando y, a veces, angustiándose por su juego. Si la *persona* jugó golf (o si todavía lo hace), ¿alguna vez metió una pelota de un solo golpe?

También debemos averiguar lo que le sucedió durante esta época a la familia de la *persona*. ¿Sus hijos se casaron? ¿Tuvo nietos? ¿Hubo reuniones familiares?

En las décadas de los veinte a los cuarenta, las fraternidades, clubes estudiantiles o sociedades de adultos eran más populares que lo que lo son en el siglo XXI. Como parte de la historia de vida, debemos determinar si la *persona* se unió a cualquiera de los grupos más conocidos.

Adulto mayor

Para muchas personas, la jubilación proporciona una oportunidad de practicar un pasatiempo o actividad con mayor avidez. La persona que jugaba cartas una vez al mes ahora puede hacerlo tres veces por semana. Otra puede ir a pescar salmón cada dos días durante la temporada de pesca. Para muchas personas, la jardinería es una actividad grata y la historia de vida deberá incluir sus flores favoritas y si tuvieron algún éxito en particular con las hortalizas. ¡Quizá un año hubo una calabaza de 35 kilos en el jardín!

¿Acaso la *persona* tuvo una jubilación bastante activa? La madre del ex-presidente Jimmy Carter, Miss Lillian, se unió al Cuerpo de Paz a los 68 años. ¡Qué error habría sido para un biógrafo dejar fuera este hecho al describir su vida!

¿La *persona* permaneció activa físicamente? Algunos adultos mayores hoy día hacen ejercicio en clubes de salud, recorren el país en bicicleta o se unen a excursiones organizadas de caminata semanalmente. Si la *persona* decidió pasar los años de la jubilación sentado en el frente de la casa viendo pasar al mundo, se puede agregar una nota bromeando sobre la mecedora que ocupaba su tiempo.

La jubilación con frecuencia es una época para viajar y unas vacaciones especiales pueden continuar siendo un recuerdo vívido incluso en una *persona* con demencia. ¿Hubo algún viaje que hubiera sido el "sueño de toda la vida" o un sitio al que se fuera de vacaciones todos los años? ¿Cuál era la atracción especial: una isla tropical o un escondite en el desierto? ¿Hay fotografías o prendas de recuerdo que se puedan utilizar para la historia de vida?

Muchas personas jubiladas trabajan como voluntarios en sus comunidades. Averigua si la *persona* se ofreció como voluntario en un hospital, para alguna organización local sin fines de lucro, o para una iglesia o grupo juvenil. Anotar las contribuciones de alguien a la comunidad en una historia de vida puede ser muy valioso. Por ejemplo, un centro de día incluso puede llevar a sus participantes a una excursión de la biblioteca que lleve el nombre de uno de ellos.

Algunas personas jubiladas utilizan este periodo para enriquecer sus vidas a través de la educación continua, ya sea formal o informal. Averigua si la persona fue un lector, aprendió alguna nueva habilidad en este periodo o desarrolló un nuevo negocio.

Otros ingredientes principales

Sin duda, una parte importante de cualquier historia de vida es el antecedente cultural, religioso y étnico de una *persona* y el papel que este antecedente ha desempeñado en su vida. Si la *persona* es judía,

119

por ejemplo, ¿seguía la tradición kosher y asistía a la sinagoga o al templo? ¿Había tradiciones familiares que celebraran la ascendencia afro americana de la *persona*? ¿El abuelo de la persona se mudó a California cuando ese estado todavía formaba parte de México? También es importante observar si la *persona* tuvo un antecedente religioso fuerte. Quizá esa *persona* se sentiría incómoda cantando canciones evangélicas en la institución.

Una parte con frecuencia ignorada de una historia de vida son los premios o logros principales de una *persona*. Ganar un premio o reconocimiento es un evento tan fuerte en la vida de una persona que permanece en la memoria más tiempo que muchos otros. Por ende, debemos tratar de averiguar si a la *persona* se le honró con una Estrella de Plata durante la Segunda Guerra Mundial, con un premio al Voluntario del Año o con algún otro al Profesor del Año.

Es valioso hacerle a la *persona* o a su familia preguntas adicionales para tratar de conocer mejor a la *persona*. ¿Él o ella tenía cosas que le gustaban o disgustaban mucho? En un grupo de un centro de día, los autores descubrieron que un participante había respondido a una pregunta "Republicanos" y alguien más en el mismo grupo respondió "Demócratas". Ese día intentamos que no se tocara para nada el tema de la política.

Algunas personas tienen sus frases especiales que los caracterizan, como "Vaya que sí" o "Dos cabezas piensan más que una". Conocer las frases especiales que él o ella con frecuencia utilizaba le puede añadir sabor a la historia de vida de la *persona*.

Una parte importante de la historia de vida es el tipo de comida que la *persona* disfrutaba o disfruta. Muchas personas pasan bastante tiempo pensando en la comida. Algunos se enorgullecen de conocer recetas especiales o cómo cocinar alimentos que reflejen sus orígenes étnicos. La comida puede seguir siendo fuente de mucha alegría y placer sensorial para la *persona*.

También debemos conocer la canción o el tipo de música favoritos de la *persona*. Es importante dejar que la gente escuche la música que le gusta, ya sea Bach, Benny Goodman o los Beatles.

Aun cuando parece poco importante, debemos preguntarle a la *persona* cuál es su color favorito. Con frecuencia, incluso en la demencia severa una *persona* todavía puede responder a preguntas sobre el color y le agrada estar rodeada por objetos o usar ropa de un color que le guste.

En ocasiones una *persona* parecerá favorecer la compañía de un género sobre otro. ¿La *persona* tenía más amigos o amigas? La historia de vida también deberá incluir cualquiera de las habilidades especiales de la *persona*. Por ejemplo, con frecuencia una *persona* retendrá la capacidad de tocar una vieja canción hermosa que ha tocado muchos años, aun cuando la enfermedad de Alzheimer le impida aprender una canción nueva sencilla. Otras habilidades comunes incluyen cocinar, coser, pintar y hacer trabajos manuales.

Una cosa que en ocasiones es difícil determinar pero que también es importante es la personalidad general de la *persona* antes de desarrollar la enfermedad de Alzheimer. Saber esta información es importante porque con frecuencia se mantienen los viejos patrones de personalidad. ¿Era más bien optimista o pesimista? ¿Cuál era su enfoque para resolver problemas? ¿Cómo manejaba el estrés?

Los autores recomiendan que la historia de vida de la *persona* sea actualizada de manera regular. ¿Han habido sucesos importantes en la vida de la familia, como bodas, reuniones o nietos nuevos? ¿La *persona* se ha ido de viaje? ¿La familia le regaló una nueva mascota a la persona?

La historia de vida también deberá anotar especialmente cualquier suceso o recuerdo feliz que pueda usarse para beneficiar a la *persona*. Asimismo, deberá ofrecer advertencias en contra de temas dolorosos, fobias o información especial que deberá evitarse de ser posible.

Deberán hacerse las siguientes notas especiales a la hora de recabar la historia de vida:

- Inevitablemente habrá huecos en la historia de vida porque puede ser que algunos integrantes de las familias no estén dispuestos a responder preguntas y la *persona* puede no ser una fuente confiable. Si es éste el caso, debemos hacer lo

121

mejor que podamos. Sin importar cuántos huecos o misterios, con seguridad habremos de encontrar algunas pepitas de oro al escribir la historia.

- Se pueden hacer preguntas no convencionales sobre la *persona* para añadirle riqueza a la historia de vida. Por ejemplo, el director de un centro de día que escribe una historia de vida puede preguntarle a la familia si la *persona* se habría quedado con el primer dólar ganado o si se lo habría gastado en cuanto lo recibió. "Preguntas que enriquecen una historia de vida escrita" (pág. 125) proporciona una lista corta de preguntas de muestra.

- Si la *persona* cree cosas sobre su vida que no sean correctas de acuerdo con los hechos, deberán escribirse en la historia de todas maneras. Los autores no alientan el hacer énfasis sobre estas imprecisiones, pero si alguna parte de esta información es real para la *persona*, debemos estar preparados para aceptar la nueva información e incorporarla a nuestro plan de atención.

Una vez, en el programa del centro de día, el Juez Jean Auxier firmó su nombre como "Senador Jean Auxier". Los integrantes del personal le preguntaron a su esposa si alguna vez había sido senador por el estado de Kentucky, pensando que quizá se habrían perdido un logro importante en la historia de vida del juez. Su esposa expresó sorpresa y dijo: "No, pero ¡siempre quiso serlo!". El personal por lo general llamaba a Jean por su título formal, "Juez", pero ocasionalmente lo llamaban "Senador". Esto lo complacía mucho. ¡Ganó la "elección" sin haber hecho jamás campaña!

CÓMO UTILIZAR LA HISTORIA DE VIDA

Todos los elementos de la historia de vida proporcionan herramientas importantes para mejorar la comunicación, hacer significativas las actividades, evitar problemas y añadir más goce a la relación del cuidador con la persona con demencia. A continuación se discuten algunas de las maneras primarias de utilizar la historia de vida.

Saludar a la persona y mejorar el reconocimiento

Dependiendo de la severidad de la demencia, la persona puede o no reconocer incluso a un integrante del personal del centro de día, familiar o amigo que le sea conocido. Sin reconocimiento, los momentos iniciales de cualquier interacción pueden ser difíciles. La persona puede alarmarse si se siente amenazada (¿Quién es esta mujer que viene hacia mí? ¿Querrá lastimarme o robarme?), sentirse avergonzada (Sé que conozco a esta mujer, pero...) o simplemente, actuar de manera indiferente.

Cuando un cuidador ha dominado la historia de vida de la persona, el establecer un reconocimiento se vuelve más fácil. Considera el siguiente ejemplo: El conductor del autobús de un centro de día llega al hogar de una usuaria para recogerla en la mañana. El conductor sabe que la mujer a veces puede sentirse nerviosa y renuente a salir. Él comienza la interacción, sonriendo, saludándola de mano de manera cálida y presentándose: "Hola, Mary. Soy John, el conductor del autobús del centro de día". Si John conoce la historia de vida de Mary, puede añadir algo como "Veo que traes puesto ese vestido rosa hermoso. Recuerdo que el color rosa siempre ha sido tu favorito". Luego puede añadir: "¿Cómo está tu nieto, Ed? ¿Sigue estando en el equipo de fútbol americano del bachillerato?"

En el centro de día, el personal y los voluntarios con frecuencia saludan a Ruby Lee Chiles con una pregunta tal como "Ruby Lee, ¿como está Delbert, ese hijo tuyo tan guapo? Debes estar tan orgullosa de él. ¡Es un magnífico electricista!"

Utilizar elementos de la historia de vida en los saludos iniciales promueve un mejor reconocimiento. En estos ejemplos, los hechos de la historia de vida hacen que las personas se sientan cómodas de inmediato.

123

Presentar siempre a los demás

Pam Richards era directora del centro de día y su padre era uno de los participantes del programa. Con frecuencia lo presentaba a los demás con bombo y platillos: "¡Hola a todos! Quisiera presentarles a mi padre, Vern Clark. Es un gran tipo. Sé que les gustará conocerlo".

La persona también puede ser presentada con un hecho biográfico tal como: "Me gustaría presentarte a mi amigo que nació en Londres". Este tipo de presentaciones tiene dos propósitos principales. Primero, aumentan la autoestima y evocan sonrisas, y en ocasiones pueden hacer sentir a la persona tranquilidad en situaciones sociales incómodas. Segundo, la persona es presentada ante los demás como un integrante valioso de la sociedad, alguien que es bueno conocer.

El debate continúa sobre si dirigirse a una persona por su apellido, como Sr. Johnson, o por su nombre de pila. Aun cuando los autores creen que a la persona con Alzheimer es mejor saludarla por su nombre de pila, la historia de vida dará información importante sobre el tema. Si alguien proviene del Sur de los Estados Unidos, en donde la sociedad es más formal que en el sur de California, es posible que esta persona preferiría que la presentaran de manera más formal, como "Sr." o "Sra." Jones, o como "Miss" Lillian, la madre del expresidente Jimmy Carter, que era de Georgia. Jean Auxier sin duda estaba acostumbrado a ello y esperaba que le llamaran "Juez".

Reconocer el nombre propio con frecuencia es una de las últimas habilidades cognitivas que se pierden con la enfermedad de Alzheimer. Los autores recomiendan utilizar el nombre de la persona con frecuencia, ya sea un nombre propio o un nombre que defina una relación ("papá" o "hermana"). Obtiene atención, suele reconfortar a la persona y refuerza la relación con ella.

Hacer presentaciones dentro de un grupo, como sería una clase de actividades en una institución de cuidado prolongado o un centro de día, es un arte. Durante una actividad de grupo, el personal puede recorrer el círculo o la habitación y "volver" a presentar a todos, añadiendo cada vez un pequeño trozo más de información biográfica. Por

PREGUNTAS QUE ENRIQUECEN
UNA HISTORIA DE VIDA ESCRITA

Los autores siempre recomiendan "jugar al detective" al escribir una historia de vida. Mirar más allá de lo evidente puede tener grandes beneficios para llegar a conocer mejor a la persona con Alzheimer. Se les pueden hacer preguntas a los amigos y familiares o directamente a la persona cuando sea posible. Debido a que esperamos obtener una idea de los valores de la persona antes de que tuviera Alzheimer, las preguntas se escribieron en tiempo pasado, pero siempre que sea posible debemos obtener respuestas actualizadas también.

1. ¿Cómo habría disfrutado la persona pasar el fin de año? Puede ser revelador saber si le hubiera gustado estar en la celebración tradicional a mitad de la plaza Times Square en Nueva York, en casa leyendo un libro o fuera de casa, bailando.

2. ¿La persona tenía un libro favorito? Sería interesante saber si prefería una buena novela de misterio, Shakespeare, la Biblia, poesía, un manual de reparación de automóviles o el Almanaque de los granjeros.

3. Si la persona estuviera varada en una isla desierta, ¿cuáles serían las tres cosas que desearía tener consigo? (Asumiendo que hay comida, bebida y alojamiento.)

4. ¿Cómo habría estado organizado el escritorio de la persona? (Si no tenía escritorio, sustitúyelo por repisas y cajones de cocina, caja de herramientas o granero.)

5. ¿La persona se habrá enfrentado a la vida pensando en que el vaso estaba medio lleno (optimista) o medio vacío (pesimista)?

6. ¿La persona se habría quedado con el primer dólar que ganó o habrá corrido a gastárselo?

Los Mejores Amigos en el cuidado de Alzheimer, por Virginia Bell y David Troxel.
Copyright © 1997, por Health Professions Press, Inc., Baltimore

ejemplo, si el grupo está lanzando una pelota alrededor de un círculo, cuando cada persona atrape la pelota, el director de la actividad puede decir: "Está bien, ahora la pelota es para Dicy. Dicy tiene una nieta llamada Nawanta". Estas palabras atraen la atención de Dicy hacia la actividad e incrementan su interés por seguir jugando el juego. El hecho de que el director del centro de día tenga algo especial que decir sobre cada uno conforme progrese la actividad es algo que promueve la autoestima individual al tiempo que construye una cohesividad grupal.

Reminiscencia

Quizá el beneficio más obvio de tener una biografía buena y completa de la persona es permitir recordar. Compartir recuerdos y viejas historias es algo que todos disfrutamos; podemos contar una vieja historia con gran detalle y, muchas veces, con una serie de adornos (piensen en las clásicas historias de las idas a pescar).

Las personas con Alzheimer todavía disfrutan recordar. Al ver un viejo álbum familiar, la persona puede, con ciertas señales, recordar algunos nombres y relaciones. Si no, la fotografía se puede usar para hablar sobre las modas de esa época ("Mamá, ¡mira los sombreros que usaban las señoras!") o para comentar sobre artículos interesantes en la fotografía ("Mamá, ¿esa señora de verdad trae puesta una piel de zorro?").

Los recuerdos y las impresiones de los padres y abuelos con frecuencia siguen siendo vívidos.

A Mary Burmaster le encantaba que le recordaran que su abuelo era un querido médico del pueblo. El personal en su centro de día le recordaban sobre su abuelo y luego recordaban todos juntos, no tanto acerca de los detalles de la historia de su abuelo sino de los médicos de pueblo en general. Hablaban de los médicos que traían bebés al mundo, de sus bolsos negros, de cómo desearían que los médicos todavía hicieran visitas a domicilio. Siempre que fuera posible, el personal incorporaba detalles de lo que sabían acerca de su abuelo. "¡Mary, recuerdo que me contaste que su primera visita a domicilio fue a principios del siglo pasado!"

Las historias de la niñez temprana, sobre todo las que tienen que ver con travesuras infantiles, son disfrutables para la persona. Bromear suavemente con un profesor universitario jubilado sobre cómo solía irse de pinta puede ocasionar risas. A un participante de un centro de día se le puede recordar la vez que tomó el gorro de lana de su tío y lo metió al tiro de la chimenea para esconderlo, sólo para que todos se dieran cuenta la vez en que, al encender fuego en la chimenea, ¡la habitación se llenó de humo!

Margaret Brubaker disfrutaba que le recordaran (y bromearan con ella) sobre las ocasiones cuando jugaba dados. Incluso enseñó a su hijo Jim a jugar. Debido a que siempre saludaba a los visitantes de una manera tan formal y parecía ser muy tradicional, era divertido recordar con ella este talento oculto e inesperado.

Mejorar la comunicación mediante pistas y señales

El impacto de la demencia en las habilidades del lenguaje puede ser severo. Con frecuencia, las personas con Alzheimer utilizan palabras incorrectas, se brincan palabras y, por lo general, tienen problema comunicándose. Conocer la historia de vida puede mejorar la comunicación porque la historia de vida puede proporcionar señales para ayudar a entender lo que la persona está diciendo. Por ejemplo, si alguien con demencia dice: "Necesito llegar a casa, los niños, se está haciendo tarde", un cuidador que conoce la historia de vida de la persona puede recordar que la persona era una ama de casa que cocinaba una gran cena para su familia cada noche. El cuidador puede decir algo como: "Ah, Carol, no te preocupes. Tu hija Stephanie ya preparó una cena deliciosa para todos. Esta noche te toca que te consientan". La historia de vida también nos ayuda a proporcionarnos señales, cuando es necesario, para permitir a la persona terminar una

127

frase. Si alguien dice: "Necesito llamar a mi esposo..." y lucha por acordarse de su nombre, un cuidador puede proporcionar el nombre, diciendo "¿Quieres decir, a tu esposo Mike?". Si alguien sigue hablando sobre su niñez, pero no parece podernos dar muchos detalles, puedes utilizar la historia de vida para exclamar: "Mary, debe haber sido maravilloso crecer en el bonito pueblo de Walla Walla. ¡Vaya que tuviste suerte de crecer rodeada por esos hermosos campos de trigo y sus famosas cebollas dulces!"

Evelyn Talbott tenía intensos deseos de conversar. Le brillaban los ojos cada vez que alguien le mencionaba su trabajo, su amor por los perros, su interés en la danza y las caminatas que disfrutaba en la naturaleza. Utilizaba las manos para hacer ademanes hacia su cuerpo diciendo, con ellas, "dame más, síguele". A la gente que conocía elementos de su historia de vida le resultaba fácil conversar con ella, pero alguien que no sabía mucho de ella veía cómo la conversación terminaba rápidamente. Evelyn necesitaba que los demás hicieran la mayor parte del trabajo, que "llevaran la batuta" en las conversaciones.

Diseñar actividades adecuadas

La historia de vida proporciona muchas señales importantes para actividades que puedan tener la mayor posibilidad de capturar el interés de la persona y de evocar una respuesta positiva y agradable. Podemos dirigirnos hacia la historia de vida de la persona en busca de señales sobre sus habilidades. Por ejemplo, un contador a quien se le diagnostique la enfermedad de Alzheimer sin duda ya no podrá manejar una transacción compleja, pero quizá disfrute "ayudar" a sumar una hilera de cifras. Se le podría pedir a una bibliotecaria jubilada que ayudara a organizar una colección de recortes de revistas y fotografías. Una persona que siempre se dedicó a su casa quizá disfrute ayudar a preparar galletas o a doblar la ropa recién lavada. Un vendedor de zapatos jubilado puede disfrutar mirar catálogos de zapatos al mayoreo y "hacer" un nuevo pedido. Las posibilidades son infinitas.

A Walter Turner siempre le encantó jugar al juego de las herraduras. El personal en el centro de día se aseguraba de que él pudiera jugar una versión del juego en el interior del centro siempre que quisiera. Le daba gran placer enseñarle a los demás participantes y al resto del personal. Cuando la herradura daba en el clavo, siempre disfrutaba los aplausos que seguían.

Larkin Myers gozaba enseñándole a los demás cómo jugar al trompo. Había retenido su habilidad infantil de enrollar la cuerda en el trompo de madera y luego darle vuelta de manera que girara durante una·cantidad aparentemente imposible de tiempo.

A Ruby Lee Chiles la criaron con una ética de trabajo muy fuerte. Ella se resiste a todas las actividades que parezcan poco productivas. Su historia de vida le permitió al personal del centro de día al que asiste formular una serie de "trabajos" para ella. Aun cuando participa en una actividad recreativa como un proyecto de arte, el personal le dice: "Vamos, Ruby Lee, hay trabajo que hacer". Al encajar un proyecto de manualidades en este contexto y pedirle que "arregle esto", "doble aquello" y "enderece eso", ella parece sentirse motivada para involucrarse más en esa actividad.

La historia de vida proporciona una rica fuente de ideas para mostrar a los demás. Si la persona creó manualidades, coleccionó estampillas, pintó, ganó trofeos de boliche o hizo cualquier otra cosa, la historia de vida puede hacer una observación sobre esto, que luego puede utilizarse de manera individual para recordar. Traer una colección de viejas corbatas probablemente llenaría una tarde de conversación y risas acerca de los diversos estilos, colores y anchos que se pusieron, salieron y se volvieron a poner de moda.

No debemos olvidar que la actividad más importante de todas es sencillamente estar en contacto con los demás. Muchas personas con demencia tienen hambre de atención. Conocer sus historias de vida permite que un voluntario, un profesional o incluso un amigo de la familia se relacione mejor con la persona y pueda estar con ella.

Señalar logros pasados

Honramos a las personas con demencia al recordar sus logros.

Mary Katherine Davis recordaba que no le gustaba ordeñar vacas ni levantarse temprano en la granja. Tenía la determinación de dejar la granja y estudiar para convertirse en enfermera. Esto siempre era fuente de gran orgullo cuando se mencionaba en una conversación.

La historia de vida nos da información para poder señalar los logros de los integrantes de una familia. Por ejemplo, a casi todos los padres les gusta oír cosas buenas sobre sus hijos. Podemos señalar que el nieto de alguien es un jugador estrella de fútbol americano o felicitar a la persona si su hija acaba de recibir una gran promoción.

Durante las décadas de los cuarenta y cincuenta, Marcus Powell tenía una reputación por tener algunas de las mejores hortalizas producidas en un jardín en la ciudad de Iowa, productos que compartía libremente con sus colegas y alumnos. Años después todavía gustaba que le recordaran su gusto por la jardinería que tantos logros le había dado.

Ayudar a prevenir conductas desafiantes

Muchas conductas desafiantes son ocasionadas por detonadores identificables, como por ejemplo, estar expuesto a nietos que hacen mucho ruido, que se les hagan preguntas poco apropiadas, o que se les apresure. No obstante, en ocasiones las conductas son difíciles de explicar y pueden provenir de preocupaciones más arraigadas que solamente pueden ser aparentes viendo la historia de vida de la persona.

A veces, una conducta puede dispararse cuando surgen recuerdos tristes de manera inadvertida Por ejemplo, si una persona perdió familiares en un accidente en una lancha, pueden surgir problemas si un voluntario en un centro de día muestra fotografías de su nueva lancha. La persona quizá no pueda explicar sus sentimientos, pero quizá se ponga de mal humor o se desanime. En ese caso, si no se tiene una buena historia de vida, será casi imposible determinar por qué las discusiones náuticas están haciendo infeliz a alguien.

Brevard Crihfield estaba acostumbrado a ser el jefe en su trabajo. En el centro de día, disfrutaba de las sesiones en que cantaban todos juntos hasta que llegó una semana cuando se enojó durante la sesión. El líder de las canciones ese día tenía una voz maravillosa y era carismático al estar frente al grupo. El grupo lo adoraba. Sin embargo, también tenía un tono de mando, y "Crihf" interpretaba eso como alguien que estaba parado frente a él, diciéndole qué hacer. Cuando el líder de las canciones se sentó junto al piano para conducir las canciones, en vez de estar de pie, los arranques de Crihf cesaron.

Una pequeña intervención dio grandes resultados, porque Crihf se calmó y el programa pudo continuar.

A Geri Greenway la música popular le parecía repugnante. Ella disfrutaba la fina música clásica y la ópera, pero no podía soportar las canciones populares, nostálgicas, que con frecuencia se cantaban en el programa del centro. El personal pronto aprendió a distraer a Geri y a dejarla hacer otras cosas durante la hora de música.

El personal en "Mano que ayuda" se sorprendió un día cuando Patsy Peck, que por lo general solía ser afable, se molestó y llamó al director del centro un santurrón. Posteriormente, los integrantes del personal hablaron sobre lo que podría haber ocasionado este arranque y se volcaron a la historia de Patsy en busca de señales. Se dieron cuenta de que, como Directora de Terapia Física de un hospital local, Patsy siempre había sido "la buena samaritana", la persona que ayudaba a los demás. Quizá su arranque tenía que ver con su frustración de ya no estar en ese papel. El personal empezó a pedirle a Patsy que trabajara con un nuevo participante en el programa. Los dos rápidamente se volvieron inseparables y Patsy volvió a disfrutar el papel de ayudar a los demás.

Incorporar rituales diarios del pasado

Algunas personas tienen rituales en su vida diaria, ya sea ir a misa todas las mañanas, salir a caminar o, como leyeron los autores alguna vez sobre un famoso director de cine, ¡tomarse una malteada de chocolate todos los días a las 2 de la tarde! Los rituales diarios pueden utilizarse en la atención de la persona con Alzheimer.

Si una persona disfrutaba leer el periódico y tomarse una taza de café, déjala que empiece su día de esa manera. Aun cuando la persona quizá no pueda leer todo el diario o retener el contenido, hay un valor simbólico enorme en sólo tenerlo entre las manos y darle vuelta a las páginas. Leer un diario le sugiere a los demás que uno tiene educación, está informado y tiene interés en el mundo. Ofrecerle a la persona una taza de café es una interacción social tanto como un regalo, y el calor y el aroma del café pueden estimular recuerdos positivos. Una familia nos contó que, cuando descubrieron este ritual, éste mantenía a su padre ocupado y satisfecho durante más de una hora cada mañana.

A Nancy Zechman lo que más le gustaba era pasear en automóvil todos los días por el campo. Con frecuencia, Nancy se subía a la camioneta azul de su marido, Fred, un buen rato antes de las 4 de la tarde, diciendo: "Vamos, Fred". Esta rutina era especialmente efectiva con Nancy. Ir a pasear de esta manera por el campo era una actividad que les gustaba tanto a Nancy como a Fred. También liberaba la ansiedad que surge en un momento del día que resulta estresante para muchos cuidadores.

Beverly Wheeler siempre ha disfrutado caminar. Ella y su esposo han visto que caminar sobre los malecones de madera en la costa central de California les proporciona muy buen ejercicio y una oportunidad de oler el aire salado, escuchar las olas que rompen en la orilla del mar, buscar delfines y observar los leones marinos y pelícanos. Se han establecido una meta de recorrer cada malecón de la costa del sur de California, quizá incluso del estado entero.

Ampliar la red de atención y recursos

Una historia de vida puede recordar a las familias, agencias, directores de centros de día y administradores de instituciones acerca de la riqueza del pasado de la persona. En muchos casos, la persona fue voluntaria en algún grupo en la iglesia o en un club social o cívico. En algunos otros, la persona pertenecía a una unidad militar especial, al departamento de policía o bomberos o a un sindicato.

A partir de la historia de vida, se puede hacer una lista de organizaciones o voluntarios potenciales que puedan proporcionar ayuda a la familia o apoyo de voluntarios al programa de servicio. Al departamento local de bomberos se le puede pedir que traiga a su mascota dálmata a la institución de atención para visitar a un bombero jubilado con demencia. Al organista de una iglesia se le puede pedir que toque para una persona que ya no puede asistir a los servicios. A un club local de servicio se le puede solicitar que junte fondos para un nuevo centro de día que beneficiaría a varios de sus integrantes.

Debido a que el personal del centro de día sabía que Nancy Zechman era una tenista ávida, se refirieron a sus contactos sociales y amigos en busca de ayuda voluntaria potencial. Se contactó a sus parejas de tenis en el Club Lexington de Tenis y la amiga cercana de Nancy, Jody Bollum, dijo que sí podía acompañar a Nancy en el centro de día una vez por semana. Cuando estaban juntas, Jody ayudaba a Nancy a sentirse segura, en parte porque tenían tantas historias y experiencias en común.

La siguiente sección presenta la historia completa de vida escrita de Rebecca Matheny Riley, con comentarios de cómo se puede utilizar para proporcionar buena atención. Los autores esperan que te complazca conocer a nuestra amiga Rebecca aun más.

HISTORIA DE VIDA DE REBECCA MATHENY RILEY

Rebecca es la hija mayor [*hablar sobre la responsabilidad del primogénito*], nacida el 8 de enero de 1925, hija de Elsie Arnold y S.F. Matheny. También tiene la característica de ser la primera nieta de ambos lados de su familia [*historia de vida singular*]. Rebecca y su única hermana, Mary Frances, 18 meses más pequeña, eran muy cercanas de niñas y permanecieron como amigas íntimas [*le gusta hablar sobre historias de su niñez*]. Cuando Rebecca tenía apenas 3 años de edad, su madre murió [*origen de tristeza*] y sus abuelos se volvieron como padres para Rebecca y su hermanita.

Rebecca adoraba a sus abuelos y les decía Abuelito y Abuelita [*hablar sobre los nombres utilizados para describir a los abuelos*]. Su abuela llegó a Estados Unidos en 1892 proveniente de Austria, y algunos parientes todavía residen allí.

Las niñas eran despreocupadas mientras jugaban en el arroyo que corría por la granja de sus abuelos. Pescar las ranas y los renacuajos que habitaban el arroyo era uno de los pasatiempos favoritos en los cálidos días de verano. En los días de otoño, les gustaba juntar distintos tipos de nueces [*recordar cómo se siente juntar nueces, hablar sobre los sabores y usos de las mismas*] que caían de los muchos árboles en la granja.

Abuelito tenía muchos animales, incluyendo un caballo en el que permitía a las niñas montar solas. Este caballo era muy lento y deliberado y siempre se podía confiar en él mientras llevaba a las niñas a cuestas a salvo. Un día, este caballo confiable se asustó y, a medida que corría cada vez más rápido, las niñas se sostenían con todas sus fuerzas para no caerse. Rebecca recuerda la cabalgata que la asustó y lo felices que fueron cuando un vecino las rescató [*historia memorable que creó un gran impacto, puede repetirse*].

134

Rebecca tenía muchos amigos en la escuela [*crear un collage de fotografías relacionadas con la escuela*]. Un juego favorito que jugaba con sus compañeras de clase era las escondidas [*Rebecca disfruta los juegos – quizá intentar un juego de acertijos*]. Cuando Rebecca estaba en primer año, invitó a toda su clase a que viniera a su casa después de clase [*bromear con ella al respecto*]. Fue una gran sorpresa para Abuelito y Abuelita. Aun cuando todos se divirtieron mucho jugando en la granja, ella recuerda una discusión muy seria sobre pedir permiso antes de invitar a tantos amigos a visitarlas [*discusión sobre la disciplina entonces y ahora*].

Rebecca y Mary Frances con frecuencia eran responsables de lavar los platos después de cenar para ayudar a su abuela. Peleaban sobre a quién le tocaba limpiar la cocina [*recordar las tareas domésticas*].

A medida que Rebecca crecía, se preguntaba sobre su madre: "¿Cómo habrá sido en realidad? ¿Por qué tuvo que dejarme cuando era yo tan pequeña?". Su padre se volvió a casar y ahora ella tenía dos hermanos, Sam y Earl. Aun cuando Abuelita y Abuelito eran "padres" maravillosos, Rebecca con frecuencia tenía pensamientos tristes por no haber conocido a su madre [*recordar esto si ella expresa sentimientos de tristeza; podrían ser viejos sentimientos / recuerdos*].

Incluso cuando era niña Rebecca tenía un enfoque hacia alcanzar metas. Era de espíritu determinado y tenía un carácter fuerte, y se rehusaba a aceptar un "no" [*hacer una anotación sobre esto, hablar en forma positiva en vez de en negativa*]. Ese espíritu sigue siendo parte de ella. Ella siempre quería ser útil, especialmente ante otros que tuvieran gran necesidad. Tenía la motivación de aprender, lo que la volvió una alumna excelente [*algunos rasgos claves de personalidad – motivada, con enfoque hacia las metas, útil*]. Durante su juventud, Rebecca pertenecía a la iglesia Metodista y estaba activa en la Liga Epworth patrocinada por la iglesia. Su fe religiosa alimentaba su espíritu y su deseo de ser útil. Con frecuencia repetía las metas de su vida: ser enfermera, servir como misionera y casarse con un ministro [*la religión es muy importante para ella*].

Durante sus años en el bachillerato Stanford, Rebecca tocaba en la banda [*verificar si aún toca algún instrumento*]. También participó

135

en el Club de Reserva de Chicas y se graduó con honores [*oportunidad para felicitarla*]. Después de la graduación, se inscribió en cursos de enfermería en el Hospital del Buen Samaritano (Good Samaritan Hospital) en Lexington, Kentucky. Siendo alumna de enfermería [*le gusta que se le recuerde que es enfermera y se le den cumplidos sobre sus logros pasados como tal*], conoció a su esposo que era paciente en el hospital [*historia chistosa sobre cómo se conocieron*]. Aun cuando a las alumnas de enfermería en ese entonces no se les permitía permanecer como estudiantes después de casarse, Rebecca confió en su espíritu determinado [*determinación*] y se convirtió en la primera alumna de enfermería casada en el hospital [*hacer una observación sobre un logro clave*].

El 20 de abril de 1945 se casó con Jo M. Riley, un ministro ordenado de la iglesia cristiana (Discípulos de Cristo) [*hablar sobre tradiciones de bodas*]. Sus pastorías los llevaron a Kokomo, Indiana; Wilson, Carolina del Norte; Decatur, Illinois; Louisville, Kentucky; y Centralia, Illinois. Rebecca impartió clases en la iglesia para niños y adultos jóvenes y apoyó mucho todas las actividades de la iglesia. Sirvió en un comité nacional para su iglesia en la Semana de la Compasión [*darle un cumplido sobre su capacidad de liderazgo*]. Éste fue un honor especial para Rebecca, dándole la oportunidad de utilizar su pericia a un nivel nacional [*ésta fue una época feliz para ella*].

Rebecca fue nominada Madre del Año mientras vivió en Kokomo, Indiana, y fue Presidenta de la Organización de Esposas de los Ministros de Illinois. Estos honores le son muy especiales. La comunidad también se benefició de las manos útiles de Rebecca. Fue líder de las Niñas Exploradoras durante varios años [*alabarla por sus contribuciones a la comunidad*].

Rebecca y Jo se convirtieron en padre de tres niños Lucinda, Joetta y Louis: [*utilizar los nombres para proporcionar señales en la conversación*]. Lucinda y su hijo Josh viven en Washington D.C; Joetta está casada con William Parris y vive en Carolina del Norte; Louis y su esposa, Joy, tienen tres hijos, Ian, Tristan y Grant. Viven en Tennessee. Rebecca siempre ha tenido a la familia como enfoque especial; su familia viene primero [*cualquier comentario sobre su familia siempre la hace sentir especial y orgullosa*].

Rebecca y Jo son propietarios de una cabaña en el Lago Cristal en Michigan. La familia vacacionaba allí todos los veranos [*esto podría ser fuente de viejas fotografías o recordatorios, recuerdos divertidos*]. Con un aviso previo de una hora, Rebecca decía que podían estar todos empacados y listos para salir. Éste era un lugar maravilloso para que jugaran los niños [*hablar sobre las experiencias de los niños cada verano en el lago*]. La cabaña estaba localizada a tiro de piedra del agua. Nadar y disfrutar su bote de remos eran fantásticas maneras para que la familia pasara tiempo junta. También, los parientes y amigos regresaban cada año a cabañas cercanas. Con frecuencia, estos amigos se reunían con la familia Riley para tener días de campo en ubicaciones especiales en el lago. Una de las actividades favoritas de Rebeca era tener un desayuno de día de campo en un caluroso día de verano. Las dunas de arena cercanas eran muy altas e invitaban a treparse en ellas después del día de campo [*bromear con ella por el hecho de que se ejercitara tanto luego de una comida abundante*].

Cocinar es un arte para Rebecca. En donde quiera que viviera, aprendía cómo preparar los platillos locales y se deleitaba en servirle estos platillos a los visitantes a la comunidad. Dos de sus especialidades eran pastel de palomitas de maíz y budín de pérsimo [*puede ser que disfrute que le pidan su opinión sobre recetas o que pruebe platillos poco comunes*]. Rebecca recuerda haber preparado una recepción para 500 personas - ¡qué enorme tarea!

En 1972 Rebecca regresó a la universidad para obtener un título de Licenciatura en Enfermería, y en 1974 recibió su título de maestría en educación de la universidad Spaulding College. Enseñó a alumnos de enfermería hasta que le fue diagnosticada la enfermedad de Alzheimer en julio de 1984. Las universidades Spaulding College, Jefferson Community College y Centralia College, se beneficiaron todas de su don de enseñanza [*le gusta hacer cosas que evoquen las habilidades de enseñanza*].

Cuando sus hijos ya habían crecido, Jo y Rebecca viajaron a Inglaterra, Escocia, Australia, Nueva Zelanda, Israel, Jordania, China,

Rusia, Austria y otros países europeos. Mientras estaban en Austria, visitaron el hogar de la abuela de Rebecca, cumpliendo uno de sus sueños [*¿fotografías, objetos que sirvan como recuerdos?*]. Rebecca también disfruta la música clásica, tejer, coser, leer y ser ama de casa. Su himno favorito es "Amazing Grace". Su perro, Corky, es un compañero constante, especialmente desde el diagnóstico de la enfermedad de Alzheimer. Corky le recuerda al perro de su niñez, Briar [*todas son buenas ideas para actividades*].

Rebecca quería conocer el resultado de su evaluación. Ha compartido sus sentimientos sobre su diagnóstico de manera abierta y honesta. Quiere hacer todo lo que pueda para ayudar a los demás. Está especialmente interesada en hacer su parte para continuar con la investigación sobre la causa de la enfermedad de Alzheimer.

La siguiente actualización de la historia familiar, con fecha de agosto de 2002, fue proporcionada a los autores por la familia de Rebecca:

Rebecca ingresó al Centro Cristiano para la Salud (The Christian Health Center) en 1996. Después de ser la cuidadora principal en casa durante muchos años, su esposo, Jo, visitaba a Rebecca todos los días en su nuevo hogar para estar con ella y proporcionarle atención suplementaria.

Rebecca murió el 26 de agosto de 1999. A continuación aparece un pasaje del servicio en su memoria:

Rebecca fue una hija, hermana, esposa, madre, abuela, voluntaria, profesora y amiga dedicada. A lo largo de toda su vida hubo un hilo conductor: Rebecca siempre fue una maestra. Probablemente hizo su mejor esfuerzo en la enseñanza después de que fuera diagnosticada con Alzheimer. Rebecca tenía la determinación de hacer una diferencia. Se inscribió en estudios de investigación para ayudar a encontrar la causa de la enfermedad, y enseñó a cualquiera que quisiera escuchar qué significa vivir en el mundo de la enfermedad de Alzheimer. Continúa viviendo en las vidas de sus múltiples alumnos alrededor del mundo.

CONCLUSIÓN

La historia de vida es un elemento clave en el modelo de atención de los *Mejores Amigos*. Una buena atención en la enfermedad de Alzheimer debe ser una atención individualizada. La historia de vida nos ayuda a crear una relación especial, de atención personalizada, de uno a uno con todas las personas con las que tratemos que tengan la enfermedad de Alzheimer, ya sea que estén en casa, en un centro de día o incluso en una institución grande.

Crear una historia de vida tiene otro valor importante: para la persona y la familia, la historia de vida es una manera de registrar los logros de la vida de una persona. Cuando las familias se juntan para crear el documento, la historia de vida puede ser una herramienta sanadora. Puede ser una celebración de la vida de una persona. Puede ser un documento para doblar y guardar en la Biblia familiar para las generaciones que vengan después.

La ciencia médica ha desarrollado prótesis para personas que han perdido extremidades, técnicas para devolverle la vista a gente con cataratas y aparatos para mejorar la audición. Aun cuando no hay cura ni tratamiento para las personas con Alzheimer, sí tenemos un método para traer de vuelta los recuerdos – una prótesis humana: los *Mejores Amigos*. Los *Mejores Amigos* son su recuerdo, su biógrafo.

139

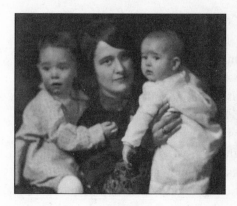

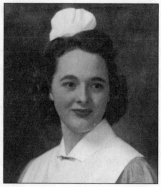

La historia de vida puede complementarse con fotografías de la persona. A la derecha, Rebeca aparece desde su niñez (vista aquí con su hermana más pequeña, Mary Frances), hasta el principio de su carrera como enfermera, su boda con Jo y su etapa de adulta joven, criando una familia.

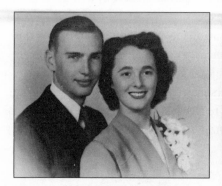

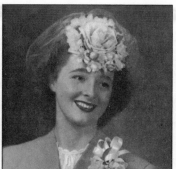

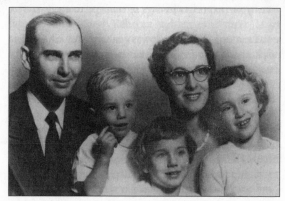

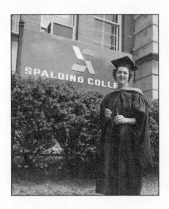 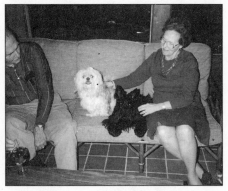

Rebecca se graduó de la licenciatura en enfermería. A medida que progresó la demencia, ella encontraba consuelo en jugar con sus perros y viajar con Jo. Aun cuando requirió de atención continua en una institución, seguía teniendo la mirada suave y la sonrisa cálida.

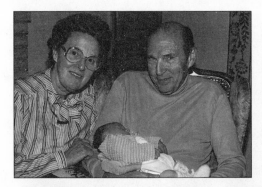 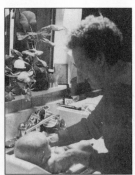

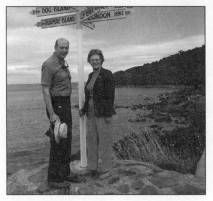 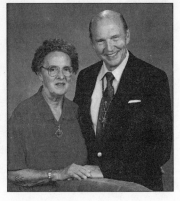

7. EL "DON (*KNACK*)" DE LA ATENCIÓN EN LAS PERSONAS CON ALZHEIMER

En los grupos de apoyo y en congresos por todos los Estados Unidos hay una sensación nueva de optimismo sobre el progreso en la investigación médica y científica en la enfermedad de Alzheimer. No obstante, los cuidadores familiares y profesionales siguen buscando ayuda para aprender cómo proporcionar atención, siguen enfrentando fracasos diarios y siguen intentando darse abasto con los retos de proporcionar una atención institucional de alta calidad. En las conferencias impartidas por los autores en los Estados Unidos, las preocupaciones comunes que hemos oído provenientes del público incluyen las siguientes:

Me quedé despierto 2 horas después de mi hora de dormir habitual planeando una actividad manual de 3 horas para mi madre y todo el proyecto terminó en 5 minutos.

Siento que ya se me acabaron las ideas para llevar a cabo en el centro de día. Mi programa está decayendo.

Las auxiliares de la institución trabajan muy duro, pero no parecen poderse conectar con mi esposo.

Al mismo tiempo que oímos hablar sobre estos problemas y preocupaciones, resulta que a donde quiera que viajamos conocemos personas, como las siguientes, que parecen tener un "toque mágico" en su trabajo con, o en la atención de, personas con Alzheimer:

143

- La auxiliar de enfermería o gericultista que puede ponerse a la altura de las circunstancias y que siempre parece decir o hacer lo correcto.

- El esposo que proporciona una atención amorosa a su esposa, utiliza los servicios locales y aborda sus tareas de una manera alegre, evitando, aparentemente, el agotamiento (*burnout*) que afecta a tantos cuidadores.

- El director de actividades del centro de día que siempre está inventando ideas para un programa de actividades consistentemente rico e innovador.

¿Cuál es la diferencia entre estos dos tipos de cuidadores? Algunos tienen más recursos económicos sobre los cuales apoyarse, lo que puede resultar en una diferencia positiva. Una familia grande y que apoye puede ayudar. En escenarios profesionales, el presupuesto y el número de voluntarios pueden enriquecer los programas. Aun así, algunos cuidadores y algunas instituciones con recursos aparentemente ilimitados no son capaces de proporcionar una buena atención, mientras que otros, sin recursos, prosperan.

La diferencia es que el proveedor de atención del segundo tipo ha dominado el don (*knack*) de proporcionar atención. La palabra "don (*knack*)" se define como un truco astuto o estratagema o la habilidad y la capacidad de hacer algo de manera fácil. Algunas personas simplemente nacen con el don (*knack*); su personalidad y sensibilidad los ayudan a ser cuidadores maravillosos. El modelo de los *Mejores Amigos* puede enseñar las habilidades y capacidades del don (*knack*) y, en el camino, ofrecer múltiples trucos buenos en cuanto a lo que sí hay que hacer o no hay que hacer en la atención de las personas con Alzheimer.

ELEMENTOS DEL DON (*KNACK*)

El don (*knack*) de cuidar a una persona con Alzheimer se compone de muchas capacidades y habilidades (que también aparecen en la forma de "Elementos del don (*knack*)", pág. 147). Esta sección habla sobre los elementos del don (*knack*) que son el núcleo del modelo de atención de los *Mejores Amigos*.

Estar bien informados

Los cuidadores con el don (*knack*) aprenden todo lo que pueden sobre la enfermedad de Alzheimer a fin de estar mejor informados sobre nuevas investigaciones y tratamientos, así como recomendaciones sobre las maneras de proporcionar atención y cómo localizar nuevos recursos dentro de la comunidad. Asisten a congresos y talleres, se suscriben a los boletines apropiados, revisan páginas web y el Apéndice A y hablan con otras familias que enfrentan la demencia. Saben que, mientras más sepa uno sobre la enfermedad de Alzheimer, menos estresante será la difícil labor de proporcionar atención.

Tener empatía

Los cuidadores con el don (*knack*) se han tomado el tiempo para imaginarse cómo se sentiría tener Alzheimer. Esto los ayuda a entender el mundo de la persona que les concierne o a la que cuidan y las maneras en que ese mundo puede ser difícil y atemorizante. La empatía también enseña que el mundo de la persona le es muy real, y que los problemas que puedan surgir pueden ser ocasionados por los intentos de la persona de enfrentar de manera lógica su propio mundo.

Respetar los derechos básicos de la persona

Los cuidadores con el don (*knack*) consideran a las personas con Alzheimer como seres humanos con valor infinito, personas que

145

se merecen una atención amorosa y de alta calidad. Consideran la Declaración de los Derechos Humanos para las Personas con Alzheimer como una declaración de metas, más que como un documento formal y legal. Le dan voz y voto a la persona en las cuestiones de su atención lo más que sea posible e intentan que siga siendo productivo en el trabajo y en las actividades de ocio el mayor tiempo posible.

Mantener una integridad al proporcionar atención

Los cuidadores con el don (*knack*) abordan los problemas y la toma de decisiones con una actitud de buena voluntad hacia la persona, y abordan la atención de una manera ética. Cuando retienen información o trabajan para encontrar una salida a situaciones difíciles, lo hacen por la preocupación y de acuerdo a los mejores intereses de la persona. Por ejemplo, una cuidadora que decide no decirle a su madre que van a visitar un centro de día por primera vez y "sorprende" a su madre con la visita, puede estar, de hecho, ocultando información, pero esta decisión se hace con la integridad que está presente al proporcionar cuidado.

Emplear la delicadeza

Los cuidadores con el don (*knack*) pueden utilizar el arte de la delicadeza para responder a situaciones difíciles. Utilizan maniobras hábiles, sutiles, con tacto, diplomáticas y oportunas para manejar problemas. En el juego de cartas, hacer un *finesse* es hacer un truco con las cartas en pocas manos. Es lo mismo en la atención de las personas con Alzheimer: como cuidadores, queremos ganar en unas cuantas manos. Por lo tanto, si una persona dice: "Quiero irme a casa" y nosotros respondemos: "Pronto", estamos usando *finesse*, o delicadeza, para darle a la persona la respuesta que él o ella quiere oír. Esperamos que la persona pase a otro tema. Si alguien quiere saber en

ELEMENTOS DEL DON (*KNACK*)

❏ Estar bien informados

❏ Tener empatía

❏ Respetar los derechos humanos básicos de la persona

❏ Mantener una integridad al proporcionar atención

❏ Emplear la delicadeza

❏ Saber que es más fácil obtener perdón que obtener permiso

❏ Utilizar el sentido común

❏ Comunicarse hábilmente

❏ Mantener el optimismo

❏ Fijarse expectativas realistas

❏ Utilizar el humor

❏ Emplear la espontaneidad

❏ Mantener la paciencia

❏ Desarrollar la flexibilidad

❏ Permanecer enfocados

❏ No emitir juicios

❏ Valorar el momento

❏ Mantener la confianza en uno mismo

❏ Utilizar las señales junto con la historia de vida

❏ Cuidarse uno mismo

❏ Planear con anticipación

dónde está su esposa y ella ya murió, un cambio de tema realizado con delicadeza puede resultar útil. Algunos familiares luchan con esta estrategia, sintiendo que están diciendo mentiras o engañando. Siempre y cuando se mantenga la integridad del cuidador, los autores creen que una delicadeza hábil es parte de proporcionar una buena atención a las personas con Alzheimer.

Saber que es más fácil obtener perdón que obtener permiso

Los cuidadores con el don (*knack*) saben que en ocasiones deberán tomar decisiones por la persona. A veces, los cuidadores deberán ser decisivos. Saben que pedir permiso funciona con una persona cuyas habilidades cognitivas están intactas pero ésta no es siempre una buena idea cuando alguien tiene demencia. Por lo tanto, cuando una persona necesita una cita con el médico, lo mejor es que el cuidador haga los arreglos y aguante un rato de malestar temporal si él o ella logran la meta. Por lo general, la persona olvidará el incidente, perdonando, de hecho, al cuidador por hacer la cita sin permiso. Cuando la persona sí se enoja o molesta con el cuidador por haber tomado esta decisión, quizá sea más fácil para el cuidador "aceptar la culpa" para mantener la paz y para salvar las apariencias por la persona.

Utilizar el sentido común

Los cuidadores con el don (*knack*) utilizan el sentido común. No temen buscar soluciones sencillas a problemas complejos. Algunos ejemplos de ideas con sentido común, que los autores han oído de los cuidadores, incluyen eliminar la cafeína cuando la persona tiene problemas para dormir, hacer juegos extras de llaves en caso de que un juego se pierda o sea escondido, hacer que la persona use un brazalete con identificación y tener fotografías actualizadas de la persona en caso de que se salga a vagabundear.

148

Comunicarse hábilmente

Los cuidadores con el don (*knack*) se comunican hábilmente, dándole señales a la persona con palabras adecuadas provenientes de su historia de vida, utilizando lenguaje corporal positivo y sabiendo las maneras correctas e incorrectas de hacer y responder preguntas. La buena comunicación también incluye habilidades para escuchar, y los mejores cuidadores trabajan duro para ayudar a la persona a comunicarse mejor. En el capítulo 8 se dan más ideas para la comunicación.

Mantener el optimismo

Los cuidadores con el don (*knack*) tratan de ir más allá de la enfermedad de Alzheimer y recordar las cosas buenas de la vida. Incluso los placeres más pequeños que les proporcionen alegría provenientes del tiempo que pasen con su ser querido que tiene demencia. Los cuidadores mantienen un sentido de la esperanza de que el futuro será más brillante y de que un día se encontrará una cura para la enfermedad de Alzheimer. Ellos intentan impregnar este sentido del optimismo y la esperanza en la persona con la enfermedad.

Fijarse expectativas realistas

Los cuidadores con el don (*knack*) han pensado en lo que la persona todavía puede hacer. Utilizando el formulario de evaluación del que hablábamos en el capítulo 3, el cuidador puede determinar las fuerzas cognitivas remanentes de la persona, así como el estado de su salud física y otros factores que afectan la vida y la atención diaria. Las expectativas demasiado altas o bajas pueden resultar frustrantes tanto para el cuidador como para la persona.

Utilizar el humor

Los cuidadores con el don (*knack*) no temen contar historias chistosas y hacer chistes o reírse cuando suceden cosas graciosas. Entienden que incluso cuando la persona no entienda una historia chistosa o un chiste, la risa y los buenos sentimientos son contagiosos. La persona absorberá estos buenos sentimientos. Otro elemento clave del humor es que los cuidadores no deben temer burlarse de ellos mismos. El humor autodegradante preserva la dignidad y es un pequeño precio a pagar si hace que la persona se sienta mejor acerca de sus propias circunstancias.

Emplear la espontaneidad

Los cuidadores con el don (*knack*) no temen ser espontáneos. Un día planeado para plantar hortalizas también puede incluir una hora de observación no planeada de aves cuando de pronto se detectan cardenales coloridos en los árboles. La gente con Alzheimer vive en un mundo lleno de acontecimientos espontáneos. Si la persona se interesa en el color de un automóvil o un objeto particular en la casa, ¡deja que eso fluya!

Mantener la paciencia

Los cuidadores con el don (*knack*) se percatan de que a la persona le lleva más tiempo hacer las cosas y responder a palabras y a eventos. La acción de vestirse puede llevar una hora, pero puede ser una hora durante la cual la persona esté enfocada y no se sienta perdida y/o sola. Si el cuidador no tiene una hora para pasarse vistiendo a la persona, algunas soluciones creativas pueden hacer la vida más fácil (por ejemplo, utilizar sujetadores de velcro en la ropa o prendas simplificadas). Todos los cuidadores pierden la paciencia ocasionalmente, pero sentirse frustrados y enojados tiende a empeorar las cosas.

Desarrollar la flexibilidad

Los cuidadores con el don (*knack*) reconocen que el horario mejor planeado no puede ser inamovible porque quizá la persona tenga sus propias ideas sobre cómo transcurrirá el día. Es importante examinarse uno mismo y desarrollar mayor flexibilidad como cuidador. Algunas personas han vivido sus vidas con gran disciplina, logrando hacer las cosas a tiempo y adhiriéndose a un horario. Esto puede ser una receta para ocasionar un desastre cuando se es un cuidador. Puede ser que sea necesario cambiar los estándares, pero nunca rebajarlos.

Permanecer enfocados

Los cuidadores con el don (*knack*) aprenden la importancia de estar centrados. Con todas las distracciones a nuestro alrededor, en ocasiones puede resultar difícil darle a la persona la atención necesaria para proporcionar un buen cuidado. Esto es un reto sobre todo en las instituciones de cuidado prolongado y en los escenarios de centros de día, en donde suceden muchas cosas a la vez. Una enfermera, por ejemplo, deberá enfocarse siempre en la actividad de darle a alguien un baño, no en hablar de cómo un amigo no llegó a la cita. El don (*knack*) de enfocarse tiene que ver con de verdad escuchar y ver a la persona, sacando lo mejor de cada interacción. También tiene que ver con hacer a un lado las preocupaciones o los problemas personales del cuidador en ese momento. La ansiedad, por ejemplo, se puede manifestar en expresiones faciales o en tonos vocales y puede ser malentendida o malinterpretada por la persona.

No emitir juicios

Los cuidadores con el don (*knack*) trabajan en no emitir juicios hacia la persona, familia, amigos y ellos mismos. El estrés y la tensión son inherentes al brindar atención, y los amigos y parientes quizá no siempre

151

estén presentes cuando se les necesita, puedan decir algo equivocado o puedan decepcionar al cuidador. Por supuesto, puede ser muy fácil enojarse o desilusionarse con la persona a pesar de las mejores intenciones del cuidador. Los cuidadores quizá no siempre estén en sus mejores días y deben aprender a no ser demasiado duros con ellos mismos.

Valorar el momento

Los cuidadores con el don (*knack*) conocen la importancia de vivir en el momento y valorarlo. Una comida placentera, el tiempo pasado arreglando unas flores o un juego alegre se pueden olvidar con rapidez, pero estas actividades pueden ser placenteras para todos en el momento. Si los cuidadores pueden aprender a juntar todos estos momentos positivos, se puede lograr una buena atención para las personas con Alzheimer.

Mantener la confianza en uno mismo

Los cuidadores con el don (*knack*) exhiben confianza en sí mismos en sus interacciones con la persona. Los autores esperan que el modelo de los *Mejores Amigos* ayude, de hecho, a infundir esta confianza.

Tabla 3.
Definición de "modelo"

Definiciones estándares	Modelo de los Mejores Amigos
Un conjunto de planes para una construcción	Un plan para construir habilidades para proporcionar atención
Una analogía para ayudar a visualizar algo	Una analogía para ayudar a los cuidadores a visualizar otro enfoque
Un patrón que se requiere seguir	Un patrón de éxitos repetidos
Un ejemplo a ser imitado o emulado	Un ejemplo para ayudar al cuidador a desarrollar el don (*knack*), a ser una persona que los demás puedan emular

Tabla 4.

El modelo de atención de los Mejores Amigos: un mapa de rutas hacia el éxito

Requisitos previos	Aplicar el cambio	Resultado
Conocer los aspectos básicos (ver Capítulo 2) Evaluar las fuerzas y tener expectativas adecuadas (ver Capítulo 3) Valorar los derechos básicos (ver Capítulo 4) Considerar los ingredientes de las buenas amistades (ver Capítulo 5) Conocer bien la historia de vida de la persona (ver Capítulo 6)	Reconsiderar las relaciones	⟶ DON (*KNACK*)

Para tenerla, necesitamos sentir que sabemos lo que estamos haciendo, tener un plan de acción y tener algunos éxitos que nos hagan sentir que estamos haciendo lo correcto. Con frecuencia, esta fuerza interior puede sentirla la persona, que en ese caso podría dejar sus propias preocupaciones o temores. A la inversa, si los cuidadores, las familias o los profesionales actúan de manera tentativa en sus acciones, la persona puede percibir esto y sentirse inquieta.

Utilizar las señales junto con la historia de vida

Los cuidadores con el don (*knack*) pueden incorporar la historia de vida en todos los aspectos de la atención, dándole señales a la persona para que recuerde ciertos nombres, lugares y cosas; contando historias familiares; y evocándole logros pasados.

Cuidarse uno mismo

Los cuidadores con el don (*knack*) no esperan mucho tiempo para utilizar servicios locales importantes como serían centros de día,

153

ayuda a domicilio y comidas entregadas en casa. Todos los cuidadores con el don (*knack*) intentan encontrar tiempo para ellos mismos, para mantener amistades, hacer ejercicio, comer bien y no dejar que su identidad se interponga por completo en el papel de proporcionar atención. En el capítulo 13 se da más información sobre cómo ser uno mismo su mejor amigo.

Planear con anticipación

Los cuidadores con el don (*knack*) planean con anticipación actividades y utilizan servicios, alimentos y otros aspectos de la atención. También, los cuidadores con el don (*knack*) han hecho una prioridad el poner en orden los asuntos económicos y legales de la persona. Este proceso debería incluir un plan de emergencia en caso de que el cuidador quede incapacitado o muera. En ese caso, ¿quién cuidará de la persona? Éstas son decisiones importantes que no deberán ser descuidadas por el cuidador primario.

EL MODELO DE LOS *MEJORES AMIGOS*

Esta sección repasa el modelo de los *Mejores Amigos* tal y como se describe en el libro hasta este momento. Recuerda que el modelo de los *Mejores Amigos* nos ayuda a desarrollar el don (*knack*) de la buena atención.

Es revelador ver algunas de las definiciones tradicionales de diccionario de la palabra "modelo" y ver de qué manera encaja el modelo de los *Mejores Amigos*. La Tabla 3 esboza esta manera. El modelo de los *Mejores Amigos* es como un conjunto de planes, una analogía, un patrón o un ejemplo para ayudar a construir las habilidades de proporcionar atención. El modelo de los *Mejores Amigos* es como un mapa de ruta que lleva a los cuidadores profesionales y a las familias de "aquí" a "allá". El modelo ofrece muchas rutas diferentes para llegar al destino. El resultado es que

154

el cuidador con un don (*knack*) será un "cuidador modelo", uno que puede ayudar a sacar lo mejor de la persona a la que cuida, uno que puede proporcionar atención con confianza en sí mismo y que tiene la capacidad de sacar lo mejor de casi cualquier situación. Los autores repasan los destinos en este mapa de ruta en la Tabla 4.

Requisitos previos

Conocer los aspectos básicos

Aun cuando los cuidadores no necesitan tener un conocimiento médico o científico extenso sobre la enfermedad de Alzheimer, los autores los alientan a que aprendan todo lo que puedan. Para los propósitos del modelo de los *Mejores Amigos*, es particularmente importante obtener un panorama a fondo para entender que el impacto de la enfermedad sobre la cognición es real, y aprender el concepto de "discapacidad en exceso".

Evaluar fuerzas y tener las expectativas adecuadas

La meta de una evaluación es decirnos quién es la persona y de qué es capaz aún. Las familias y los cuidadores profesionales que fijen expectativas demasiado altas probablemente terminarán frustradas y decepcionadas. Aquellas que fijen expectativas demasiado bajas verán un incremento en problemas porque la persona podría aburrirse, enojarse o agitarse debido a su falta de participación en las actividades diarias. Es importante recordar también que, bajo el modelo de los *Mejores Amigos*, no queremos dejar que una evaluación le dé una etiqueta demasiado estrecha a una persona porque el hacerlo puede sofocar la espontaneidad o los enfoques de atención creativa.

155

Valorar los derechos humanos básicos

Los autores alientan a los cuidadores a acoger la Declaración de los Derechos Humanos de las Personas con demencia. Las familias deberán utilizar esta lista de derechos (ver pág. 74) como punto de inicio para las discusiones acerca de la atención, incorporando la filosofía de la lista a la atención cotidiana. Los administradores de las instituciones deberían incorporar la Declaración de los Derechos Humanos de las Personas con Alzheimer a sus programas y planes de atención, no como otro conjunto de reglamentos sino como una declaración de metas. A final de cuentas, el valor de esta declaración de derechos humanos es recordarnos el valor de la persona a la cual atendemos, sin duda uno de los ingredientes esenciales del don (*knack*).

Considerar los ingredientes de una buena amistad

Los elementos de una buena amistad nos pueden enseñar mucho sobre la atención de las personas con Alzheimer. Esos elementos incluyen conocer los antecedentes y tradiciones de la otra persona, entender la personalidad individual, hacer cosas juntos, iniciar actividades, proporcionar motivación, construir autoestima, escuchar bien, dar cumplidos, pedir opiniones, disfrutar historias del pasado, reír juntos, tener una sensación de igualdad, vivir con los altibajos y, sobre todo, trabajar en la relación.

Conocer bien la historia de vida de la persona

Un conocimiento amplio de la historia de vida de la persona nos puede servir bien para todos los aspectos de la atención de la demencia. Debido a que no todas las personas con Alzheimer pueden contar sus historias de vida, nosotros necesitamos convertirnos en sus biógrafos. Conocer una historia de vida es mucho más complejo que aprender hechos y fechas solamente. Queremos saber acerca de los valores de la persona, sus metas pasadas y sueños, así como sus logros especiales. Es de observarse que la historia de vida es continua; los eventos actuales deberán incorporarse de manera que puedan entretejerse en las actividades o la atención diarias siempre que sea adecuado.

Aplicar el cambio: reconsiderar las relaciones

Los familiares que están intentando manejar la enfermedad de Alzheimer con frecuencia se sienten consternados ante la manera como cambia su relación con la persona. En vez de permanecer en un estado de desesperación, pueden reconsiderar su relación con la persona a fin de acoger un modelo de amistad: pueden volverse *Mejores Amigos*. Los profesionales también deberán reconsiderar su relación y trabajar para tratar a su residente o participante del centro de día como si fueran buenos amigos.

Los profesionales pueden enfrentar un reto diferente al reconsiderar las relaciones. Los administradores de los centros de día y de las instituciones de cuidados prolongados quizá necesiten observar descripciones de trabajos, horarios, capacitación de personal y declaraciones de la filosofía o la misión para tratar de efectuar un cambio organizacional. Un reto es orientarse hacia las personas en vez de hacia las tareas.

Resultado: el don (knack)

Los cuidadores que aprenden de manera exitosa el modelo de atención de los *Mejores Amigos* desarrollarán el don (*knack*), o la habilidad de hacer algo fácilmente, y aprenderán muchos trucos a lo largo del camino. El don (*knack*) para las familias se trata sobre la resiliencia, de sobrevivir a la enfermedad, de proporcionar buena atención y de disfrutar momentos con la persona. Se trata sobre la calidad de vida, para la persona y para sus seres amados. Se trata de trabajar para salir del dolor. Una puerta se cierra y otra se abre.

Esta sección esboza algunos de los escenarios más comunes que se topan los cuidadores al tratar con personas que tienen Alzheimer. Se presentan varias situaciones comparando la atención proporcionada por personas "sin el don (*knack*)" y "con el don (*knack*)". Estos ejemplos muestran a los lectores cómo se puede aplicar el modelo de los *Mejores Amigos* a situaciones típicas. Algunos de los hilos conductores comunes entre todos los ejemplos son escuchar bien, tener empatía, buen humor, creatividad, comunicación hábil y mucha paciencia. Como observamos arriba, si hemos conocido a una persona con Alzheimer, solamente hemos conocido a *una* persona con Alzheimer.

Alzheimer. Cada caso es un tanto diferente. Por lo tanto, los siguientes ejemplos pueden o no ser adecuados a una situación dada. Los autores esperan que los lectores se sientan inspirados por estos ejemplos de don (*knack*), o la atención de las personas con Alzheimer en su mejor presentación, y que apliquen las lecciones a sus propias situaciones.

➤ Enfrentar los olvidos

Una queja común hacia un familiar puede ser: "¡No me puedo acordar de nada! ¿Cómo se llaman mis nietos?"

Enfoque sin el don (*knack*)

"Estarás mejor pronto. No te preocupes por ello".

Ejemplo del don (*knack*)

"Debe ser difícil olvidar las cosas que más quieres recordar. Déjame anotarte los nombres de tus nietos."

Discusión

Muchas personas con Alzheimer reconocen sus pérdidas de memoria y expresan frustración en ocasiones al no poder recordar nombres, situaciones o responder preguntas. Con frecuencia, a las personas que ya se les ha dicho que tienen Alzheimer, puede ser que sí lo recuerden o que no lo hagan. Parece innecesario, incluso cruel, darle a alguien esperanzas en vano. Y decirle a alguien que no se preocupe jamás funciona cuando se está preocupando. Es el equivalente a decir: "Hagas lo que hagas, ¡no te rasques en donde tienes comezón!"

El enfoque con el don (*knack*) es suave y afirmativo. El cuidador valida el sentimiento de la persona y ofrece una solución práctica para ayudarla a recordar. Sin duda es posible que la persona pierda la lista o incluso que se le olvide que la tiene, pero la respuesta le resultará satisfactoria en ese momento.

➢ Alucinaciones

Una mujer con Alzheimer se acerca a su hijo en la sala de estar, agitada, y asevera: "Hay un gato grandote en mi habitación. ¡Me puede lastimar!"

Enfoque sin el don (*knack*)

"Seguramente es uno de esos animales de circo amigables. Pueden ser muy grandes, pero sabemos cómo domesticarlos. Voy por un poco de comida mágica para gatos grandotes de la que guardo en el refrigerador. Voy a domesticarlo de una vez por todas para que todos nos podamos ir a dormir más al rato." [unos minutos después] "Acabo de entrar en la habitación y hablamos y ya se regresó al circo."

Ejemplo del don (*knack*)

"Tú quédate aquí, Mamá, y yo voy a asomarme en tu habitación." [Unos minutos después] *"Mamá, tengo muy buenas noticias. ¡Todo está bien ahora!"*

Discusión

En ocasiones las personas con Alzheimer alucinan y ven gente, animales u otros objetos que no están presentes. Puede ser que estén mezclando viejos recuerdos. Ver un patio vacío, por ejemplo, puede disparar un recuerdo de una vez cuando un perro enojado de verdad se metió a ese patio. También pueden confundir el pasado y el presente. Lo que parece una alucinación también puede ser ocasionada por problemas del lenguaje. Quizá la persona quiere decir que viene un cartero por el patio del frente, pero en vez de eso dice que un ratero viene al patio de enfrente.

En el escenario anterior, no es aconsejable adornar la situación a niveles fantásticos. Al llevar las preocupaciones de su madre a tal extremo, el cuidador no respetaba los temores de ella, quien a su vez puede sentir su falta de sinceridad. Utilizar el enfoque del don (knack) *proporciona un fuerte indicador de que todo está bien y eso debe ser suficiente. Si la persona continúa hablando sobre animales con preocupación, el cuidador puede usar delicadeza y decir: "Sí, mamá, vi al gato salir por la puerta. Ya está afuera".*

➢ Quererse ir a casa

Una esposa está perpleja de que su esposo se quiera ir a casa, aun cuando está en la casa en donde ha vivido durante 40 años. Ella no puede imaginarse por qué se siente como extraño en su propio hogar.

Enfoque sin el don (*knack*)

[En un tono de voz agudo] *"¡Éste es tu hogar y lo ha sido durante 40 años! Puedo sacar las escrituras del archivo para enseñártelas. ¿Recuerdas que trabajamos como esclavos para pagar esta propiedad?"*

Ejemplo del don (*knack*)

[Tomando su mano y hablando con tranquilidad] *"Cuéntame sobre el hogar. Comamos un helado mientras me cuentas".*

Discusión

La persona puede pensar que no está en casa o quizá no esté hablando de modo literal; necesitar volver a casa puede significar volver a ese lugar donde las cosas tenían sentido. Confrontarlo con los hechos en un tono enojado lo pondrá a la defensiva; puede estar convencido de estar en lo correcto porque no recuerda haber comprado la casa.

En el ejemplo anterior, el interés de la esposa ("Cuéntame sobre la casa") permite a su esposo saber que lo está escuchando. Esta frase abierta le permite a él hablar un rato, lo que puede ayudar al oyente a entender mejor el significado detrás de sus palabras. El helado puede ser una excelente distracción.

➢ Sentirse triste

El personal en el centro de día observa que una de sus participantes favoritas parece abatida. Por lo general disfruta todas las actividades, incluyendo bailar y cantar. "Hoy estoy muy triste. Ya nadie me quiere", fue su respuesta cuando se le preguntó cómo se sentía.

Ejemplo sin el don (*knack*)

"Creo que no es bueno que sientas pena por ti misma. Tienes mucho que agradecer. Tienes mucha familia, incluyendo a tu nieta que vive en Taiwán y que vendrá a visitarte pronto, a tus primos en Ohio y a tu hermana en Nueva York. Ayer estabas tan contenta; trata de disfrutar el día de hoy."

Ejemplo del don (*knack*)

"Cuánto lamento que te estés sintiendo desanimada hoy. Yo también me siento así de vez en cuando." [Pausar para que ella responda] *"Pero ya sabes que eres mi amiga y que te quiero un montón".* [Pausa para un gran abrazo y un rato juntas] *"Tu nieta vendrá pronto. Eso debe ser muy divertido".*

Discusión

La respuesta sin el don (knack) no reconoce los sentimientos de la persona. Sin importar cuán buena sea su intención, el personal presenta demasiada información a la vez. Lo que es peor, intenta disipar el problema hablando y discute un punto de vista diferente. ¡No tiene mucho sentido discutir con una persona con Alzheimer! La frase final, en la que el personal termina diciendo, básicamente: "¡Anímate!", probablemente no ayudaría en ninguna situación en la que alguien se esté sintiendo desanimado.

El enfoque con don (knack) afirma los sentimientos de soledad de la persona, sin juzgar, sólo escuchando y aceptando. El personal del centro de día admite tener sentimientos similares, lo que ayuda a la persona a sentir que no está sola, que estos sentimientos nos ocurren a todos. El personal responde en el presente, haciéndole saber a la persona que ella tiene un buen amigo que la quiere.

El personal también utiliza, con dominio, momentos de silencio para darle a la persona tiempo para responder. Un gran abrazo después de un cumplido también crea una conexión especial. Conociendo la historia de vida de la persona, el personal del centro de día está consciente de que la nieta de esta participante le es muy importante a ella. Por lo tanto, le recuerda a la mujer que su nieta vendrá a visitarla pronto, lo que le produce una buena sensación.

➤ Sentirse rebasado por preguntas

Una familia que cuida al abuelo en casa siente que la mayoría de los días son agradables y fáciles. No obstante, varias veces a la semana vienen de visita viejos amigos que no están informados sobre la enfermedad de Alzheimer, y con frecuencia hacen una serie de preguntas difíciles de responder. La familia observa cada vez más ansiedad y desasosiego en el abuelo luego de las visitas de los amigos.

Enfoque sin el don (*knack*)

"¿Qué hiciste hoy?". "¿Qué están haciendo tus nietos hoy día?". "¿Qué canciones has aprendido últimamente?"

Ejemplo del don (*knack*)

"¿La pasaste bien el día de hoy?". "¿Cómo están tus nietos, Jeremy y Rachel?". "¿Siguen estando en la lista de honor en la preparatoria?". "Seguro que disfrutas todas esas viejas canciones que cantas tan bien."

163

Discusión

La pérdida de la memoria, sobre todo la de corto plazo, puede ser, en algunas personas, el síntoma más notorio de la enfermedad de Alzheimer. Cuando le preguntamos a alguien con demencia cosas cuyas respuestas no saben, les ocasionamos sentimientos de ansiedad. Es como la vez que el profesor nos señaló y nosotros no sabíamos la respuesta. ¡Conocemos muy bien esa sensación!

Solemos hacer preguntas inadecuadas que requieren recordar hechos, olvidando la dificultad que esto representa para la persona. El primer conjunto de preguntas resultaría difícil para la mayoría de las personas con Alzheimer, ocasionando vergüenza, frustración y, en ocasiones, enojo.

El segundo conjunto de preguntas es de respuesta abierta y le da a la persona la oportunidad de dar una respuesta aceptable de "sí" o "no". En el ejemplo anterior, incluso si el abuelo no lo recuerda, puede tomar parte en la conversación. También es posible que un recuerdo emocional esté presente, así que una pregunta que empieza con "Seguro que disfrutas ..." puede evocar sentimientos, recuerdos y experiencias significativas que haya tenido a lo largo del día.

El segundo conjunto de preguntas muestra, de nuevo, el valor de utilizar el conocimiento de la historia de vida de la persona. En este caso, los amigos pueden recordarle los nombres de sus nietos y su amor por el canto. Este tipo de señales también puede permitir a la persona reconocer nombres y hacer una conexión, incluso si no puede iniciar la recuperación del recuerdo.

➤ Querer permanecer ocupado

Muchos adultos mayores recuerdan una época cuando los días laborales eran largos y los sueldos bajos. A pesar de estas condiciones, la ética laboral era fuerte. Una mujer que ahora tiene Alzheimer siempre quería estar ocupada: limpiar la casa, barrer el porche y doblar la ropa. El personal de actividades en la institución empezaba a im-

pacientarse y a desesperarse con ella porque en ocasiones las activi-
dades que ellos tenían planeadas no le representaban ningún interés.

Enfoque sin el don (*knack*)

"No necesitas trabajar todo el tiempo. Hoy nos vamos a divertir. La
clase de manualidades comienza a las tres de la tarde".

Ejemplo del don (*knack*)

"Necesito tu ayuda. ¿Me podrías ayudar por favor a preparar la
sala para hoy en la tarde? Vamos a trabajar haciendo regalos para
ayudar a los niños. ¡Tú eres mi mejor ayudante!"

Discusión

Jugar nunca fue una actividad aceptable para esta mujer. La ética
laboral predominaba. Cuando la actividad signifique algo para ella,
la acogerá.

Este escenario es un buen ejemplo de las sutilezas de atar el
enfoque de uno a las necesidades y situaciones especiales de la per-
sona. La primera respuesta, en que el personal intenta persuadir a
la mujer suavemente, es sin duda amigable y con buena intención,
pero no respeta el deseo de la persona de ser productiva. El enfoque
del don (knack) *no sólo está formulado en un lenguaje al cual res-*
ponde la persona, sino que también le da una razón para involu-
crarse en lo que de otro modo parecería una actividad frívola.

➢ Enfrentar los planes cambiantes

La directora de un centro de día trabajaba con el departamento de

165

astronomía en la universidad local para crear un ambicioso proyecto de arte que tenía que ver con un móvil del sistema solar. Los globos estarían cubiertos con tiras de papel maché y luego serían pintados para representar a cada uno de los planetas. El día de la actividad, el personal y los voluntarios se juntaron. La directora estaba lista con las tiras de papel y el pegamento. Los globos eran coloridos y era divertido inflarlos de diferentes tamaños. De pronto, uno de los participantes lanzó un globo al aire, otro se lo lanzó de regreso y todos los participantes en el programa comenzaron un juego prolongado de lanzamiento de globos.

Enfoque sin el don (*knack*)

"¡Detengamos esto ahora! Debemos terminar este proyecto. El próximo martes nos toca pintar los planetas. Si no terminamos todo hoy, no estaremos listos. Los planetas necesitan una semana para secarse".

Ejemplo del don (*knack*)

"¡Qué divertido! Los globos fueron hechos para las celebraciones. Supongo que el sistema solar no cambiará entre el día de hoy y la próxima semana si hacemos la siguiente parte del proyecto después. ¡Ya saben que aún los planes mejor armados no siempre funcionan!"

Discusión

Con frecuencia, es difícil para las familias o los profesionales dejar los planes que cuidadosamente han hecho. No obstante, la gente con demencia no comparte esta preocupación. Ellos viven y encuentran gozo en el momento.

En este caso, la directora del centro de día sin el don (knack) estaba frustrada porque pudiera atrasarse en su proyecto planeta-

rio. Presionar a los participantes para continuar podría ocasionar tensión y frustración. ¿Habrían obtenido más alegría los participantes del programa del proyecto terminado que de su juego espontáneo de lanzamiento de globos?

La directora del centro de día con el don (knack) no teme reírse de ella misma ("los planes mejor armados"). En este caso, el enfoque con el don (knack) es tener placer en lo que sucede en el momento, y completar el proyecto de papel maché después. Las actividades con el don (knack) no se enfocan demasiado en el producto final, sino en el proceso de la actividad que es igual de importante.

➢ Enfrentar la agitación

Muchos centros de día tienen participantes que se preocupan durante el día. Pueden preocuparse por quién los recogerá o comienzan a pensar que van a llegar tarde a una cita. A veces temen que nadie irá por ellos y que se quedarán allí.

Enfoque sin el don (*knack*)

"¡Tu hijo vendrá a recogerte dentro de unas 5 horas por lo menos! Ya sabes que a veces está muy ocupado y a veces llega tarde. ¡Relájate!"

Ejemplo del don (*knack*)

"Estamos en contacto con tu hijo. Estará aquí después de que cantemos todos juntos. Llegará pronto".

Discusión

El primer enfoque contiene varios errores. Primero, dar demasia-

167

dos detalles, tratando de explicar las cosas de manera lógica se añade a la confusión y es algo que no será recordado. Segundo, ser demasiado literal ("5 horas por lo menos") también es una receta para el desastre, sobre todo porque muchas personas con la pérdida de memoria no pueden llevar la cuenta del paso del tiempo. Finalmente, al mencionar que el hijo con frecuencia llega tarde, la persona puede pensar que algo anda mal y preocuparse aún más.

La respuesta con el don (knack) *es tranquilizante: "Estamos en contacto con tu hijo" y "llegará pronto". Observa que esto no es del todo exacto, pero sigue pasando la prueba de integridad del cuidador. Los centros de día por lo general pueden encontrar a los parientes cuando es necesario ("estamos en contacto") y la palabra "pronto" puede abarcar cualquier cantidad de tiempo. En este caso, las palabras se utilizan para calmar los temores de la persona, teniendo su interés en mente.*

La distracción también entra en juego para calmar a la persona. La historia de vida de la persona sugiere que disfruta el canto, así que mencionar esa parte del día evoca una sonrisa y buenos sentimientos, que sustituyen la ansiedad.

➢ Confundir el pasado y el presente

Debido a la memoria en declive y la confusión que acompaña a la demencia, con frecuencia la persona se confundirá entre el pasado y el presente. Una madre puede decirle a su hija: "Estoy esperando a Manuel. Seguramente llegará a casa en cualquier momento", a pesar del hecho de que Manuel murió hace mucho tiempo.

Enfoque sin el don (knack)

[Con enfado o exasperación] *"¿No lo recuerdas? ¡Papá murió! Hace diez años. ¿Cómo pudiste olvidar algo así?"*

Ejemplo del don (*knack*)

"Tengo recuerdos tan especiales de Papá. ¡Es difícil imaginar que hace 10 años que se fue! Cuéntame más sobre Papá. Ustedes se divertían mucho yendo a los conciertos de la banda juntos. ¿Por qué no vienes esta noche y me ayudas a preparar la cena? Yo voy por ti".

Discusión

Uno nunca debe preguntar "¿No te acuerdas?" a una persona con Alzheimer. Es una pregunta sin sentido con una respuesta obvia. Cuando la persona en ocasiones piensa que un pariente muerto está vivo, esto puede resultar muy perturbador para los cuidadores. Es importante no reaccionar dándole mucha importancia, aun cuando se evoquen recuerdos dolorosos.

La hija con el don (knack) ofreció una leve corrección para salvar las apariencias y para ayudar a redirigir a su madre o a darle una señal de que el padre había muerto. Luego cambió el tema con un recordatorio para su madre del valor que tiene ("Mamá ... ¿qué tal ... si me ayudas ...?").

Los autores nunca recomiendan decir, mintiendo, que alguien está vivo. Una frase así sobrepasa los límites de la integridad del cuidador y podría tener consecuencias obvias a la inversa.

➢ Enfrentar conductas sexuales desafiantes

Una de las experiencias más perturbadoras para un cuidador es cuando la persona hace un avance sexual inadecuado. ¿Qué hacer si un hombre con Alzheimer hace un avance sexual hacia su hija?

169

Enfoque sin el don (*knack*)

[Enojada e indignada] *"¡Viejo rabo verde! ¡"Deja de hacer eso de inmediato!"*

Ejemplo del don (*knack*)

"Papá, soy Mary, tu hija. Mira lo que tengo aquí: una fotografía de mamá. ¿Acaso no es bonita?"

Discusión

Una de las cualidades que buscamos alcanzar en una buena aten-ción de las personas con Alzheimer es estar tranquilos y serenos cuando ocurran cosas no esperadas. En este caso, la persona no está actuando con mala intención. Puede estar genuinamente con-fundido con la identidad. Si la persona piensa que su hija es su es-posa, el avance sexual no le parecería tan raro. Su confusión podría agravarse por el hecho de que, con frecuencia, las hijas se parecen a sus madres.

La respuesta anterior con el don (knack) es una que tiene sen-sibilidad de muchas maneras. La hija claramente se identifica en una frase, diciendo: "Papá, soy Mary, tu hija". Luego, al mostrarle a su padre una fotografía de su madre, proporciona más señales sobre los roles e identidades. Finalmente, la hija aborda la situación de una manera serena, sin juicios.

También es importante observar que, en ocasiones, la etiqueta de la conducta sexual inadecuada se aplica de manera incorrecta. Si una persona comienza a desvestirse, puede ser que tenga mucho calor. Un hombre puede bajarse la cremallera de los pantalones para ir al baño, no para exhibirse.

170

➢ Manejar explosiones de enojo

Debido a la confusión y a la frustración que pueden acompañar a la enfermedad de Alzheimer, las personas con frecuencia pueden enojarse e incluso intentar golpear a los cuidadores. Esto puede ser muy perturbador, quizá incluso exponer al cuidador a un riesgo de lesiones. Sin embargo, el enojo con frecuencia tiene una causa identificable. Si a la persona se le está dando un baño, por ejemplo, y se enoja, puede ser por miedo (por ejemplo, miedo de ser desvestido por alguien a quien no recuerda, miedo a ahogarse).

Enfoque sin el don (*knack*)

[Correr hacia la persona, tratando de detenerla o de agarrarle los brazos] *"¡No te enojes conmigo! ¡Yo estoy tratando de ayudarte! ¡Necesitas comportarte!"*

Ejemplo con el don (*knack*)

* Darle a la persona tiempo para tranquilizarse
* Distraer a la persona
* Echarse la culpa ("Papá, siento mucho haberte molestado. ¿Me perdonas?")

Discusión

Los mejores generales saben cuándo seguir adelante y cuándo retirarse. Un cuidador con el don (knack) nunca fuerza a la persona a hacer algo en contra de su voluntad a menos de que sea absolutamente necesario y/o a menos de que todos los demás enfoques hayan fallado (por ejemplo, alejar de una calle con tráfico a una persona que anda vagabundeando). Los cuidadores también deberán considerar su propia seguridad y sencillamente salirse de la casa si se sienten amenazados y llamar a un amigo o familiar o al número de emergencia. En Estados Unidos, al 911.

➢ Enfrentar las repeticiones

Las personas con Alzheimer con frecuencia repiten preguntas o peticiones. Esto puede resultar, claro está, extremadamente molesto para los cuidadores y puede lograr que éstos pierdan la paciencia. Una situación típica puede ser cuando la persona pregunta: "¿A qué hora comemos?", una y otra vez.

Enfoque sin el don (*knack*)

"¿Cuántas veces te tengo que decir que ya comimos? ¡Por favor cállate, me estás volviendo loco! ¡Sigues y sigues y sigues!"

Ejemplo del don (*knack*)

[Incluso si la comida ya pasó hace 20 minutos] *"Hermana, comeremos pronto. Aquí hay una fruta para que comas mientras."*

[Proporcionando una distracción] *"Hermana, pongamos los discos de Guy Lombardo que tanto nos gustan y veamos quién baila mejor todavía. ¿Recuerdas la primera vez que salimos en una cita doble?*

Discusión

Una regañada puede poner a la persona a la defensiva o incluso hacerla enojar, y logra muy poco en términos de acabar con la repetición. El enfoque con el don (knack) *("Comeremos pronto") valida su pregunta. El ofrecimiento de la hermana de poner viejos discos y su pregunta sobre la primera cita doble son fantásticas distracciones que, se espera, romperán el patrón de las preguntas repetitivas.*

➢ Llevarse las cosas de otras personas

A veces la gente con Alzheimer tomará algo que le pertenece a otra persona porque piensan que es de su propiedad. Este error en el juicio puede ocasionar muchos problemas, sobre todo en una institución de cuidado prolongado en donde las puertas no se cierran con llave y el personal no puede estar en todas partes a la vez.

Enfoque sin el don (*knack*)

"Señora Owens, eso no le pertenece. ¡Regrese eso al lugar de donde lo tomó!"

Ejemplo del don (*knack*)

"Vaya, señora Owens, encontró el saco azul que había yo perdido. Muchas gracias por devolverlo".

Discusión

El primer enfoque, por supuesto, depende del razonamiento, que puede ocasionar un cortocircuito debido a la enfermedad de Alzheimer. También, cualquier cuidador posiblemente se ría ante el pensamiento de que la señora Owens pudiera regresar el saco, con éxito, al lugar de donde lo tomó. El objeto no sólo cambiaría de manos sino también de lugar y quizá nunca más sería encontrado.

173

El enfoque con el don (knack) *es sencillo y evoca la afabilidad social de antaño, al agradecerle a alguien el favor, en este caso, de encontrar un "saco perdido". Los autores recomiendan que si este enfoque no funciona, el personal simplemente se lleve el saco mientras que la señora Owens está mirando hacia otro lado o involucrada en otra actividad. Los autores también recomiendan que los centros de día, las instituciones de cuidados prolongados e incluso los cuidadores en casa, trabajen continuamente para simplificar el ambiente. Si los cuidadores pueden deshacerse de posesiones innecesarias o no utilizadas, puede ser más fácil mantener en orden las cosas.*

CONCLUSIÓN

Incluso los cuidadores con el don (*knack*) fallarán en ocasiones. La naturaleza de la enfermedad de Alzheimer es tal que siempre habrá días buenos y malos. Una actividad o enfoque puede lograr maravillas un día y fracasar al día siguiente. No obstante, los cuidadores con el don (*knack*) podrán siempre afinar sus enfoques, y abordar los problemas con el don (*knack*) nunca empeorará las cosas. El don (*knack*) nos ayuda a obtener lo mejor de cada situación.

174

III. EL MODELO DE LOS MEJORES AMIGOS EN ACCIÓN

Aplicar el modelo de los Mejores Amigos en las áreas de comunicación, actividades, dentro de la casa, en el centro de día y en las instituciones de cuidados prolongados.

8. EL ENFOQUE DE LOS MEJORES AMIGOS HACIA LA COMUNICACIÓN

Cuando las familias y los profesionales hablan sobre terapias potenciales de medicamentos para tratar la enfermedad de Alzheimer, la conversación suele centrarse en tratamientos eficaces para restaurar la memoria. Sin embargo, imagine durante un momento que se desarrollara un medicamento que no hiciera nada por la persona con Alzheimer más que proteger el lenguaje y la comunicación. Este medicamento podría hacer una gran diferencia en la atención de estas personas. Con sus habilidades de comunicación intactas, la persona podría:

- Expresar sus sentimientos acerca de la enfermedad de manera más clara y precisa
- Comunicar mejor sus deseos diarios
- Responder mejor a instrucciones y peticiones
- Participar en las decisiones
- Ser parte de la evaluación de la atención que recibe

Este capítulo explora el modelo de los *Mejores Amigos* en relación con la comunicación entre la persona y su cuidador o cuidadores. Los autores no pueden proporcionar una "pastilla mágica", pero muchas de las ideas que se ofrecen aquí mejorarán la comunicación y harán que las interacciones diarias sean productivas y significativas.

El capítulo inicia con un resumen de la manera en que el modelo de los *Mejores Amigos* se puede aplicar a la comunicación. Luego se presenta una serie de escenas breves, escritas a manera de guión, que demuestran una buena comunicación. El capítulo concluye con una discusión extendida acerca de la importancia de observar el lenguaje que utilizamos para describir la enfermedad de Alzheimer y la manera en que las palabras tienen un impacto sobre la atención.

LA FILOSOFIA DE LA COMUNICACIÓN DE LOS *MEJORES AMIGOS*

El modelo de los *Mejores Amigos* tal y como se aplica a la comunicación incluye las siguientes sugerencias para los cuidadores.

Recuerda los aspectos básicos de una buena comunicación. Estos principios se aplican a cualquier intercambio, aun si ninguna de las personas involucradas tiene la enfermedad de Alzheimer. La comunicación siempre mejora a través de un buen contacto visual; el uso de lenguaje específico, descriptivo; el uso de un volumen y tono adecuados; y el uso de gestos apropiados.

Entender el deseo de la persona de comunicarse. Las personas con Alzheimer retienen la necesidad de comunicarse mucho después de que disminuyen sus habilidades de vocabulario y lenguaje. Necesitan entender y que las entiendan. Al mismo tiempo, el deseo de comunicarse deberá estar presente en la familia o el profesional. Debemos emplear una manera activa de escuchar y trabajar para estar allí para la persona.

Lograr una buena impresión inicial. Las primeras impresiones lo son todo. Siempre debemos identificarnos, explicar nuestra relación con la persona y llamarla por su nombre. Iniciar interacciones con una sonrisa y un saludo positivo también mejorarán en gran medida la comunicación. De manera contraria, sorprender a la persona puede ocasionar problemas; debemos recordar que la persona nos toma tal cual somos en cada encuentro.

Crear un ambiente que facilite la buena comunicación. Recuerda siempre tener en cuenta el mundo de las personas con Alzheimer y la manera en que esto puede inhibir la comunicación. Ellos reciben mensajes de todo lo que los rodea. ¿La casa, el centro de día o las instituciones están bien iluminadas, limpias, ordenadas y agradables o están llenas de distractores potenciales? La comunicación con frecuencia falla en las instituciones, por ejemplo, como resultado de los ruidos ambientales u otras distracciones que haya alrededor. Debemos intentar hablar en un lugar relativamente tranquilo con pocas distracciones. Como comentó Rebecca Riley (ver el Capítulo 1), "Es difícil seguir la conversación con tanto ruido".

Tratar a la persona como adulta. No debemos hablarle como si estuviéramos haciéndolo con un bebé. El lenguaje sencillo también puede ser de naturaleza adulta. No necesitamos hablar tan lentamente que se vuelva ridículo. También, debemos estar conscientes de la tendencia a utilizar el "plural", diciendo cosas como "Vamos a tomar la medicina ahora" cuando solamente la persona es la que se tomará una pastilla o "Pongámonos los pantalones ahora". A la persona le resulta denigrante y puede ser confuso. Puede que de verdad se pregunte ¡quién va a usar los pantalones!

Mantener integridad al proporcionar atención. El cuidador no debe intentar entender a la persona si no puede hacerlo. Si no entiende las palabras, puede hacer una aseveración, como "Papá, siempre disfrutó estar contigo" o "Mami, casi siempre tienes todas las buenas ideas". Muchas personas pueden detectar una falta de sinceridad; no debemos ponernos demasiado efusivos o entusiastas. Esto puede irritar a la persona y a otros que estén presentes.

Responder a necesidades emocionales. Debemos tratar de comprender la emoción detrás de las palabras ininteligibles. Si la persona parece sentirse triste, podemos decir "siento mucho eso"; cuando se vea feliz, podemos decir "¡eso debe haber sido fabuloso!". Si la persona puede articular sus preocupaciones o sentimientos acerca de su enfermedad, podemos tener empatía con ellos y validarlos ("Debe ser difícil tener Alzheimer"). Para concluir, siempre debemos utilizar sonrisas, apretones de mano o abrazos para lograr una conexión emocional y proporcionar seguridad.

Recordar la importancia de la comunicación no verbal. La persona recibe un mensaje a partir del tono de voz, la postura, el volumen y los ademanes del que está hablando. Considera el ejemplo

LA FILOSOFÍA DE LA COMUNICACIÓN DE LOS MEJORES AMIGOS

❏ Recordar los aspectos básicos de una buena comunicación

❏ Entender el deseo de la persona de comunicarse

❏ Lograr una buena impresión inicial

❏ Crear un ambiente que facilite la buena comunicación

❏ Tratar a la persona como adulta

❏ Mantener integridad al proporcionar atención

❏ Responder a necesidades emocionales

❏ Recordar la importancia de la comunicación no verbal

❏ Recordar que las conductas comunican un mensaje

❏ No tomar literalmente lo que la persona dice

❏ Tener buen tiempo

❏ Utilizar la repetición para facilitar una mejor comunicación

❏ No discutir o confrontar

❏ Filtrar los mensajes o noticias conflictivas

❏ Hablar utilizando un lenguaje positivo

❏ Emplear el humor en la comunicación

❏ Hacer la mayor parte del trabajo

Los Mejores Amigos en el cuidado de Alzheimer, por Virginia Bell y David Troxel.
Copyright © 1997, por Health Professions Press, Inc., Baltimore

de un hijo que le cuenta una historia chistosa a su madre. Mientras lo hace, sonríe, se ríe y tiene una postura con la que acoge a los demás. Su rostro está animado. Incluso si su madre no entiende el chiste, sí capta sus sentimientos de felicidad y su espíritu de diversión. Al contrario, incluso los mensajes verbales positivos se pueden arruinar si el cuidador está tenso o perturbado.

Recordar que las conductas comunican un mensaje. En etapas iniciales de la enfermedad, la persona puede comunicar sentimientos y problemas con palabras; más tarde, su conducta articula lo que las palabras ya no pueden. Las conductas tales como gritar o intentar dar un golpe pueden significar que la persona siente dolor. Salirse de la casa a vagar puede sugerir que la persona está aburrida. Las lágrimas pueden sugerir soledad y la necesidad de tener más actividad e interacción con otras personas.

No tomar literalmente lo que la persona dice. Debemos reconocer que el proceso de la enfermedad afecta la posibilidad de recordar palabras y el vocabulario. Por ejemplo, la persona puede pensar que está siendo clara, pero quizá esté utilizando la palabra equivocada. Puede decirle al cuidador "Pásame ese vaso" cuando en realidad quiere decir " Pásame la taza de café".

Tener buen tiempo. Debemos tratar de sintonizarnos con la persona para saber cuándo proporcionar asistencia verbal. Por ejemplo, si con esperar 15 segundos la persona puede completar una frase, siempre es aconsejable tener paciencia (aun cuando esos 15 segundos parezcan una eternidad) y dejar que la persona disfrute su éxito al lograr terminar la frase. A veces, cuando la persona está tratando de expresarse, un cuidador puede verbalizar comentarios significativos o suministrar una palabra o frase faltante. Ser un detective verbal puede dar buenos resultados cuando uno logra una conexión.

Utilizar la repetición para facilitar una mejor comunicación. Hacer una pregunta un par de veces, con señales descriptivas adicionales para lograr un mayor énfasis, puede ayudar a la persona a entender mejor lo que los cuidadores están diciendo: "Mamá, pásame esa escoba [*señalándola*], por favor. Mamá, pásame esa escoba amarilla [*señalándola*] que está allá".

No discutir o confrontar. Los autores querían ofrecer un premio de un millón de dólares para la persona que pudiera probarnos que había "ganado" un argumento sostenido con una persona con Alzheimer, pero el editor se negó a hacerlo. Seguimos pensando que nuestro dinero habría estado a salvo. Es virtualmente imposible ganar un argumento con una persona con Alzheimer. Tratar de presentar un argumento o de convencer a la persona de un punto de vista en particular sólo conducirá a frustración y fracaso. También, la confrontación solamente ocasiona que la persona se ponga más a la defensiva.

Filtrar los mensajes o noticias conflictivas. La persona tiene dificultades para clasificar la información; por lo tanto, es importante filtrar los mensajes tristes, violentos, ominosos o controversiales siempre que sea posible. Incluso las historias perturbadoras con un final feliz pueden hacer que la persona se preocupe. Por ejemplo, si un vecino le dice a la persona que le robaron el automóvil y unas horas después lo encontraron, la persona puede atorarse a mitad de la historia y quedarse con la preocupación del robo inicial.

Hablar utilizando un lenguaje positivo. Siempre que sea posible, debemos hablar con la persona utilizando un lenguaje positivo. Es mejor decir "Vayamos por acá" que "No te vayas por ahí". Las personas con Alzheimer con frecuencia son orgullosas y a nadie le gusta que le digan qué hacer.

Emplear el humor en la comunicación. Compartir un chiste o un juego de palabras y la risa que le sigue a eso es la comunicación en todo su esplendor. Conlleva vinculación y una liberación emocional. Asimismo, la risa es contagiosa; tendemos a reírnos con un chiste, ya sea que lo "entendamos" o no.

Hacer la mayor parte del trabajo. En las buenas amistades, compensamos las áreas de debilidad en nuestros amigos. Debido a que el proceso de la enfermedad tiene un impacto en el lenguaje, no podemos esperar que la persona con Alzheimer haga una parte igual a la nuestra; debemos esforzarnos más para lograr una buena comunicación.

Las siguientes situaciones escritas a manera de guión muestran el modelo de los *Mejores Amigos* tal y como se aplica a algunos problemas familiares de comunicación. Los cuidadores pagados o profesionales y los cuidadores familiares en estos escenarios muestran todos elementos del don (*knack*) y sus habilidades para escuchar, sentir empatía, paciencia, enfocarse en el presente, buen humor e intentos de tomarse la vida de manera leve aun cuando las situaciones sean difíciles. Los cuidadores también demuestran el don (*knack*) de la confianza en uno mismo, que los autores esperan que el modelo de los *Mejores Amigos* produzca en todos.

Una esposa le pide a su esposo que lleve a cabo
una acción específica

[Hace contacto visual] *"Juan, ven acá."* [Hace un ademán con las manos y habla en un tono agradable] *"Siéntate conmigo en el sofá."* [Da palmaditas con la mano al sofá, sonriendo de oreja a oreja] *"Ven, ven a la sala, aquí, este sofá azul está tan cómodo. Bien."* [Le da un abrazo] *"Qué contenta estoy de que estés aquí conmigo."*

Observa que la cuidadora habla en frases cortas, directas. Llama a su esposo por su nombre, repite frases clave y utiliza los ademanes y el lenguaje corporal de manera efectiva. También, añade énfasis al mencionar el sofá y luego el "sofá azul". Después, le da un abrazo afectivo, recompensándolo, de cierto modo, por entrar a la habitación.

Un director de un centro de día utiliza el lenguaje descriptivo
para añadir especificidad a sus instrucciones

[Le pasa a la participante, Jane, un florero con flores] *"Jane, ¿podrías detenerme este hermoso florero?"* [Le da tiempo para tomar el

183

florero pequeño y admirar las flores] *"¿Podrías poner este hermoso florero anaranjado* [hace señas] *en esa mesa blanca* [señala, dándole tiempo a Jane de localizar la mesa] *ahí junto al piano?"*

El director mostró el don (*knack*) al utilizar sustantivos descriptivos en vez de pronombres. No dijo, con vaguedad, por favor pon esto allí. En vez de ello, habló sobre un florero anaranjado y una mesa blanca junto al piano. También mostró paciencia al pasarle el florero a Jane, dejar que lo admirara y tomarse el tiempo para que Jane viera la mesa y el piano.

Una trabajadora de un centro de día utiliza los elementos de una historia de vida para relacionarse con una participante del programa

[Toma suavemente la mano de la participante y sonríe] *"Buenos días, Andrea. Soy tu amiga, Mary. ¿Cómo estás hoy? ¡Te tengo una sorpresa!"* [Aguarda una respuesta] *"Acabo de recordar que Pablo Picasso es tu pintor favorito. Te compré este libro sobre él. No sabes cómo me gustaría que todos tuvieran un interés en el arte como tú."*

La cuidadora del centro de día inserta astutamente partes de la biografía de Andrea en la conversación ordinaria, haciendo que Andrea se sienta a gusto y cómoda con una amiga conocida. El hecho de que la cuidadora del centro de día ha individualizado la actividad conforme a los intereses anteriores de Andrea muestra una buena programación. Finalmente, la última frase, un cumplido, siempre da buenos resultados.

Un hijo enfrentando las acusaciones de su madre

MADRE: [*Enojada*] ¡Tú tomaste mi bolsa! ¿En dónde está mi dinero?

HIJO: [*Guarda cierta distancia, habla en una voz tranquila, mirando a su madre directamente a los ojos*]

Mamá, soy yo, Jeff, tu hijo. Cómo te gusta bromear. [*Sonríe*] Déjame ayudarte. Apuesto a que si buscamos la bolsa juntos en unos minutos la encontraremos.

MADRE: Jeff, alguien se llevó mi bolsa.

HIJO: Mamá, cuéntame sobre tu bolsa.

MADRE: Es mi bolsa.

HIJO: Creo recordar que traías la bolsa café hoy. ¿Era la bolsa café?

MADRE: Sí.

HIJO: Aquí está, Mamá. ¡Sabes? la puse en el cajón para que no se fuera a perder. Siento mucho si eso te molestó. No lo vuelvo a hacer.

MADRE: Bueno, está bien. No la vuelvas a tocar.

Jeff maneja esta situación bien manteniendo su distancia inicialmente y dejando que su madre saque el coraje que trae. Se presenta y luego bromea un poco con su madre, intentando proporcionar una pequeña distracción. El hijo dice que él guardó la bolsa de su madre (lo que puede o no ser cierto). Tiene el don (*knack*) de dejar que se le culpe a él, calmando una situación difícil y ayudando a su madre a salvar las apariencias.

Una hermana intentando entender las palabras aparentemente incomprensibles de su hermano

GREG: [*Agitado*] Eh, fuera. Frío.

LINDA: [*Estudia el rostro de Greg, ve preocupación*] Greg, ¿pasa algo?

GREG: Está frío. Ruido. Frío.

LINDA: Está frío afuera. Miremos por la puerta. ¿Me ayudas a mirar? [*Toma la mano de Greg y suavemente lo lleva hacia la puerta corrediza de vidrio*] ¡Brrr, qué frío hace afuera! Muéstrame lo que ves.

GREG: Había ruido.

185

LINDA: Ah, ¿estás viendo ese gato allá afuera? ¿Cómo se salió "Mouser"? ¿Lo dejamos entrar? Va a querer un regazo tibio para sentarse. Creo que le caes bien, Greg. Vamos a llamarlo y sentémonos junto a la chimenea.

Linda demostró una comunicación efectiva siendo paciente, viendo como reales las preocupaciones de su hermano y juntando las señales para saber que el gato sí se había salido de la casa en el clima frío. Al estudiar el lenguaje corporal de Greg (su rostro y el que estuviera dando vueltas mientras andaba), determinó que había un problema y respondió de manera adecuada: "¿Pasa algo?". Quizá en ese caso también puede recordar que Greg utiliza la palabra "ruido" al referirse al "maullido" del gato. A veces el enigma se puede resolver.

Una enfermera en una institución de cuidados prolongados habla con una usuaria que está intentando hacerse entender

ENFERMERA: [*Pasa junto a la Sra. Arthur en el pasillo*] Hola, Sra. Arthur, soy Marsha. Es bueno verla de nuevo. ¿Cómo está su nieto tan simpático, Mike?

SRA. ARTHUR: Es sólo, sólo ahí. ¡Haz eso por mí!

ENFERMERA: Muéstreme a lo que se refiere, Sra. Arthur

SRA. ARTHUR: Hazlo.

ENFERMERA: [*Sin entender*] Sabe, Sra. Arthur, disfruto estar con usted. [*Sonriendo*] Seguro usted tiene mucho conocimiento sobre la vida. ¡Probablemente podría yo aprender mucho con usted!

SRA. ARTHUR: [*Sonríe y continúa su camino por el pasillo*]

En una demostración del don (*knack*), Marsha logró lo mejor de una situación en la que nadie iba a ganar. Saludó a una residente alegremente y recordó un hecho de su historia de vida para hacer una conexión. No obstante, las habilidades verbales de la Sra. Arthur han disminuido hasta el punto en que es difícil entender lo que está diciendo. En este

186

caso, una aseveración: "Seguro usted tiene mucho conocimiento sobre la vida" y luego el cumplido: "¡Probablemente podría yo aprender mucho con usted!" demuestran respeto y afecto. Aun cuando frases semejantes son algo exageradas, se dicen con integridad en la atención.

Una hija reconforta a su madre agitada

MADRE: [*Dando vueltas de un lado al otro, con las manos inquietas*]

HIJA: [*Se acerca a su madre, sonríe y le toma las manos*] ¡Hola, Mamá! Soy Maureen, tu hija. ¿Cómo estás?

MADRE: ¡Sí sé quién eres!

HIJA: [*Le da un abrazo a su madre, toma su mano derecha y le da un suave masaje*] Déjame ponerte una poca de esta nueva loción en las manos. Huele muy bien. [*Le frota la loción en las manos*] Vamos al salón y sentémonos ahí. [*Da palmaditas a su madre en la espalda, la conduce al salón*]

Este ejemplo demuestra que el contacto con la piel en todas sus formas puede ser una manera poderosa de comunicarse. Todos nosotros necesitamos las caricias. En este caso, Maureen le da a su madre un masaje en las manos y un abrazo. El contacto le da seguridad y es una parte de la atención para personas con Alzheimer que proporciona amor y sensibilidad.

Un hijo recoge a su padre en el centro de día
y lo anima a que "vaya al baño" antes de irse a casa

HIJO: [*Saluda al padre con calidez*] Hola, Papá, ¿cómo estás?

PADRE: No hay problemas.

HIJO: [*Le susurra*] Hagamos una escala en el baño antes de irnos a casa.

187

PADRE: Estoy bien.

HIJO: Está bien, vamos. [*Le da palmaditas a su padre en el hombro, sonriendo, haciendo un ademán señalando la puerta principal; al pasar por la puerta del baño de hombres, dice*] Papá, entremos allí un momento. Es un largo camino a casa. [*Tiene éxito en conducirlo hacia el baño de hombres*]

En ocasiones la gente con Alzheimer de manera automática dirá no a algo cuando no entienden lo que se les está pidiendo o, en este caso, si no saben en dónde está el baño. El hijo mostró tener el don (*knack*) al no avergonzar a su padre ni tratarlo como un niño (susurró su petición inicial). En vez de discutir, se lanzó directamente a hacerlo y convenció suavemente a su padre, diciendo: "Entremos allí un momento". El lenguaje era sencillo, directo y activo.

CONCLUSIÓN:

El lenguaje en la enfermedad de Alzheimer

Como se observó al principio del libro, los autores creen que el lenguaje utilizado para describir una enfermedad y a las personas con ella tiene un impacto en las actitudes y afecta la atención que se proporciona. A lo largo de los años, hemos obtenido muchos términos que se utilizan para describir la enfermedad de Alzheimer, a la persona con la enfermedad o las experiencias del cuidador: "el funeral que nunca termina", "el largo adiós", "la peor de todas las enfermedades", "una pesadilla", "la pérdida de la esperanza", "la pérdida del poder", "devastadora", "trágica", "nada puede hacerse", "conducta inapropiada", "la pérdida del ser", "víctima", "la persona del Alzheimer", "un fantasma de la persona que solía ser", "los seres perdidos", "la etapa enfurecida", "una historia de conducta enfurecida", "ellos y nosotros", "niños", "como niños", "como un niño de 2 años", "un extraño" y "una cáscara de la persona que solía ser".

188

Algunos, quizá muchos de estos términos pueden, de hecho, describir los momentos oscuros que todos los cuidadores sienten al enfrentarse a la enfermedad de Alzheimer. No obstante, el modelo de los *Mejores Amigos* depende de la voluntad del cuidador de considerar el cambio. Las siguientes frases o palabras son algunas que los autores han oído de familias que han tomado el enfoque más positivo de los *Mejores Amigos*: "un reto", "pasar tiempo juntos", "conociendo mejor a mi papá", "obtener satisfacción por un trabajo bien hecho", "hacer nuevos amigos y buenos amigos a través de grupos de apoyo", "aprender nuevas habilidades", "enfrentar nuevos roles", "acoger el cambio", "la primera vez que sentí la necesidad de ser voluntario para alguna causa", "abogar por una causa", "aprender a pedir ayuda" y "acercarme más a mi familia enfrentando juntos esta enfermedad". Las familias también nos han dicho que la enfermedad de Alzheimer los ha ayudado a valorar el presente, a obtener la alegría máxima de cada día y a vivir un día a la vez.

Una manera de cambiar las actitudes de la gente es cambiar el lenguaje que las familias y el personal utilizan para hablar sobre la atención de las personas con Alzheimer. El lenguaje positivo le dará un nuevo enfoque a un cuidador y a su manera de pensar en la enfermedad.

Los autores ya han comentado en este libro acerca de varios aspectos del lenguaje. Para recapitular, nos resistimos a la palabra "víctima" porque esto colapsa a la persona entera en la enfermedad. Tampoco usamos "paciente" o "cliente" excepto cuando una persona está recibiendo servicios de un profesional. Una persona no es un paciente o un cliente todo el tiempo. No utilizamos "etapas de la enfermedad", reconociendo que las etapas son arbitrarias y pueden conducir a falsas expectativas y suposiciones.

Los lectores cuidadosos pueden haber observado varias elecciones más que hemos hecho como autores:

1. Este libro con frecuencia utiliza la frase "proporcionar atención" a las personas con la enfermedad en vez de "cuidar

de" ellos. Esto parece más respetuoso y cambia un poco el enfoque de las tareas limitadas hacia una perspectiva más holística de atención.

2. Nos resistimos a utilizar también la palabra "manejar" en términos de las personas con la enfermedad de Alzheimer. No nos gusta esta palabra porque la tendencia es pensar en manejar proyectos y cosas, más que gente. De hecho, ambos autores recuerdan, como algo gracioso, haber asistido a una conferencia de una hora titulada "El manejo completo de un paciente con Alzheimer". ¡Cómo si fuera tan sencillo!

3. Muchos lectores habrán observado que el libro rara vez utiliza la palabra "respiro", que por lo general se utiliza en la atención de las personas con Alzheimer para describir la necesidad de los cuidadores de tomarse un descanso de las exigencias de proporcionar atención. También se utiliza para describir los servicios que proporcionan "atención de respiro", como serían programas a domicilio y servicios de día. Recomendamos ampliamente que cada cuidador se tome un respiro, o un descanso, de las exigencias de ser cuidador. No obstante, muchos programas que tienen beneficios enormes para las personas con Alzheimer (como los centros de día) siguen llamándose, principalmente, "programas de respiro". Creemos que esto niega el valor de estos programas para la persona. Los programas son para los cuidadores y para la persona, no para uno excluyendo al otro.

4. También resistimos frases tales como "una carga para el cuidador", que para nosotros evoca una imagen de mulas cargando sus bultos subiendo y bajando montañas. Sabemos que las exigencias de la atención de personas con Alzheimer son grandes, pero el modelo de los *Mejores Amigos* trata justamente de aprender cómo aligerar la carga.

Las buenas noticias para el nuevo siglo son que estamos entrando en una etapa de gran optimismo. Necesitamos cambiar las herramientas que utilizamos, tales como el vocabulario, porque las herramientas nuevas facilitarán la vida de los cuidadores. Habrá tratamiento con medicamentos, más servicios y mejores instituciones de cuidados prolongados que en el pasado. Los autores esperan que nuevos enfoques hacia la atención, por ejemplo el modelo de los *Mejores Amigos*, que habría sido impensable a mediados de la década de los ochenta, proporcionará a los cuidadores de la familia y profesionales más habilidades y confianza para proporcionar una atención excelente para sus seres queridos y para ellos mismos.

9. EL ENFOQUE DE LOS MEJORES AMIGOS HACIA LAS ACTIVIDADES

Los capítulos anteriores han hablado sobre la importancia de valorar a la persona con Alzheimer como a un amigo. Esta filosofía no tiene mejor aplicación que aquella en el área de las actividades. ¿De qué se trata la amistad si no es de jugar juntos, trabajar juntos y estar juntos? Este capítulo comienza con un resumen sobre la manera en que el modelo de los *Mejores Amigos* se puede aplicar a las actividades. Luego, se examina el propósito de las actividades en la atención para personas con demencia. Finalmente, los autores describen algunas de nuestras actividades favoritas para personas con Alzheimer.

Una porción de este capítulo está adaptada del libro de Bell, V. (1995). *Creative arts and crafts, In Activity programming for persons with dementia: A sourcebook.* Chicago: Asociación de Alzheimer. Utilizado con permiso.

EL MODELO DE ACTIVIDADES DE LOS *MEJORES AMIGOS*

El modelo de los *Mejores Amigos* tal y como se aplica a las actividades proporciona las siguientes sugerencias para los familiares y el personal (ver también la pág. 211).

Parte del capítulo fue adaptado por Bell, V. (1995). *Creative arts and crafts. Activity programming for persons with dementia: A sourcebook.* Chicago, con el permiso de *National Alzheimer's Association.*

1. **El arte de las actividades no reside en lo que se hace, sino en hacerlo.** El proceso de la actividad siempre es más importante que el resultado o qué el producto final. Si una actividad tal como doblar toallas va acompañada de sonrisas, conversación, chismes amistosos, plática sobre telas y colores y halagos por un trabajo bien hecho, entonces no debería importar si las toallas se doblan con los bordes perfectos.

2. **Las actividades deberán individualizarse y dirigirse hacia los intereses pasados y las habilidades de la persona.** La historia de vida de la persona, tal y como se presenta en el Capítulo 6, deberá ser ordenada en busca de ideas sobre actividades. Una persona a la que le gustaba jugar a las cartas, por ejemplo, puede ser que ya no pueda jugar al póquer o al bridge, pero quizá disfrute jugar un juego con ayuda, cambiarlo por un juego más sencillo, barajar, revisar las barajas en busca de cartas faltantes o simplemente estar presente y observar a los demás jugar.

3. **Las actividades deberán ser de naturaleza adulta.** Las actividades que son innecesariamente juveniles pueden ocasionar frustración, incluso enfado. Algunas personas con Alzheimer responden a las muñecas o a los juguetes de los niños, pero no debemos utilizar este hecho como una excusa para mantener todas las actividades a este nivel.

4. **Las actividades deberán recordar el pasado laboral de la persona.** Muchas personas con Alzheimer disfrutan actividades que se relacionan con su pasado laboral, en parte porque el trabajo desempeñó un papel enorme en sus vidas. Un granjero puede ser que todavía disfrute plantar semillas. Una artista puede ser que quiera continuar pintando. Un ama de casa puede disfrutar de las tareas de organización y de una plática sobre cómo procesar frutas y hortalizas.

5. **Las actividades deberán estimular los cinco sentidos (vista, oído, gusto, tacto y olfato).** Aun cuando algunos

194

de los sentidos disminuyen con la edad, muchos siguen estando fuertes. Los autores han encontrado que las actividades más exitosas estimulan más de un sentido. Por ejemplo, la jardinería conlleva tocar tierra húmeda, oler diferentes flores, oír el sonido de los pasos sobre las hojas de otoño, probar la fruta que cae de un árbol o un tomate maduro en una enredadera y ver colores vívidos en una variedad de plantas.

6. **Hacer nada es, de hecho, hacer algo.** Incluso los mejores amigos disfrutan tiempo juntos en silencio, quizá sólo sentarse en la sala escuchando música o viendo el mundo pasar a través de una ventana panorámica. A veces una persona se siente contenta con sólo estar presente, observando a los demás trabajar o, dependiendo de su nivel de demencia, una persona puede disfrutar pasar tiempo ella sola.

7. **Las actividades deberán recordar las habilidades físicas que siguen existiendo.** Muchas personas con Alzheimer permanecen en condiciones físicas bastante buenas. Las actividades deberán aprovechar esto, al incluir ejercicio, caminatas, quehaceres activos u otras tareas físicas. Muchas personas con demencia todavía gozan de una buena coordinación visual-motriz. Esta habilidad puede utilizarse como ventaja en una variedad de juegos amenos.

8. **Las actividades deberán iniciarlas los demás.** Las personas con Alzheimer pierden la habilidad de iniciar actividades. La actividad mejor planeada fracasará si la persona no puede empezarla. Un pintor jubilado, por ejemplo, puede disfrutar todavía de la pintura, pero quizá necesite que le pasen el pincel y le den una señal sobre cómo meter el pincel en la pintura y cómo dar una pincelada en el lienzo. Con frecuencia, este empuje adicional es todo lo que se necesita para llevar a cabo una actividad exitosa.

9. **Las actividades deberán ser voluntarias.** La mayoría de las personas con demencia no hará algo si no es satisfactorio. A nadie se le debe forzar a hacer algo en contra de su volun-

tad, sobre todo en lo que se refiere a actividades. Vale la pena señalar que algunos cuidadores han encontrado que si inician alguna actividad enfrente de la persona, él o ella se puede interesar en ésta, adoptarla y continuar trabajando felizmente un rato.

10. **Las actividades intergeneracionales son especialmente deseables.** Cualquier persona que trabaje en un centro de día que tenga nexos con un centro de atención para niños puede atestiguar al hecho de que las actividades intergeneracionales son en extremo exitosas. Ambas generaciones se benefician del intercambio y muchas personas con demencia disfrutan poder ayudar a las generaciones más jóvenes a terminar un proyecto o labor. De nuevo, se deben tomar en cuenta las diferencias individuales: por ejemplo, ¡el comediante W. C. Fields era conocido porque no le gustaban ni los animales ni los niños!

11. **Las actividades que pensamos que nunca van a funcionar a veces lo hacen.** Muchas familias responden a ideas de actividades diciendo que su padre o madre "nunca harían eso". Al mismo tiempo, el personal en los centros de día e instituciones tiende a ser renuente a hacer cosas que puedan no tener éxito. Cuando los autores comenzamos a trabajar en los centros de día, también éramos bastante conservadores en nuestra programación de actividades. Sin embargo, pronto aprendimos que las personas con demencia están llenas de sorpresas. Es bueno cuestionarse las expectativas de vez en cuando y probar cosas nuevas.

12. **Las actividades deberán ser atractivas tanto para el cuidador como para la persona.** Al igual que los amigos tienden a buscar actividades que ambos disfruten, las actividades para las personas con Alzheimer deberán ser disfrutables tanto para los cuidadores, el personal o los voluntarios, como para la persona misma. Cuando esto es así, la persona percibe esta diversión, desafío, emoción o satisfacción compartida.

13. **El cuidado personal es una actividad.** Las familias deben reconocer que algunas de las tareas más difíciles de la hi-

giene personal pueden volverse más positivas cuando se aplica el don (knack). Los cuidadores pueden tomar algunos momentos extras al ayudar a una persona a bañarse o a vestirse para hablar sobre viejos tiempos, oler un nuevo jabón fragante o contar un chiste.

14. **Las actividades pueden ser cortas.** En ocasiones, el periodo de atención de una persona vuelve difícil su participación en una actividad larga. Incluso las actividades muy breves, si se repiten con frecuencia, pueden llenar un día. Una cuidadora hacía que su padre leyera varios poemas cortos a lo largo del día. Otra le pedía a su madre que barriera el piso de la cocina con frecuencia. Incluso si estas actividades solamente duran un minuto o dos, un cuidador puede desarrollar un repertorio de actividades cortas que se pueden utilizar de manera efectiva a lo largo del día.

15. **Las actividades están en todas partes.** Con el don (*knack*), casi todo puede convertirse en una actividad extensa e interesante. Un simple apretón de manos, por ejemplo, puede conducir a una conversación sobre el barniz de uñas, los guantes, el trabajo hecho a mano, las "líneas de la vida", los anillos en los dedos, los anillos de bodas, las bodas y demás. Una tetera se puede disfrutar por su belleza; las conversaciones posteriores pueden ser acerca de cómo hacer el té, leer las hojas del té, los distintos sabores de té y el té de las cinco de la tarde de los ingleses.

EL PROPÓSITO DE LAS ACTIVIDADES

En nuestra búsqueda por llenar el día de actividades para las personas con Alzheimer, con frecuencia olvidamos que la gente hace las cosas por una razón. Todos tenemos necesidades básicas que se satisfacen mediante actividades significativas. En la atención de las personas con Alzheimer, las actividades cumplen muchos propósitos o necesidades.

Ser productivos o contribuir

La mayoría de nosotros necesita sentir que nuestras vidas hacen una diferencia para alguien o para alguna comunidad. Quizá somos buenos en nuestros empleos. Quizá somos voluntarios en alguna obra de beneficencia para niños. Quizá seamos buenos padres o buenos amigos para los demás. Las personas con Alzheimer también retienen el deseo de ayudar, de sentirse parte del mundo. Las actividades pueden ayudar a las personas con Alzheimer a satisfacer esta necesidad de sentirse competentes y útiles.

Experimentar el éxito

Las actividades pueden conducir a éxitos grandes y pequeños. Muchos niños se enorgullecen en armar su primer modelo a escala. Una pareja que planta un jardín hermoso puede estar orgullosa de su logro y disfrutar los cumplidos provenientes de los vecinos. Las personas con Alzheimer han enfrentado muchas pérdidas. Las actividades las ayudan a reconstruir y disfrutar nuevos éxitos.

Jugar

Aun cuando muchas personas pasan sus vidas trabajando duro, divertirse sigue siendo una parte importante de la vida para la mayoría de las personas. La gente que no tiene actividades recreativas o divertidas en su vida sin duda se está perdiendo una de las alegrías de ésta. Las personas con Alzheimer con frecuencia retienen la capacidad de disfrutar el juego, tomarse la vida más ligera, bromear, hacer chistes y participar en actividades tales como volar una cometa. Uno de los propósitos de las actividades es divertirse.

Estar con otras personas

Las personas participan en actividades para estar con amigos, conocer gente nueva, ser parte de un club o, simplemente, para sentirse parte de la sociedad. Un festival callejero puede incluir ver los trajes coloridos, el olor de la comida cocinándose y los sonidos de música agradable. No obstante, alguien puede buscar una sensación de pertenencia, de estar con otros. Aun cuando las personas con Alzheimer por lo general se sienten más a gusto en situaciones de grupos pequeños, todavía tienen una necesidad de socializar, de pertenecer.

Producir nuevas habilidades

Tomamos parte en la sociedad y hacemos cosas para practicar lo que hacemos bien, aguzamos viejas habilidades o desarrollamos habilidades nuevas. Por ejemplo, algunas personas se unen a grupos para practicar y mejorar sus habilidades para hablar en público. Las personas con Alzheimer puede ser que no estén desarrollando nuevas habilidades, pero las actividades pueden ayudarlos a renovar las que ya tenían y a practicar y conservar las demás.

Tener un sentido del control

Todos esperamos tener algún control sobre nuestras vidas. Las actividades adecuadas pueden ayudar a las personas a sentir que tienen el poder y las riendas de su mundo. Por ejemplo, algunas familias incluyen a la persona en transacciones económicas simples, como que firme los cheques una vez que alguien más los haya llenado.

Sentirse seguro y a salvo

Todos necesitamos sentirnos a salvo y seguros. Si vivimos en un barrio peligroso, si tememos perder nuestro trabajo o si nos preocupamos por dinero, todas estas preocupaciones pueden ocasionar estrés y tensión. Las personas con Alzheimer tienen una gran necesidad de sentirse seguras y a salvo a cada momento. Las actividades pueden recordar sentimientos cálidos asociados con buenas épocas pasadas y ayudar asegurándole a la persona que todo está bien.

Cubrir una necesidad religiosa o espiritual

Aun cuando no todos profesan una fe religiosa, los autores creen que todos tienen una vida espiritual. Las personas con Alzheimer pueden todavía tener necesidades religiosas o espirituales que se pueden llenar de varias maneras, incluyendo asistir a servicios religiosos, orar, escribir poesía, crear arte, caminar en un bosque o demostrarle compasión a los demás.

Experimentar crecimiento y aprendizaje

Muchas personas toman parte en actividades para aprender más acerca de un tema en particular o para crecer como seres humanos. Las personas con Alzheimer pueden aprender información nueva o no, pero sí pueden seguir disfrutando la experiencia de que se les presente material nuevo interesante. Participar en una situación de aprendizaje puede producir satisfacción y placer.

ACTIVIDADES EXITOSAS EN LA ATENCIÓN DE PERSONAS CON ALZHEIMER

Al pensar en actividades para personas con Alzheimer, puede ser útil pensar en las actividades en las que tomamos parte. ¿Cuáles son estas actividades y por qué tomamos parte en ellas? ¿Cuáles son nuestras cosas favoritas? Podemos pensar en las actividades que hemos intentado al atender a personas con Alzheimer. ¿La actividad encaja con el modelo de los *Mejores Amigos*? ¿Disfrutamos llevar a cabo la actividad con la persona? ¿Por qué eligió la persona hacer o no la actividad? ¿Qué necesidad está cubriendo esa actividad para la persona?

Aun cuando no es la intención de los autores proporcionar una lista extensa de actividades para la atención de personas con Alzheimer, la lista esboza tipos de actividades que hemos encontrado exitosos. Motivamos a los lectores para utilizar la lista como trampolín para su propia creatividad y, por supuesto, para individualizar la actividad siempre que sea posible. El lector observará que estas actividades pueden realizarse casi en cualquier lugar, en cualquier momento, con pocos materiales o gastando poco dinero. En verdad, las actividades están en todos lados.

Llevar a cabo la higiene personal

Los cuidadores con el don (*knack*) hacen un esfuerzo por transformar las tareas con frecuencia intimidantes de higiene personal en actividades. Las siguientes incluyen aspectos del cuidado personal:

- Tomar un baño puede convertirse en un baño de burbujas, riéndose y soplando burbujas de jabón
- Vestirse puede convertirse en una pasarela de modas
- Cepillarse los dientes puede convertirse en una prueba de una nueva pasta de dientes
- Cepillarse el pelo puede convertirse en una oportunidad para cantar juntos en voz baja
- Arreglarse puede ser un momento para dar mayor seguridad
- Aplicar maquillaje puede ser un momento para hacer caras en el espejo

- Dar manicura puede ser un momento para cumplimentar a la persona
- Dar un masaje puede crear intimidad para una pareja de casados
- Comer una comida puede ser un momento para pedir una opinión

Realizar tareas domésticas

Los cuidadores con el don (*knack*) ayudan a las personas con Alzheimer a sentirse productivas con tareas que imiten la satisfacción que muchas obtuvieron durante sus vidas laborales. El cuidador puede pedirle a la persona que ayude: "Papá, ¿podrías ayudarme a plantar estos tulipanes? Tú tienes una habilidad muy especial con las plantas". Esta pregunta ayuda a iniciar la labor y alaba las habilidades de la persona. Al terminar la labor, se puede dar un cumplido: "Papá, gracias a ti, tendremos un jardín hermoso en la primavera". Las siguientes actividades están relacionadas con el trabajo:

- La jardinería puede convertirse en una actividad divertida para la familia cuando a alguien lo salpican con el agua de la manguera.
- Pulir la mesa del comedor puede hacer que alguien se sienta útil.
- Doblar la ropa puede mantener intacta la coordinación viso-motora .
- Secar los platos puede evocar antiguos recuerdos familiares.
- Barrer las hojas con un rastrillo puede ser buen ejercicio.
- Cocinar puede ser una oportunidad de oler especias fuertes.
- Quitarle la cáscara a unos cacahuates puede evocar la habilidad de contar.

Estar con mascotas

Los cuidadores que tienen el don hacen que la persona se involucre con animales amigables de la familia o de los vecinos siempre y cuando la persona disfrute esos contactos. Las mascotas pueden proporcionar un amor incondicional y también dar a la persona un sentido de la responsabilidad al participar en el cuidado del animal. Las siguientes actividades incluyen mascotas:

- El canto de un pájaro puede proporcionar un concierto súbito
- Cepillarle el pelaje a un perro puede ser una oportunidad de dar y recibir amor
- Acariciar a un gato amistoso produce un ronroneo suave
- Darle de comer a los patos puede ser el mejor momento de una tarde soleada y relajada en el parque
- Un acuario de peces tropicales puede proporcionar un calidoscopio de colores.
- Darle a la persona alguna responsabilidad por el cuidado de la mascota puede hacerlo sentirse necesitado y aumentar la autoestima.

Utilizar la magia de la música

Los cuidadores con el don (*knack*) saben que la música es el lenguaje de las personas con Alzheimer. Es increíble cuánto disfrutan muchas personas con demencia cantar una canción, escuchar música o tocar un instrumento. Las siguientes actividades incorporan la música:

- Asistir a un concierto coral en alguna iglesia puede ser una oportunidad para vestirse con ropa elegante.
- Tocar una canción favorita puede ser una fabulosa distracción si la persona está a punto de enojarse.
- Seguir un ritmo continuo con los dedos de manos y pies puede proporcionarle ejercicio a una persona.

- Bailar pegaditos puede ser muy romántico.
- Llevar a cabo un concurso de silbidos puede hacer reír a todos.
- Cantar canciones conocidas puede reducir la ansiedad.

Reminiscencias

Los cuidadores que tienen el don (*knack*) pueden alentar las reminiscencias. Es una necesidad humana básica pensar en el pasado y recordar. La gente con Alzheimer puede tener una memoria a corto plazo muy reducida, pero las memorias de tiempo atrás con frecuencia están intactas. A veces todo lo que se necesita para alentar la comunicación es un objeto o dos y la voluntad del cuidador de hacer preguntas. Este tipo de actividad funciona muy bien entre dos personas o con grupos en los centros de día o instituciones. Uno puede recordar a través de los siguientes objetos:

- Una botella de perfume, que puede evocar recuerdos de la graduación del bachillerato
- Anuncios de aparatos electrodomésticos de la década de los cincuenta, en una revista *Life*
- Viejos utensilios de la casa, como una tabla de lavar, peladores de manzana o una plancha plana, que pueden conducir a comparaciones llenas de humor entre esa época y la actual
- Utensilios antiguos utilizados en la granja, que pueden evocar recuerdos de la vida en el campo
- Sonar la bocina de un automóvil de colección, que puede traer recuerdos de una primera cita

Recordar viejos dichos, clichés o rimas

Los cuidadores con el don (*knack*) aprovechan el hecho de que los viejos dichos, clichés o rimas con frecuencia siguen estando intactos en las personas con Alzheimer. Puede ser una fuente de placer para ellos recordar estos dichos. Incluso puede ser más gratificante cuando le pueden enseñar algunos de sus viejos dichos a otros. Un grupo puede pasar tiempo hablando sobre lo que en realidad significa algún viejo dicho. ¿Qué quiere decir "sacar al buey de la barranca"? Un granjero a lo mejor lo conoce bien, pero a un citadino le puede costar más trabajo. También puede ser gracioso cuando se da una respuesta "incorrecta" a una vieja frase; una vez, una directora de un centro de día le dijo a los autores que le había pedido a un grupo que terminara la frase "El camino al infierno está pavimentado de _____", y un participante contestó "reuniones de comités".

Los siguientes ejemplos se pueden utilizar en las actividades:

- Tarjetas con viejos dichos se pueden preparar en un formato de "llenar los huecos", creando un juego ameno para la persona: "El ocio es la madre de _____."
- Las palabras que riman, como "tul y azul" o "pino y lino", pueden ser una actividad para distraer a una persona mientras le están dando un baño.
- Se pueden utilizar viejos dichos de una manera amigable y en tono de broma con la persona para lograr que haga algo: "Más vale pájaro en mano que cientos volando".
- Los poemas clásicos se pueden leer y disfrutar, y algunas personas de hecho nos pueden sorprender al recordarlos.
- Algunos símiles que se relacionen con animales, como "lento como tortuga" o "veloz como gacela" pueden hacer que se ría hasta la persona más seria.
- Leer en voz alta rimas infantiles puede permitir a la persona "enseñarle" algo nuevo a los niños.

Jugar juegos de palabras

Los cuidadores que tienen el don (*knack*) reconocen que el vocabulario que aprendieron hace mucho puede ser recordado a través de juegos astutos de palabras. Estas actividades tienden a funcionar bien con grupos o en pequeñas reuniones familiares. La mayoría de nosotros recuerda las horas que se podían llenar con este tipo de juegos al ir conduciendo el automóvil en unas vacaciones familiares. Lo que vuelve tan exitoso un juego en una buena atención de las personas con Alzheimer es que todos los presentes pueden participar. Debido a que muchos juegos de palabras son de respuesta abierta, hay una cantidad casi ilimitada de respuestas correctas. Las siguientes ideas de juegos de palabras pueden resultar útiles:

- Nombrar los pares de opuestos, como arriba y abajo, subir y bajar o derecho e izquierdo, es algo a lo que se puede jugar fácilmente en la sala de espera del médico, durante un viaje o durante otros momentos que pudieran resultar potencialmente tensos.
- Enumerar cada palabra que tenga que ver con un cierto color, como Mar Rojo, ojos rojos, tarjeta roja, pelirrojo, diablo rojo, puede permitir a las personas con Alzheimer participar en actividades grupales.
- Redactar una tarjeta de recupérate pronto para alguien que esté enfermo puede satisfacer la necesidad de ayudar a los demás.
- Utilizar las letras del "Scrabble" para deletrear palabras claves del pasado de la persona puede ser una manera de honrar su historia de vida y realzar logros pasados.
- Nombrar las capitales de los estados puede ser un juego ameno de memoria en un centro de día.

Hacer actividades con niños

Los cuidadores que tienen el don (*knack*) saben que los niños pueden ser especialmente amorosos con las personas que tienen demencia y aceptarlos bien. Las actividades intergeneracionales pueden ofrecer mucha alegría a las personas al sentir que están ayudando o enseñando a gente joven. La experiencia también puede ser valiosa para los niños, que quizá no tengan abuelos que vivan cerca o, incluso, que estén vivos. Las posibilidades son interminables en cuanto a las experiencias activas (como lanzar una pelota o pintar un cuadro) o pasivas (como escuchar música o a una persona leyendo poesía), como serían las siguientes:

• Hacer una máscara de Halloween juntos puede lograr que ambas personas participen en un proyecto de arte satisfactorio.
• Leerse cuentos en voz alta uno al otro puede ser una oportunidad para elogios.
• Caminar juntos puede proporcionar ejercicio y una oportunidad de recoger flores por el camino.
• Disfrutar las festividades alrededor de un cumpleaños: soplar las velas, intercambiar regalos, cantar "Feliz Cumpleaños" y comer pastel de cumpleaños puede evocar muchas sonrisas y mucha risa.
• Estar con niños puede hacer que los adultos sientan aceptable jugar juegos de niños y armar rompecabezas sencillos.
• Recibir los abrazos y besos que los niños dan con tanta libertad hacen a la persona sentirse amada.

Disfrutar un rato en silencio

Los cuidadores que tienen el don (*knack*) planean tiempo para hacer reflexiones en silencio o para ver pasar al mundo. Este tipo de ratos en silencio puede tranquilizar a la persona y ayudar al cuidador a "recargar baterías". Con frecuencia, este tiempo en silencio puede lograrse al identificar los rituales cotidianos que la persona ha disfrutado anteriormente. Las siguientes actividades pueden proporcionar momentos de silencio:

• Visitar la biblioteca para hojear las revistas más recientes en una atmósfera serena y estudiosa puede ser tranquilizante para la persona.

- Empezar una nueva tradición de té y galletas a media tarde puede dar inicio a un ritual diario.
- Tomar una caminata diaria enfoca a la persona en una sola tarea y también puede ser disfrutada por el cuidador.
- Salir en el automóvil a dar una vuelta por un camino rural puede ser una oportunidad de estar fuera.
- Observar a los colibríes chupar néctar de las flores puede ayudar a la persona a conectarse con la naturaleza.

Realizar actividades espirituales

Los cuidadores con el don (*knack*) aprenden acerca del antecedente religioso o espiritual de la persona a la que atienden. Aun cuando muchos programas no sectarios luchan por cumplir estas necesidades en una sociedad tan diversa, el enfoque de los *Mejores Amigos* busca las actividades individualizadas siempre que sea posible. Las siguientes actividades pueden satisfacer las necesidades espirituales de la persona:

- Leer en voz alta pasajes de la Biblia u otros textos religiosos puede dar seguridad.
- Escuchar música de órgano o evangélica puede evocar recuerdos pasados de actividades en la iglesia.
- Orar sigue siendo un acto poderoso y simbólico para muchas personas con y sin demencia.
- Celebrar las fiestas religiosas puede ayudar a una persona a sentirse conectada.
- Involucrar a la persona en ayudar en obras locales de beneficencia puede ayudarla a sentir compasión por los demás.
- Continuar asistiendo a servicios religiosos puede ayudar a una persona a sentirse valorada.
- Ver un hermoso amanecer puede elevar el espíritu de la persona y hacerla sentir más sintonizada con el universo.

Reconocer viejas habilidades

Los cuidadores que tienen el don (*knack*) observan cuidadosamente las viejas habilidades y motivan a la persona a continuar utilizándolas tanto como sea posible. Muchas de estas habilidades se practicaron a lo largo de toda la vida y se le pueden recordar fácilmente a la persona. Por ende, una persona que tocó bien el piano puede que no aprenda una nueva canción sencilla, pero al darle algunas pistas (como tararear parte de la melodía) puede que toque una vieja canción, incluso alguna que sea bastante complicada. Las viejas habilidades pueden incluir las siguientes:

- Silbar, cantar, bailar o zapatear
- Tallar pedacitos de madera
- Recitar algún discurso o poema memorizado
- Jugar canicas (con un niño)
- Tallar una pipa en una mazorca de maíz
- Freír tomates verdes o preparar algún otro platillo especial
- Firmar su nombre con una pluma fuente

Crear proyectos artísticos y artesanales

Los proyectos artísticos y artesanales proporcionan una maravillosa oportunidad para que las personas utilicen sus habilidades y fuerzas remanentes. El lenguaje no verbal del arte libera a las personas que tienen problemas con la complejidad del lenguaje. Los sentimientos que no se pueden expresar en palabras con frecuencia sí se pueden expresar con el arte. La exploración sensorial del color y la textura resulta estimulante y satisfactoria.

No obstante, debemos recordar que los proyectos artísticos y artesanales que resulten demasiado simples pueden enfrentar resistencia o rechazo por parte de las personas que sientan que el proyecto está por debajo de sus capacidades. Todos los proyectos deberán pasar alguna de las "pruebas" de los *Mejores Amigos* para las

209

actividades: Deberán poderlo disfrutar todos los involucrados. En efecto, si un proyecto es disfrutado por el personal y los voluntarios o por toda la familia, es probable que parezca lo suficientemente adulto y le resulte significativo a la persona.

Las personas con Alzheimer pueden disfrutar los siguientes proyectos creativos artísticos y artesanales:

- Dibujar o pintar un recuerdo de la niñez, como una casa, escuela, arroyo o bosque
- Reconocer pinturas conocidas en un libro de arte de gran tamaño
- Utilizar plastilina para esculpir un animal
- Hacer un móvil a partir de objetos reunidos en una búsqueda espontánea de tesoros (piñas de árbol, hojas, plumas)
- Pintar vitrales para las ventanas en una institución
- Llenar naranjas con clavos de olor secos para dar como regalos
- Diseñar decoraciones para una fiesta

CONCLUSIÓN

Citando una vieja canción, las actividades sugeridas en este capítulo representan "algunas de mis cosas favoritas." Sin duda, hay muchas más actividades que se pueden hacer casi sin materiales o dinero y de manera imprevista. Los autores alientan al lector a aceptar el reto de hacer actividades con el don (*knack*). Muchos recursos o actividades tradicionales fallan porque se enfocan en recetas para hacer actividades en vez de en el proceso de las mismas. Los lectores deberán recordar que la filosofía de los *Mejores Amigos* es que el secreto no está necesariamente en lo que se hace, sino en hacerlo. ¡La vida es una actividad!

EL ENFOQUE DE LOS MEJORES AMIGOS
HACIA LAS ACTIVIDADES

❑ El arte de las actividades no reside en lo que se hace, sino en hacerlo.

❑ Las actividades deberán individualizarse y dirigirse hacia los intereses pasados y las habilidades de la persona.

❑ Las actividades deberán ser de naturaleza adulta.

❑ Las actividades deberán recordar el pasado laboral de la persona.

❑ Las actividades deberán estimular los cinco sentidos (vista, oído, gusto, tacto y olfato).

❑ Hacer nada es, de hecho, hacer algo.

❑ Las actividades deberán recordar las habilidades físicas que siguen existiendo.

❑ Las actividades deberán iniciarlas los demás.

❑ Las actividades deberán ser voluntarias.

❑ Las actividades intergeneracionales son especialmente deseables.

❑ Las actividades que pensamos que nunca van a funcionar a veces lo hacen.

❑ Las actividades deberán ser atractivas tanto para el cuidador como para la persona.

❑ El cuidado personal es una actividad.

❑ Las actividades pueden ser cortas.

❑ Las actividades están en todas partes.

Los *Mejores Amigos* en el cuidado de **Alzheimer**, por Virginia Bell y David Troxel.
Copyright © 1997, por Health Professions Press, Inc., Baltimore

10. EL ENFOQUE DE LOS MEJORES AMIGOS EN CASA

En la atención de las personas con Alzheimer, "no hay lugar como el hogar". La mayoría de las personas con Alzheimer tienen un deseo muy fuerte de vivir en sus casas el mayor tiempo posible. Las familias comparten este deseo. De modo paradójico, la casa suele ser el mejor y el peor de los lugares para la atención de personas con Alzheimer. El mayor beneficio del cuidado en casa es que éste se proporciona en un lugar conocido por personas conocidas. El cuidado en casa puede resultar económico, sobre todo si los cuidadores pagados que van a la casa son necesarios solamente de vez en cuando. Se pueden mantener rutinas. La *persona* puede disfrutar una silla que le es familiar, usar toda su ropa favorita, jugar con los perros o gatos del vecindario y sentirse segura y a salvo. La *persona* que vive en casa sigue estando *en* la comunidad y es mucho más probable que vea a viejos amigos y participe en eventos comunitarios.

El mayor inconveniente del cuidado en casa es que casi siempre es proporcionado por la pareja, que puede tener que dar, ella sola, una atención que es física y emocionalmente estresante. Puede ser que el cuidador no se dé abasto con todas las exigencias del cuidado en casa. Otras desventajas del cuidado en casa incluyen preocupaciones en torno a la seguridad al traer a casa a prestadores de servicios de atención a la salud nuevos, la falta de servicios en algunas comunidades, problemas de transporte en áreas rurales y el gasto del cuidado en casa cuando se necesita más ayuda. Por ejemplo, en Estados Unidos una atención de 24 horas a domicilio casi siempre es más cara que la atención institucional.

213

Este capítulo examina la manera en que el modelo de los *Mejores Amigos* puede incorporarse a la atención a domicilio a fin de ayudar a los cuidadores a lograr su meta de mantener a sus familiares en casa el mayor tiempo posible y siempre que sea aconsejable. La primera sección describe el modelo de los *Mejores Amigos* tal y como se puede aplicar al escenario en casa. La siguiente sección examina diversas cuestiones en lo referente al servicio a domicilio, incluyendo la demografía cambiante de la familia, el vivir solo, el costo cada vez más elevado del cuidado, el llevar a cabo actividades en la casa, pedir ayuda y arreglárselas con roles familiares y relaciones cambiantes. Finalmente, hay una sección breve sobre los tipos de servicios que pueden ayudar a los cuidadores que están en casa. (El Capítulo 12, que cubre las instituciones de cuidados prolongados, incluye una sección sobre *cuándo* hacer un internamiento, valioso para los cuidadores que están en casa indecisos sobre la toma de esta decisión.)

Una nota sobre la manera en que los autores definen el cuidado en casa: hemos escrito este capítulo para las personas que cuidan a su pareja en el hogar familiar, para los hijos adultos intentando ayudar a los padres a permanecer en casa, para un vecino que de manera informal ayuda a un adulto mayor que vive solo o para cualquier persona en una situación en donde se proporciona atención en un escenario de casa.

EL MODELO DE LOS *MEJORES AMIGOS* EN LA CASA

La frase del poeta John Donne de sus meditaciones *Devotions Upon Emergent Occasions*, "Ningún hombre es una isla", es un punto de inicio importante para familias que cuidan a una persona con Alzheimer en casa. Los cuidadores que se aíslan probablemente tendrán experiencias más difíciles al proporcionar atención. Las familias deberán acoger los siguientes elementos de la filosofía de los *Mejores Amigos* que se aplican al cuidado en casa:

1. **Ser abierto con los demás acerca de la situación familiar.** El estigma de la enfermedad de Alzheimer está dismi-

214

nuyendo a gran velocidad. Las familias que asisten a grupos de apoyo por primera vez con frecuencia se sorprenden de encontrar a personas que conocen, incluso a vecinos. Ser abiertos sobre el diagnóstico de un ser querido y las metas familiares para proporcionar cuidado en casa puede permitir a los amigos y vecinos proporcionar ayuda y puede conducir a una red de apoyo extendida.

2. **Hacer una evaluación honesta.** Al proporcionar cuidado en casa, es importante tener expectativas realistas sobre la *persona* y sobre uno mismo y repasarlas con frecuencia. Los cuidadores deben pensar en su propia salud, sus propias actitudes en torno a proporcionar atención, sus recursos financieros y sus habilidades para darse abasto. También deberán evaluarse las habilidades y la situación de la *persona* tal y como se detalla en el Capítulo 3. Asimismo, los cuidadores deberán evaluar el escenario de su casa, observándola y considerando situaciones de seguridad en ella, incluyendo cerraduras, protectores para las escaleras e iluminación. Además, deberán considerar los servicios de la comunidad (o la falta de los mismos) con los que pueden alternar al proporcionar la atención.

3. **Continuar formando parte de la comunidad.** Es importante dejar que la *persona* disfrute de las rutinas el mayor tiempo posible. Salir a desayunar, disfrutar un concierto en el parque, salir a dar una vuelta diaria en el automóvil, asistir a un servicio religioso y hacer otras cosas fuera de la casa son todas partes de la vida y deberán incorporarse en la rutina de la *persona* siempre que sea posible. Los cuidadores deberán recordar el don (*knack*) de la creatividad. Si el servicio religioso regular está demasiado lleno de gente para que la *persona* lo disfrute, pueden asistir a uno a otra hora. Salir a desayunar a las 10 de la mañana, en vez de hacerlo de 7 a 9, cuando está más lleno, puede ser más relajante. Se le puede informar al personal del restaurante del diagnóstico de la *persona*, de manera que lo puedan saludar

215

con una sonrisa cálida y proporcionarle servicio adicional de ser necesario.

4. **Reconocer que los antiguos patrones y rituales cambian.** Muchas amas de casa intentan conservar sus normas de cómo se debe llevar una casa. Esto no es posible cuando uno de los integrantes de la casa tiene demencia. Los cuidadores deberán recordar el don (*knack*) de la flexibilidad. Un ama de casa que siempre está organizada y que mantiene una casa inmaculada deberá aprender a aceptar que la *persona* probablemente no colgará su ropa ni guardará los platos. Algo que es muy difícil de aceptar para algunos cuidadores es que parte de tratar con la enfermedad de Alzheimer es soltar la perfección. Una cuidadora le dijo a los autores que empezó a pensar que su esposo era un "huésped" bienvenido. Se dio cuenta que con frecuencia perdía la paciencia con sus hijos cuando no hacían las cosas como a ella le gustaban, pero que jamás le diría a un huésped: "¡Cierra la puerta del gabinete cuando lo abras!" o "¿Qué no puedes guardar las cosas después de usarlas?". Esta manera de reconsiderar la relación fue muy creativa, otro elemento del don (*knack*).

5. **Simplificar el entorno siempre que sea posible.** Parte del don de una buena atención de las personas con Alzheimer en casa es simplificar la manera en que se hacen las cosas en ella. Si la *persona* lucha con decisiones sobre qué ponerse, no debería tener un armario lleno de trajes para ponerse. Si la *persona* tiene poco juicio, las piezas valiosas de colección que se pueden romper deberán guardarse bajo llave. Si la *persona* no tiene buen equilibrio, deberán quitarse tapetes, muebles u objetos que hagan bulto en pasillos y que pudieran ocasionar lesiones.

6. **Valorar y enfocarse en el presente.** Los autores alientan a los cuidadores a que intenten soltar viejas diferencias. Con frecuencia, como resultado del proceso de la enfermedad, la *persona* ha olvidado estas épocas malas. Los cuidadores

216

deberán enfocarse en proporcionar la mayor calidad de vida cada día, para ellos y para la *persona* a la que cuidan.

7. **Incorporar la Declaración de los Derechos Humanos de las Personas con la Enfermedad de Alzheimer en las metas para la atención.** Los cuidadores deberán utilizar la Declaración de los Derechos Humanos como una fuente de ideas para actividades y para establecer metas (ver el Capítulo 4). Por ejemplo, la Declaración de los Derechos Humanos para las Personas con la Enfermedad de Alzheimer sugiere que los cuidadores proporcionen actividades que estimulen los sentidos, le den a la *persona* tiempo para estar en el exterior y que establezcan oportunidades para dar múltiples abrazos.

8. **Convertir el trabajo de ocupación de la *persona* en trabajo real siempre que sea posible.** Debido a que hay muchas tareas domésticas asociadas con llevar una casa, el cuidador deberá intentar que la persona participe en actividades constructivas siempre que sea posible. Si la *persona* todavía puede sacudir una mesa, barrer un piso, barrer hojas con un rastrillo o ayudar de alguna otra manera, se le debe permitir hacerlo.

9. **Disfrutar momentos tranquilos y placeres sencillos.** Los momentos tranquilos para estar juntos, tales como tomar una taza de café por la mañana (¡descafeinado!) o escuchar música, pueden ser disfrutados tanto por la *persona* como por el cuidador. ¡Cualquier cosa puede ser una actividad! Si se deben podar los setos, el tiempo se puede utilizar como una oportunidad para observar la naturaleza o para pedirle a la *persona* su opinión sobre cómo se ve el jardín.

10. **No esperar demasiado tiempo para aprovechar los recursos y servicios comunitarios.** Las familias con frecuencia esperan y esperan para utilizar los servicios necesarios. Finalmente, cuando la *persona* se ha deteriorado más allá de la capacidad de la familia para proporcionarle una buena atención, es cuando buscan ayuda. Los familiares se enfrentan

entonces a listas de espera y se ven forzados a tomar decisiones importantes bajo presión. Los cuidadores deberán recordar el don (*knack*) de planear a futuro.

LAS CUESTIONES QUE AFECTAN EL CUIDADO EN CASA

La familia cambiante

La familia nuclear tradicional como aparecía en los programas de televisión de la década de los cincuenta en Estados Unidos, como *Leave It to Beaver*, ya no es la norma. En la mayoría de los casos, ambos esposos trabajan y ya no se espera que una esposa, hija o nuera tomará todos los deberes de cuidar a los parientes de mayor edad.

La oficina del Censo en Estados Unidos define una familia como "dos o más personas relacionadas por nacimiento, casamiento o adopción que residen en la misma casa". No obstante, la realidad de familias al principio del siglo XXI es capturada por una encuesta nacional que encontró que la mayoría de los norteamericanos conciben a la familia como "un grupo de personas que se aman y cuidan entre sí". Estos grupos incluyen familias tradicionales con un padre que gana un salario y una madre ama de casa; las familias conducidas por una madre y un padre en donde los dos trabajan; las familias en donde los abuelos crían a los nietos como resultado de la incapacidad o muerte de los padres; las familias con hijastros; las familias con sólo un padre o una madre debido al abandono, divorcio, muerte, embarazos no planeados o elección; hogares de parejas homosexuales o lesbianas; familias que posponen el nacimiento de los hijos más allá de la edad tradicional para tenerlos; familias de "generación sándwich" en donde los padres cuidan a niños pequeños y a parientes de edad avanzada al mismo tiempo; hogares donde habitan tres o cuatro generaciones; parejas domésticas no casadas; y muchos ejemplos de adultos mayores que viven juntos y que pueden no casarse.

Estos cambios dramáticos en la vida familiar han producido nuevos retos para los prestadores de servicios de atención. Como ejemplo, podemos considerar el significado de dos de los ejemplos anteriores: abuelos que crían nietos y mujeres que posponen el nacimiento de los hijos. Estas tendencias podrían llevar a más adolescentes a ser responsables por cuidar a adultos mayores. Los grupos de apoyo a la familia existentes en la actualidad, por ejemplo, ¿cumplirán con sus necesidades?

Los autores han trabajado con cuidadores primarios cuyas edades fluctuaban entre la adolescencia y los noventa. Los cuidadores varían en actitudes, experiencia, habilidades para darse abasto y valores. Provienen de situaciones ampliamente diferentes en cuestiones familiares, sociales y de comunidad. Cada situación en la que se proporciona atención es algo distinta y todas tienen atributos positivos y negativos.

Cuidadores a larga distancia

La familia del nuevo milenio está regada por todos lados, los adultos mayores con frecuencia viven solos y lejos de sus hijos. Esta tendencia, por ejemplo, en Estados Unidos, ha avivado el crecimiento de la profesión de administradores de la atención geriátrica, que se examina posteriormente en este capítulo. Los hijos que ven a sus padres de vez en cuando pueden no notar los cambios sutiles en la conducta de los mismos al inicio de la enfermedad de Alzheimer. Antes de que la familia pueda actuar, pueden aparecer problemas significativos, tales como un abuso económico o físico.

Adultos mayores viviendo solos

Aun cuando este capítulo está escrito con los cuidadores familiares en mente, hay muchos cuidadores informales que ayudan a un vecino o amigo mayor que puede vivir solo. Esta tendencia está creciendo porque las familias se están volviendo más pequeñas; con frecuencia, no hay una familia grande o extendida que proporcione atención. En ocasiones, los familiares están enemistados. Los prestadores de servicios enfrentan retos significativos al proporcionarle atención a personas que quieren vivir en casa pero que no deberían hacerlo. ¿De qué manera los persuadimos para que acepten ayuda?

El costo de la atención en aumento

Uno de los problemas significativos que enfrentan las familias en Estados Unidos es el gigantesco aumento en los costos de la atención de la salud. Los días en que los familiares encontraban un estudiante para que viviera en la casa y ayudara a cambio de casa y sustento ya se acabaron. Los costos de atender a una persona con Alzheimer pueden amenazar la seguridad económica de la familia, quizá incluso terminar con los ahorros que los padres envejecidos habían esperado heredarle a sus hijos y nietos.

La cobertura del seguro médico norteamericano que proporciona el Estado, Medicaid, está disponible para la atención prolongada cuando una persona califica para obtener este beneficio. No obstante, el apoyo financiero del gobierno para las personas que atienden a familiares en casa es limitado.

Aun cuando el modelo de los *Mejores Amigos* no puede resolver estos problemas, sí alienta a los cuidadores a aprovechar los recursos disponibles y a planear a futuro. Hacerlo así ayudará a los cuidadores a evitar dificultades económicas.

Cuestiones de capacitación en casa

El cuidado en casa es un área en donde por lo general uno no piensa en cuestiones de capacitación, pero los autores alientan a las familias a considerar tres cuestiones específicas que pueden mejorar el cuidado en el hogar.

Capacitarse uno mismo

Las familias deberán hacer un compromiso de aprender lo más posible acerca de la enfermedad y de un buen cuidado de las personas con Alzheimer. Muchas oficinas de la Asociación de Alzheimer y otros grupos patrocinan excelentes talleres y congresos a lo largo del año. Las familias deberán asistir a estas reuniones siempre que sea posible y también se deberá motivar a otros familiares a que asistan.

Capacitar a cuidadores a domicilio

Debido a que la mayoría de los prestadores de servicios de atención a la salud ha tenido una capacitación limitada en la atención de las personas con Alzheimer, es vital para las familias que ayuden a llenar los huecos en el conocimiento y a desarrollar estrategias para enseñar a los proveedores de atención a la salud más acerca de cómo proporcionar una buena atención. Las familias pueden utilizar el modelo de los *Mejores Amigos* como un plan de estudios simple para estos cuidadores, como sigue:

1. Capacitar a los cuidadores a domicilio sobre los aspectos básicos de la enfermedad de Alzheimer y enseñarles a entender la experiencia del Alzheimer. Estas metas se pueden lograr al compartir algunas de las secciones de este libro con los cuidadores a domicilio, asistiendo a talleres con ellos o mostrándoles un video que se tome prestado de alguna oficina de la Asociación de Alzheimer.
2. Compartir el material sobre la amistad cubierto en el Capítulo 5 con los cuidadores. Preguntarles cuáles cualidades de amistad valoran ellos. Pedirles que piensen en sus propios *mejores amigos* y en las cualidades que hacen a sus amistades buenas.
3. Enseñar haciendo: mostrarle a los prestadores de atención en casa las estrategias y los pasos que han funcionado mejor.

4. Repasar la Declaración de los Derechos Humanos de las Personas con la Enfermedad de Alzheimer (ver Capítulo 4) con los cuidadores a domicilio y utilizar cada uno de los puntos como base para hablar acerca de las metas de la familia para la atención en casa.

5. Explicarle a los cuidadores a domicilio lo que significa el "don" ("*knack*"). Pedirles que piensen e identifiquen a amigos o compañeros de trabajo que tienen el don (*knack*). Platiquen sobre las razones por las cuales piensan que esto es así.

En un mundo perfecto, todos los prestadores de atención a domicilio llegarían al empleo (y a las casas) bien capacitados en la atención para personas con demencia y llenos del don (knack). Desafortunadamente, esto rara vez ocurre. Tomarse aunque sea unas horas para hablar sobre una buena atención con los cuidadores pagados es una buena inversión.

Capacitar a los amigos y la familia

Los amigos y los familiares que no están en el círculo inmediato de prestadores de atención puede ser que no siempre entiendan de lo que se trata la enfermedad de Alzheimer. Pueden tener ideas imprecisas y preconcebidas, pueden tener miedo a visitar y pueden no saber qué decir. Muchas de estas personas no apreciarían los intentos del cuidador por "capacitarlos" en lo que se refiere a la demencia, pero sí apreciarían recibir un folleto ocasional, una nota de un periódico o revista o una invitación a un grupo de apoyo o a un congreso. Es bueno para el cuidador tener amigos y parientes que estén familiarizados con la demencia; las personas familiarizadas con la demencia pueden ofrecer un apoyo emocional más sensible, o incluso, ayudar con la atención si se sienten cómodos con la situación. Una copia de la Declaración de los Derechos Humanos de las Personas con la Enfermedad de Alzheimer le proporcionará a amigos y familiares mucha información sobre lo que constituye una buena atención.

Llevar a cabo actividades en el hogar

Los cuidadores con frecuencia luchan para mantener a sus seres queridos involucrados en la vida diaria. Muchas *personas* han llevado una vida plena, activa; por lo tanto, necesitan permanecer ocupadas para maximizar las habilidades remanentes. El aburrimiento no es bueno para nadie, especialmente para *alguien* con Alzheimer. A estas alturas, el lector deberá sentirse cómodo con el modelo de los *Mejores Amigos*. También hay un arte en lo que se refiere a hacer las cosas en casa. Las actividades caseras incluyen el don (*knack*) de la creatividad, la flexibilidad, paciencia y la habilidad de hacer algo partiendo de la nada.

El modelo de los *Mejores Amigos* alienta a los cuidadores a pensar en el proceso de las actividades en vez de en el resultado. Los autores siempre resisten el impulso de comparar a las personas con Alzheimer con niños, pero un ejemplo que es particularmente significativo es el siguiente: un padre puede enseñarle a su hijo o hija cómo construir un alimentador de aves. El proceso de enseñanza puede incluir leer libros sobre alimentadores de aves, caminar por el barrio para ver algunos, estudiar a los pájaros en el jardín trasero para saber de qué tamaño construir la casita para las aves, trazar un plan sencillo, elegir la madera, elegir colores para pintarla y ensamblar el producto terminado. Otra parte del proceso puede incluir estudiar la mejor ubicación en el patio y luego pensar soluciones astutas para evitar que el gato de la casa se almuerce a los pájaros y para mantener a las ardillas lejos de las semillas.

En esta actividad familiar, ¿qué es más importante? ¿La manera como se vea y funcione el alimentador de aves terminado o el proceso de aprendizaje que acompañó al proyecto? A final de cuentas, las experiencias compartidas, el vínculo entre el padre y el hijo y el tiempo que pasen juntos son más importantes que si las dimensiones del alimentador son o no perfectas.

Los autores adoptan una actitud similar hacia las actividades que se llevan a cabo en casa. ¿Importa acaso si a un zapato se le sacó un brillo perfecto si mantuvo a la *persona* ocupada de manera productiva durante una hora? ¿Acaso todas y cada una de las hojas del jardín se tienen que barrer con el rastrillo? ¿Importa si el juego se juega con reglas diferentes a las establecidas? "Actividades en casa" (ver la pág. 226) enumera algunas actividades que se pueden hacer en casa, así como algunos puntos generales sobre actividades en el hogar.

También es inteligente para los cuidadores que encuentran ideas que les funcionan, incorporarlas en sus rutinas diarias. Por lo tanto, si la *persona* disfruta salir a pasear en el automóvil, trata de incorporarlo en el horario cotidiano a la misma hora todos los días. Otras familias han descubierto que una hora del té o de cocteles (con vino o cerveza sin alcohol) diaria puede ser un ritual placentero. No obstante, los cuidadores deberán recordar que en una buena atención de las personas con Alzheimer, una rutina es buena pero una rutina *rígida* es mala.

Los autores también motivan a las familias a que no tengan miedo de intentar cosas nuevas. Si una *persona* se siente segura, si él o ella está recibiendo sentimientos y palabras cálidas y cómodas de parte del cuidador, puede ser fabulosa la manera en que funcionará una actividad poco usual. Llevar a un ser querido a un juego profesional de béisbol puede resultar un éxito enorme, pero el cuidador deberá estar preparado para salirse del estadio después de unas cuantas entradas si la experiencia se vuelve demasiado estresante para la persona. Otras actividades que se pueden llevar a cabo en la comunidad aparecen en la lista de "Actividades en la comunidad" (ver la pág. 227).

Pedir ayuda

El cuidador no siempre tiene que arreglar y llevar a cabo todas las actividades. Puede resultar difícil pedir ayuda a amigos y parientes, pero parte del don (*knack*) de una buena atención para personas con Alzheimer es no intentar hacerlo todo uno solo. Solía ser común para los vecinos pedir prestada una taza de azúcar o ayudarse unos a otros con favores ocasionales. Esta costumbre se ha dejado de practicar en la mayoría de las comunidades. Algunos vecinos ni siquiera se conocen. En este entorno, los cuidadores detestan pedir ayuda, incluso a amigos cercanos y a parientes. Una cuidadora (la hija adulta de un padre con Alzheimer) resumió su situación diciendo: "Mis vecinos y amigos están ocupados. Detestaría pedirles lo que fuera. De todos modos, creo que no tendría que pedirle ayuda a mi familia. Ellos deben saber que me hace falta".

Pero, ¿lo sabe la familia? Durante un congreso con familias, varios familiares hicieron los siguientes comentarios acerca de su hermana: "En realidad no sé lo que necesita. No me lo dice". "No creo que quiera mi ayuda." Otro pariente dijo: "Una vez cuidé a Papá un fin de semana y mi hermana parecía criticar el trabajo que hice".

Las dificultades de esta situación varían desde una comunicación insatisfactoria hasta la renuencia del cuidador a pedir ayuda, como si, de algún modo, pedir ayuda fuera el equivalente a admitir el fracaso. Pedir ayuda es difícil, pero los cuidadores más exitosos utilizan todos los recursos que pueden. Ningún cuidador es una isla.

A continuación aparecen algunas sugerencias sobre cómo pedirle ayuda a amigos y parientes:

- Ser específico en las solicitudes: "Hijo, quisiera que vinieras al cumpleaños de Papá. Por favor hazlo una prioridad si puedes". A un vecino que quiere ayudar se le puede pedir que haga algunas compras de vez en cuando.
- No suponer que la familia debe saber las necesidades de uno. Expresa las necesidades a la familia de manera que tengan la oportunidad de ayudar a su manera. Considera poner las solicitudes por escrito para la familia a fin de comunicar mejor los sentimientos y deseos.
- Reconoce que la familia también está tratando con la negación y otras emociones sobre la enfermedad de su ser querido. Dales tiempo para que salgan adelante con esto.
- Reconoce que algunos familiares tienen la capacidad de hacer más que otros.
- No supongas que las solicitudes de ayuda serán una carga para la familia. Con frecuencia todos quieres ayudar y obtener satisfacción de devolver el amor y la atención.

ACTIVIDADES EN CASA

Cocina
Hornear galletas
Lavar las ventanas
Compartir una taza de café
Plantar flores en primavera
Disfrutar el periódico matutino

Sala de estar
Jugar crucigramas o juegos con papel y lápiz
Mirar un video de la naturaleza
Acariciar al gato o al perro
Sentarse junto a la chimenea
Remendar un chal favorito

Jardín
Soplar burbujas de jabón
Observar aves
Plantar en contenedores
Barrer el patio
Tener un día de campo espontáneo

Sala
Cantar canciones alrededor del piano
Mirar viejas fotografías
Leer un cuento en voz alta
Invitar a un amigo a que venga a platicar
Mostrar un juguete de la niñez

Recámara
Doblar la ropa recién lavada
Exhibir fotografías familiares
Colgar premios y placas
Acomodar cajones
Admirar una colección de joyería

Patio
Observar a las ardillas
Visitar a un vecino
Trabajar en el jardín
Esperar al cartero
Volar una cometa

En general, las actividades familiares deberán:

Ser constructivas siempre que sea posible, como al ayudar con una tarea o labor doméstica.

Ser actividades que el cuidador también disfrute, tales como hornear, coser o ver escenas de una vieja película favorita en video.

Alentar las reminiscencias

Estimular los cinco sentidos (gusto, tacto, olfato, oído y vista)

Motivar la autonomía

Satisfacer la necesidad de la *persona* de ser útil y hacer una contribución

Motivar el ejercicio físico o el trabajo

Preservar la dignidad

Los *Mejores Amigos* en el cuidado de Alzheimer, por Virginia Bell y David Troxel.
Copyright © 1997, por Health Professions Press, Inc., Baltimore

ACTIVIDADES EN LA COMUNIDAD

❑ Dar una vuelta en el automóvil

❑ Sentarse en una banca en el parque

❑ Asistir a la iglesia o sinagoga

❑ Visitar la fuente de sodas favorita

❑ Practicar golf en un campo techado

❑ Disfrutar un mercado al aire libre

❑ Ir a un mercado de antigüedades

❑ Caminar en el centro comercial

❑ Visitar a un amigo

❑ Ir al zoológico

❑ Asistir a una exhibición en un museo de arte

❑ Nadar en la alberca comunitaria

❑ Ir a hacer mandados juntos

❑ Asistir al partido de futbol de una nieta

❑ Asistir juntos a alguna clase

❑ Conocer a otras parejas que enfrentan el Alzheimer

Los Mejores Amigos **en el cuidado de Alzheimer**, por Virginia Bell y David Troxel.
Copyright © 1997, por Health Professions Press, Inc., Baltimore

- Trata de no ser demasiado crítico o duro con los intentos de alguien más de proporcionar ayuda o apoyo. Muchas veces las personas son bien intencionadas incluso cuando su contribución ha sido, de hecho, mínima. Darles una segunda oportunidad puede motivarlos a que participen más.
- Recuerda el dicho bíblico: "Es mejor dar que recibir". Muchos amigos o vecinos que ofrecen ayudar pueden querer el placer y la satisfacción de dar el regalo de su tiempo o ayuda.

En ocasiones un cuidador se sumerge tanto en el papel que rechaza la ayuda de otros familiares al tiempo que se queja del hecho de que es el único que hace todo el trabajo. En el martirio hay solamente dos perdedores. El cuidador comienza a perder sus vínculos con amigos y parientes y a forzar otras relaciones. También tiende a alejar a la *persona* de los servicios, amigos y parientes que podrían proporcionar una atención importante y amorosa. En estos casos, los autores recomiendan llevar a cabo una reunión familiar para expresar sentimientos y establecer roles para cada persona. Un facilitador externo puede, en ocasiones, lograr que se oiga y se escuche bien.

En una situación a la inversa, los cuidadores pueden solicitarle repetidamente a la familia que les proporcione ayuda y la solicitud cae en oídos sordos. Este tipo de rechazo puede ser un trago amargo para un padre o hermano. Estas decepciones son parte de la vida y, a final de cuentas, el familiar que no ha elegido ayudar tendrá que hacer las paces con su decisión. Mientras tanto, los cuidadores deberán enfocarse en y gozar las relaciones positivas con los familiares que están dando apoyo.

RECURSOS DE LA COMUNIDAD PARA UN CUIDADO EN CASA

Uno de los temas de este libro es que ser un *Mejor Amigo* para una *persona* con Alzheimer significa hacer lo mejor para rodearlo de una buena atención. Para la mayoría de las familias, un buen cuidado en el hogar requiere de utilizar servicios de la comunidad.

En Estados Unidos, muchos servicios de la comunidad pueden ser útiles para personas que proporcionan atención a domicilio. Debido a que estos servicios, e incluso sus denominaciones, varían mucho según la comunidad, esta sección se refiere a ellos únicamente a través de un nombre genérico. El Apéndice A enumera las agencias nacionales que pueden proporcionar información y referencias u otro tipo de ayuda a los cuidadores profesionales o familiares.

Los siguientes servicios[*] pueden ser un salvavidas para las familias que atienden a personas con Alzheimer en casa.

Asociación de Alzheimer

Con una o más oficinas locales en casi cada estado de los Estados Unidos, la Asociación de Alzheimer debería ser la primera fuente a donde las familias solicitaran ayuda. Las oficinas de la Asociación proporcionan información sin prejuicios así como referencias. Ofrecen muchos servicios en las áreas de educación, servicios para pacientes y la familia, defensa de derechos y apoyo para la investigación. Sus grupos de apoyo patrocinados por las diferentes filiales, páginas web, boletines, programas de Regreso Seguro, y líneas de ayuda telefónicas (algunas de las cuales funcionan 24 horas al día) son particularmente útiles. Muchas de las oficinas ofrecen una gama sofisticada de servicios, pero incluso las oficinas más pequeñas proporcionan personal y voluntarios dedicados y comprometidos que harán lo mejor para ayudar.

Servicios de día

Como se menciona en el Capítulo 11, los autores son ávidos defensores de los servicios de día, que consideramos como un "tra-

---

[*] N. de la T. Si en su lugar de residencia no existen estos servicios, sugerimos que eche a andar su creatividad y empiece a desarrollarlos.

tamiento" para la enfermedad de Alzheimer. Los centros de día proporcionan supervisión y adelantos en las personas mayores al tiempo que le proporcionan un descanso a los proveedores de atención. El personal del centro también puede ayudar a las familias a vincularse con otros servicios en la comunidad. Algunos centros son específicos para la demencia, mientras que otros combinan a personas mayores frágiles con personas con pérdidas cognitivas. ¡Los lectores que tienen un centro de día en su área deberían visitarlo el día de hoy!

Agencias locales para atención del envejecimiento

En Estados Unidos hay agencias dedicadas a diferentes asuntos del envejecimiento. Las agencias geriátricas locales son los conductos para muchos fondos federales, estatales y locales que van dirigidos a programas para adultos mayores en la comunidad. También defienden los servicios mejorados para adultos mayores y con frecuencia ofrecen una gama amplia de servicios, incluyendo aquellos que son legales, de información y referencia, así como programas de administración de atención.

Programas de voluntarios en iglesias y servicios de distintas denominaciones

Muchas iglesias en Estados Unidos tienen servicios dirigidos específicamente a los adultos mayores y ésta es la manera en que han respondido al envejecimiento de la población norteamericana. Por ejemplo, el número de enfermeras parroquiales se ha incrementado. Asimismo, las iglesias en ocasiones utilizan voluntarios que viajan al domicilio de un cuidador para proporcionarle un respiro. Los lectores que pertenecen a una iglesia pueden ir allí en busca de asesoría y apoyo.

Servicios de intervención para la prevención del abuso de adultos mayores

Los programas de intervención para la prevención del abuso de adultos mayores investigan cargos de maltrato a los adultos mayores, incluyendo violencia o negligencia. Notablemente, estos programas también investigan abuso económico o explotación, un problema creciente.

Visitas amistosas

En Estados Unidos, algunas organizaciones privadas y del gobierno tienen programas de visitas amistosas en donde trabajadores pagados o voluntarios hacen visitas regulares a una *persona* que está confinada en casa para pasar tiempo con él o ella y asegurarse de que esté bien.

Programas de evaluación geriátrica en enfermería

Algunas agencias en Estados Unidos emplean equipos de enfermería que hacen visitas a las casas para evaluar la salud de un adulto mayor y hacer recomendaciones para servicios que sean necesarios. Puede ser que la agencia cobre por la asesoría.

Administración de la atención geriátrica

En Estados Unidos la administración geriátrica es una industria de la atención a la salud relativamente nueva, que consiste en personas que ayudan a establecer servicios, manejan el pago de cuentas y proporcionan asesoría de atención por una cuota por hora. La típica administradora de atención es una enfermera o trabajadora social. Los cuidadores deben elegir compañías o personas que pertenezcan a la Asociación Nacional de Profesionales en Administración de la

231

Atención Geriátrica, pero deberán revisar las referencias: ésta es una industria no regulada. La administración de la atención geriátrica puede ser particularmente valiosa para cuidadores de larga distancia que quieren que una persona responsable pueda "ver cómo va Mamá (o Papá)" o para los cuidadores que trabajan que pueden pagarle a alguien que los ayude a desarrollar un plan de atención. Estos administradores también pueden ayudar al contratar ayuda para la casa y con el internamiento en alguna institución de cuidados prolongados.

Auxiliares de enfermería

Las auxiliares de enfermería en casa pueden administrar medicamentos y ayudar con el baño, vestido y otras tareas de cuidado personal.

Servicios a domicilio

En Estados Unidos, hay servicios a domicilio que ayudan a los adultos mayores con servicios domésticos tales como lavandería, hacer compras, cocina y limpieza. En muchos países de Latinoamérica, es el servicio doméstico el que se encarga de realizar estas actividades. Las amas de casa que realizan estos servicios domésticos también pueden llevar a cabo tareas personales que incluyen el baño, vestido, alimentos y otras actividades de cuidado personal.

Programas de nutrición y la entrega de comida a domicilio

Muchas comunidades en Estados Unidos tienen "comedores" a donde los adultos mayores pueden asistir por una comida gratis o de bajo costo. Los servicios de entrega de comidas *Meals on Wheels* (Comidas a domicilio) pueden estar disponibles para adultos mayores confinados en casa.

Programas de respiro de una noche, un fin de semana o a corto plazo

Algunas instituciones de atención prolongada o centros de día para adultos ofrecen atención de una noche, un fin de semana o a corto plazo. Este tipo de atención puede ser muy valioso para cuidadores que necesitan tomarse un tiempo para ir a visitar parientes, en caso de una emergencia o simplemente para tomarse unas vacaciones.

Centros para mayores

Los centros para mayores suelen ser el punto de enfoque para servicios y actividades para adultos mayores. Por ejemplo, una familia puede encontrar un folleto útil en un centro para mayores sobre cómo contratar ayuda a domicilio. Las familias deberán visitar los centros a fin de aprender acerca de sus programas y para ver si alguna de las actividades pudiera ser adecuada para la *persona*.

Programas de acompañamiento

Algunas comunidades han desarrollado el programa de acompañamiento en donde personas de una edad semejante a la de la *persona* pueden enviar a un voluntario capacitado al hogar de ésta para ofrecerle guía y "terapia". Muchas familias encuentran que los servicios de "terapia" son muy valiosos como una manera de manejar los cambios en sus vidas, las cuestiones dolorosas y el conflicto familiar.

Clínicas de memoria en hospitales universitarios

Muchas universidades han desarrollado clínicas especializadas en memoria como parte de un esfuerzo generalizado de investigación. Estas clínicas con frecuencia tienen un enfoque en grupo hacia la atención, con médicos, enfermeras, trabajadores sociales y neuro-psicólogos operando como parte de un esfuerzo coordinado para hacer un diagnóstico y proporcionar un apoyo continuo a las familias. Las clínicas también participan en los estudios de medicamentos experimentales.

Asociaciones de enfermeras visitadoras / agencias de atención a domicilio

Muchas asociaciones de enfermeras visitadoras / agencias de atención a domicilio (privadas y sin fines de lucro) pueden visitar el hogar de la *persona* para evaluar su salud física o para proporcionarle servicios continuos. En Estados Unidos, con frecuencia, los servicios los cubre el seguro médico del estado Medicare y los seguros privados. Muchas agencias de salud a domicilio programan una visita inicial para hacer una evaluación de la *persona* y para abrirle un expediente. Tener este expediente puede ser un salvavidas en una emergencia, como en el caso de una enfermedad del cuidador. La agencia puede, entonces, iniciar los servicios, y ya contará con los números telefónicos de contacto con la familia, nombres de los médicos e información médica.

CONCLUSIÓN

Con la atención en casa, el arte de reconsiderar la relación que uno tiene con la *persona* con Alzheimer se vuelve muy importante. Como se observó en el Capítulo 5, las relaciones cambian. Pensar en nosotros como un *Mejor Amigo* hacia la *persona* a la que cuidamos puede ayudarnos a desarrollar un estilo más relajado y natural de atención y nos puede proporcionar muchas herramientas para sacar lo mejor de la *persona*.

Contrario a las expectativas de muchos cuidadores, la atención en casa con frecuencia falla debido no a que la salud de la *persona* empeore, sino porque el cuidador se vuelve demasiado tenso, demasiado fatigado. Si llega el momento de llevar a cabo un internamiento, los cuidadores pueden estar orgullosos de haber hecho lo mejor que podían.

Si, como cuidadores, podemos aprender el modelo de los *Mejores Amigos* y acercarnos a la atención con el don (*knack*), es mucho más probable que podamos mantener a la *persona* a la que queremos en casa más tiempo.

11. EL ENFOQUE DE LOS MEJORES AMIGOS EN LOS SERVICIOS DE DÍA

El incremento en los servicios de día es una de las tendencias más alentadoras en el esfuerzo nacional para ayudar a las *personas* con Alzheimer y a sus familias. Para los participantes, estos servicios pueden significar un día que pasen con amigos disfrutando de actividades creativas en un entorno seguro, a salvo y estimulante. Para los familiares, este programa ofrece una oportunidad de continuar en un empleo que reditúe o de tomarse un descanso de las exigencias del cuidado.

Cuando los autores comenzaron su trabajo sobre la enfermedad de Alzheimer a principios de la década de los ochenta, la mayoría de las personas pensaba en los centros de día estrictamente como un servicio de respiro para los familiares. Pero muy rápido se observó que los centros hacían mucho más que ayudar al cuidador: Ayudaban a la *persona* con Alzheimer. Los cuidadores informaban que sus seres queridos parecían más contentos, exhibían menos conductas difíciles y dormían toda la noche con más frecuencia. Un neurólogo escéptico finalmente nos confesó con las siguientes palabras su experiencia con la atención en los centros de día: "Tengo que admitirlo: ése es el tratamiento adecuado para la enfermedad de Alzheimer".

Incluso con los halagos tremendos que le han otorgado a los centros de día los profesionales y familiares, esta industria relativamente nueva enfrenta muchos retos, incluyendo los siguientes:

- La conciencia pública de los centros de día sigue siendo bastante limitada.

- Las familias no se apresuran a utilizar servicios incluso cuando parezca que tales servicios proporcionarían muchos beneficios.
- Siempre se requieren voluntarios
- Encontrar fondos sigue siendo un desafío porque la mayoría de los centros dependen de subsidios privados y públicos para continuar operando.
- Los centros de día para adultos continúan buscando programas innovadores de capacitación para el personal y los voluntarios.
- El personal hace grandes esfuerzos para lograr que las actividades sigan siendo actuales y significativas para los participantes de los programas.

Este capítulo sugiere que muchos de estos retos se pueden enfrentar cuando los centros de día adoptan el modelo de los *Mejores Amigos*. El modelo ayuda a los centros a desarrollar una filosofía guía de atención, abarcando los temas que aparecen en la Declaración de los Derechos Humanos de las Personas con Alzheimer. El modelo también les proporciona a los centros un marco de actividades, reclutamiento de voluntarios, capacitación de personal y relaciones familiares.

Hay diversos modelos de servicios de día disponibles en los Estados Unidos, incluyendo un modelo de salud o médico que ofrece supervisión médica o rehabilitación y un modelo de tratamiento de día que aborda los trastornos psiquiátricos. Los servicios sociales de día ofrecen supervisión, socialización y enriquecimiento de vida. Los conceptos examinados en este capítulo pueden aplicarse ampliamente a cualquier tipo de centro de día. El capítulo está escrito sobre todo para el personal y los voluntarios de los centros de día, aun cuando en la conclusión aparecen algunas palabras especiales para familias que estén considerando o utilizando los servicios de día.

Una nota sobre la terminología: Estos programas tienen muchos nombres, incluyendo "atención de día para adultos", "atención de día" y "programa de día para personas con Alzheimer". En algunas comunidades, un centro de día puede tener un nombre como de club, como Sunshine Terrace en Logan, Utah, o Cedar Acres en Janesville, Wisconsin. En este capítulo, los autores utilizan los términos "centros de día", "servicios de día" o simplemente "centros" para describir estos programas. Evitamos el término "atención de día o atención diurna" porque la percepción que tienen muchas personas es que la atención de día o diurna es sobre todo para niños.

EL MOVIMIENTO DEL CENTRO DE DÍA

Los servicios de día es una industria en crecimiento en los Estados Unidos. Mientras que en 1969 había solamente 20 centros, en 1996 había más de 3 mil, de acuerdo con la Asociación Nacional de Servicios de Día para Adultos. Con la demografía cambiante de la población en los Estados Unidos, se puede predecir que en los siguientes 25 años habrá más centros de día para adultos en operación que centros de atención para niños.

Estos centros, muchos de los cuales son específicamente para personas con demencia, proporcionan actividades supervisadas y atención durante el día para adultos mayores frágiles y personas con demencia. Algunos centros también sirven a una población mixta de personas con discapacidades de desarrollo, lesiones en la cabeza u otras necesidades especiales.

Los servicios de día pueden ser menos caros en los cuidados. Aun cuando los costos diarios varían, el cobro máximo es de entre $50 y $60 dólares por día, alrededor de $7 dólares la hora. El cuidado a domicilio puede salir en dos o tres veces esa cantidad por hora. Asimismo, muchos de estos programas reciben subsidios y, por lo tanto, es probable que tengan escalas diversas de tarifas.

EL MODELO DE LOS *MEJORES AMIGOS*
CÓMO SE APLICA EN LOS CENTROS DE DÍA

Los centros de día alrededor de Estados Unidos hacen un gran trabajo al relacionarse con sus participantes con Alzheimer. Muchos

239

centros también sirven a la gente a lo largo de buena parte del proceso de la enfermedad de Alzheimer. ¿Cuál es su secreto? ¿Por qué estos programas tienden a tener tanto éxito?

Mucho de su éxito proviene del hecho de que los programas del centro de día hagan brotar los "buenos movimientos" de los participantes al programa. Los mejores programas crean una atmósfera o entorno alegre y divertido; los participantes se pueden imaginar que están en una fiesta o en un club. Cuando estamos en un evento especial o en compañía de otras personas, tendemos a comportarnos mejor. Es como si recordáramos todos los modales que nuestros padres nos inculcaron a la fuerza.

Los centros de día deberían considerar adoptar el modelo de los *Mejores Amigos* en la atención de personas con Alzheimer en parte porque refuerza estas "buenas maneras". Los centros de día que buscan adoptar este modelo deberían revisar este libro entero para recabar ideas, pero las siguientes son facetas del modelo de particular importancia:

1. **Los voluntarios y el personal pueden volverse *Mejores Amigos* para un participante del programa.** A los centros de día para adultos se les motiva a que recluten voluntarios o asignen a cierto personal para que sea un *Mejor Amigo* para un participante que requiera atención personalizada. Si el personal trabaja de manera regular con este participante, él o ella puede encontrar las maneras más eficaces de sacar lo mejor de la persona y evitar problemas.

2. **La historia de vida puede incorporarse fácilmente a la atención.** Debido a que los centros de día tienden a ser programas pequeños, el personal por lo general puede aprenderse bastante bien la historia de vida de cada participante (por supuesto, los autores esperan que los programas grandes alcancen esa misma meta). Al personal se le debe motivar a utilizar la historia de vida a lo largo del día en diversas actividades.

3. **Los servicios de día pueden implementar actividades significativas.** La filosofía de las actividades descrita en este

240

libro puede ser fácilmente adoptada por los centros de día que buscan mejorar sus programas actuales. Dos de las reglas más esenciales para actividades de los *Mejores Amigos* son que el proceso es más importante que el resultado y que las actividades están en todas partes.

4. **Los centros de día por lo general tienen una proporción adecuada entre el personal que maneja bien la demencia y los participantes.** Al aumentar significativamente la cantidad de personal y voluntarios, muchos programas de día pueden ofrecer una proporción alta del personal por número de participantes. Esta proporción alta permite que los programas de día individualicen mejor la atención. Por lo tanto, si la persona está teniendo un mal día y necesita que alguien la lleve a caminar, hay personal disponible para satisfacer esa necesidad. Los centros de día en verdad pueden ayudar a la persona a encontrar un amigo.

CAPACITACIÓN DE PERSONAL Y VOLUNTARIOS

El modelo de los *Mejores Amigos* puede ayudar a vigorizar la capacitación del personal y los voluntarios. Primero, los centros deberán reclutar personal que tenga el potencial de desarrollar el don (*knack*). Todo lo demás es secundario. Los centros de día deberán buscar personal en lugares poco convencionales; el director de un centro de día comentaba jocosamente a los autores que las peinadoras y los cantineros son ideales para formar parte del personal porque les gusta estar con la gente. Las personas con el don (*knack*) siempre pueden aprender los aspectos básicos de la atención del Alzheimer posteriormente.

Todo el personal deberá pensar en sus propios mejores amigos y en las cualidades que hacen buenas estas amistades. El personal puede hablar sobre la manera en que los administradores del programa del centro de día pueden tomar las mejores cualidades de una buena amistad y utilizarlas para establecer una filosofía para el programa. La idea de tratar a personas con Alzheimer como amigos es sencilla. Todo el personal puede aprenderla y ponerla en sus propias palabras y pensamientos.

Las ideas para capacitar al personal basadas en el modelo de los *Mejores Amigos* incluyen las siguientes:

1. Todo el personal deberá capacitarse en los aspectos básicos de la enfermedad de Alzheimer y se le deberá enseñar a comprender la experiencia de ésta mediante conferencias, conversaciones con familiares, videos y experiencia en la práctica.

2. Actuar un rol puede ser una herramienta efectiva para el aprendizaje, pero en los centros de día con grupos pequeños es mejor que el personal demuestre los puntos o conceptos en el programa. Por ejemplo, es fácil mostrarle al personal nuevo cómo saludar a los participantes y a sus familias por la mañana. En vez de actuar un rol, todo el personal puede ser un modelo a seguir.

3. Se debe alentar al personal a que piensen en el don de una buena atención del Alzheimer. Cada semana se le puede dar un premio al personal que demuestre mejor el don (*knack*) en una situación en particular.

4. El personal deberá repasar la Declaración de Derechos Humanos de las Personas con Alzheimer (Capítulo 4). Las copias deberán colocarse en lugares evidentes para que las familias, participantes y el personal sepan que éstas son las metas del centro.

5. Como se examina en el Capítulo 12, el modelo de los *Mejores Amigos* es multicultural debido a que la amistad es un concepto que se entiende en todos lados. Por tanto, los conceptos son fáciles de entender y demostrar al personal y a los voluntarios de distintas culturas.

6. Los voluntarios deberán tener una capacitación equivalente a la del personal a fin de asegurarse de que tengan las habilidades necesarias para operar en el programa.

El aspecto esencial de los programas de los centros de día es que la persona sale de su casa, se reúne con otras personas y hace cosas. Esto suena justo a lo que todos nosotros hacemos cuando decidimos reunirnos con amigos. Esta sección acentúa las actividades de las que hablamos en el Capítulo 9 y ofrece puntos claves sobre la manera en que el modelo de los *Mejores Amigos* se traduce en actividades en el entorno del centro de día.

Aplicación del modelo de los Mejores Amigos

El modelo de los *Mejores Amigos* tal y como se aplica en las actividades del centro de día incluye los siguientes conceptos.

Tomar ventaja del ambiente de grupo

Se puede hacer mucho con los participantes sentados en círculos, incluyendo ejercicio, discusiones en grupo y juegos. El poder de un círculo es la posibilidad de dejar fuera las distracciones y enfocar a los participantes del grupo unos en otros. Los voluntarios clave y el personal deberán sentarse junto a los participantes que necesitan impulsos o asistencia adicional. El personal deberá recordar el don de "salvar las apariencias". Si alguien la está pasando mal ese día, el personal puede llamarlo, pero deberá pasar a la siguiente persona si no obtiene respuesta.

Compartir recuerdos del hogar de la persona

Los centros tienen la ventaja de que sus participantes siguen viviendo en casa, en hogares llenos de recuerdos del pasado de la persona (por ejemplo, las chamarras del equipo deportivo en el bachillerato, placas militares de identificación, fotografías de viajes y más). En ocasiones, estos artículos atesorados pueden compartirse con los demás para que todos los disfruten. Compartir de esta manera también puede lograr que las familias participen en las actividades del centro.

Individualizar las actividades

El centro de día deberá ser un lugar en donde las necesidades individuales se puedan cumplir siempre. Al trabajar con el modelo de los *Mejores Amigos*, el personal deberá intentar reclutar voluntarios para que sean el *Mejor Amigo* de un participante durante medio día a la semana a fin de involucrar a la persona en una actividad especial. La historia de vida de la persona puede sugerir voluntarios potenciales. Muchos clubes y organizaciones, por ejemplo, se harán cargo "de los suyos". Quizá un equipo atlético de una universidad puede adoptar a un entrenador jubilado en el programa de día a quien le gusta dar caminatas vigorosas todos los días.

Presentar actividades intergeneracionales

Muchos centros de día establecen vínculos con los centros de atención para niños. Las actividades grupales, llevadas a cabo quizá una o dos veces por semana, pueden dar alegría a niños y adultos. Los niños tienden a ejemplificar el don de no enjuiciar y aceptan las pérdidas de memoria de los participantes. También, casi todos los adultos disfrutan enseñar y mostrarle a los niños algo nuevo.

Aprender cosas nuevas

En la vida, siempre estamos viviendo cosas nuevas y aprendiendo nueva información. Aun cuando es cierto que las personas con Alzheimer pueden no aprender y retener cosas nuevas, quizá todavía disfruten la experiencia de que les den información nueva. A los directores del programa se les motiva a que incluyan eventos actuales alegres, lecturas de poesía o actividades en donde muestran un objeto y hablan de él en el entorno del grupo. Ya sea que retengan la información o no, la actividad de aprender cosas nuevas aumenta la autoestima y mantiene al personal y a los voluntarios interesados.

Tema o programa semanal

Los elementos claves del don (*knack*) incluyen la flexibilidad y creatividad y hacer algo partiendo de la nada. Estos elementos se demuestran maravillosamente bien cuando los centros desarrollan actividades semanales alrededor de un tema. Algunos participantes del centro de día disfrutan de un "programa" diario o semanal organizado por el personal y los voluntarios. Los temas clásicos incluyen frutas de estación, dinero, juguetes viejos, sombreros, graduaciones, campanas, escuelas, presidentes, parques nacionales, zapatos, ropa de invierno, personas famosas y lugares famosos. Los programas diarios o semanales también pueden diseñarse en torno a días de fiesta, tales como Navidad, Halloween e incluso el día de la Candelaria.

Lo que hace que el programa del centro de día *Mano que ayuda* sea tan especial es hasta dónde llegarán los voluntarios y el personal para sacarle el mayor provecho a cualquier idea en el programa. Una idea para un programa semanal está sujeta a la siguiente serie de preguntas:

- ¿Cuál es la historia de esta persona, lugar o cosa?
- ¿Hay algún aspecto del programa que estimule los cinco sentidos?
- ¿Hay preguntas de trivia que se puedan escribir sobre el tema?
- ¿Hay canciones que se puedan escuchar o cantar que se relacionen con el tema?
- ¿Hay otros objetos que se puedan utilizar para estimular la conversación?

- ¿Hay algún viejo dicho o cliché que se relacione con el tema?
- ¿Hay juegos de palabras o de otros que se puedan armar alrededor de este tema?

Un programa típico centrado alrededor de un tema aparece esbozado en la Figura 2.

RETOS PARA LA PARTICIPACIÓN EN EL PROGRAMA

Renuencia familiar a utilizar los servicios de día

Una paradoja que ha confundido a muchas personas que estudian los servicios de atención prolongada es ésta: ¿Por qué tan pocas familias utilizan los servicios de día si éstos ofrecen un servicio tan necesario y rentable? Algunas de estas razones pueden estar relacionadas con la novedad relativa de estos programas. Muchas personas siguen sin saber lo que es un centro de atención de día para adultos. Las personas de más de 60 años rara vez utilizaron los programas de día para niños. Es más difícil que ellos utilicen los servicios de día para adultos. Muchas comunidades pueden tener solamente un centro de día que puede no ser conveniente en cuanto a su ubicación. El transporte puede no estar disponible. Algunas comunidades tienen centros que están abiertos solamente parte del día. Si un cuidador que trabaja requiere un centro de atención de día y su programa local solamente abre de las 9:00 a las 15:00 hrs tres días por semana, el servicio puede no ser útil sin importar la calidad o el costo.

Aun cuando los servicios de día están abiertos con horarios amplios y son fáciles de encontrar, muchas personas vacilan en utilizar este importante servicio. Las familias dan distintas razones ante su renuencia a llevar a su ser querido a un centro de día, incluyendo las siguientes:

- **Negación** La negación puede ser muy fuerte. "Estamos muy bien" es una frase que se oye con frecuencia en las familias, sea o no cierto. El cuidador inmediato quizá no quiera ver la

246

magnitud de las dificultades. Los profesionales deberán recordar que, en dosis pequeñas, la negación es una emoción sana: nos da la capacidad de seguir adelante frente a la adversidad. Muchos cuidadores creen que en realidad no necesitan la ayuda o niegan, incluso, que exista un problema. Por lo tanto, sienten que utilizar los servicios de día no es necesario.

- **Preocupación económica** Todos los administradores de los centros de día pueden compartir alguna historia sobre una familia renuente a pagar una tarifa diaria de alrededor de $15 dólares pero que finalmente termina pagando $3,500 a $5,000 dólares por mes a una institución de atención. Las familias en ocasiones retrasan o evitan utilizar servicios de la comunidad a fin de ahorrarse dinero, pero "ahorrar dinero para la institución" con frecuencia es un ahorro falso porque el uso de servicios tales como un centro de día puede retrasar o evitar un internamiento en una institución de cuidados prolongados del todo.

- **La renuencia del cuidador a "soltar"** Muchos cuidadores pasan tanto tiempo y esfuerzo proporcionando cuidado que se vuelve difícil permitir que otras personas ayuden. Se acostumbran a su carga y derivan una identidad y significado de su martirio. Estas personas pueden hacerlo por una sensación de deber o quizá teman simplemente que el centro no pueda manejar a su ser querido.

- **La convicción de que un programa de día no funcionará** Ambos autores hemos dirigido programas de día. En el pasado, bromeábamos diciendo que nos gustaría tener una moneda por cada persona que nos dijo: "Mi papá jamás vendrá al programa. A él nunca le gustó nada que hubiera que hacer en grupo. Nunca vendrá ni se quedará". Contrario a las expectativas de la familia, casi siempre hemos encontrado que la persona prosperaba en el programa. A las familias se les debe recordar que la demencia en ocasiones cambia viejas actitudes. Lo que una persona jamás haría antes, puede ser que ahora sí lo haga. Por ejemplo, muchas familias han observado

Figura 2. Un programa típico de actividades creativas en centro diurno.

PLANEAR CON TIEMPO

1. Elige una muestra de distintos tipos de manzana, como *red delicious, golden, Granny Smith* y perones (si los hay).

2. Reúne tantos objetos para utilizar con manzanas como sea posible, como
   - una canasta para manzanas
   - un pelador de manzanas
   - un tarro de puré o jalea de manzana
   - un viejo tarro para conservas

3. Reúne viejos dichos, canciones, poemas o cosas que tengan que ver con las manzanas, tales como
   - La manzana de la discordia
   - La Gran Manzana
   - El río Manzanares
   - Una manzana al día mantiene alejado al médico
   - No te sientes bajo el manzano
   - A la sombra de un manzano

Ten los objetos listos para utilizar en la sesión en clase.

SESIÓN EN CLASE

1. Elige dos manzanas de entre las muestras y pásalas entre los participantes, dándole tiempo a todos los presentes de examinarlas, olerlas y hacer comentarios.
   [estimulación sensorial, socialización]

2. Lava las manzanas y córtalas en tamaños listos para comer. Coloca las piezas junto con una manzana del mismo tipo en el platón. Pasa el platón entre los participantes para que prueben la manzana. A medida que los participantes, el personal y los voluntarios prueban, inicia la conversación: "Están probando la hermosa manzana *red delicious*. ¿Les gusta el sabor de esta manzana?
   [aumento en la autoestima al dar una opinión]

3. Después de que hayan probado dos tipos de manzanas, pregúntale a todos: "¿Cuál les gusta más?"
   [estimulación cognitiva; oportunidad para estimular la conversación]

4. Después de la prueba de gusto, pasa los otros tipos de manzana para examinar y disfrutar e intenta que adivinen el nombre o cómo debería cocinarse.
   [estimulación cognitiva]

Figura 2. *(continuación)*

5. Saca los objetos para utilizar con las manzanas para recordar. Haz preguntas para que los participantes recuerden "viejos tiempos":
   - "En su granja, ¿tenían algún manzano?"
   - "Christine, he comido su pay de manzana. ¡Qué delicia! Edna, ¿usted también hornea pays de manzana?"
   - "¿Cómo se prepara el puré de manzana?"
   - "¿Qué es un pay de manzana seca?"
   - "¿Alguna vez han comido demasiadas manzanitas verdes?"

   [aumentar la autoestima al contribuir; involucrarse]
6. Traten de recordar cualquier viejo dicho utilizando la palabra "manzana". Canten alguna canción que contenga la palabra "manzana".

   [oportunidad de recordar canciones conocidas, citas y dichos]

OTRAS IDEAS

- Tallar caras en las manzanas. Después de secarse, se pueden hacer muñecas (como en la tradición apalache).
- Hablar sobre la costumbre norteamericana de tratar de pescar manzanas suspendidas en el aire o flotando en una tina con agua en Halloween o sobre las manzanas cubiertas de caramelo.
- Enumera algunos de los estados del país productores de manzanas.
- Enumera todos los productos que se pueden hacer con manzanas, como sidra de manzana, puré de manzana, vinagre de manzana, ruedas de manzana fritas, manzanas al horno, pay de manzana, mermelada de manzana, gelatina de manzana.
- Hagan un platillo sencillo con manzanas, como manzanas al horno.

NOTAS

Aquí presentamos muchas ideas, pero los lectores pensarán en otras. Elige ideas que sean compatibles con el nivel de habilidad de tu grupo y la cantidad de ayuda que tienes a tu disponibilidad. Esta actividad es para todas las personas que estén presentes. Las actividades que tienen más éxito son divertidas para todos.

que los prejuicios pasados de la persona con frecuencia se disuelven y que pueden interactuar con personas de distintas clases y antecedentes étnicos libre y cómodamente.

Motivar el uso de servicios de día para adultos

El personal del centro de día comete un error al explicar sus programas a las familias prospecto enfatizando la función de respiro. La línea típica de propaganda en torno a esto sería decirle al cuidador: "Evidentemente necesitan este servicio. Cuidar a una persona resulta agotador y usted necesita un descanso". No importan cuán buenas sean las intenciones, en este caso el director del centro de día está juzgando y puede estarle presionando todo tipo de cuestiones emocionales a la persona, que ahora puede sentirse aún más culpable que antes de la reunión en cuanto a hacer a un lado sus responsabilidades como cuidadora.

El mejor enfoque para "vender" servicios de centro de día es enfatizarle al cuidador los beneficios que tendrá la persona. Una buena línea de propaganda para una familia podría hacerse así: "Creo que están haciendo un maravilloso trabajo, pero nuestro programa puede hacer una diferencia enorme a su pariente a través de actividades creativas, atención amorosa y una oportunidad de salir de la casa para estar con amigos nuevos. Ah, por cierto, también les dará un descanso en su labor de cuidadores."

La diferencia entre ambos enfoques es clara. En el segundo, a un cuidador se le está dando permiso para utilizar el servicio porque será terapéutico para su ser querido. Es evidente que cada familia es un tanto distinta. Algunas familias pueden sentirse motivadas estrictamente por cuestiones de respiro. No obstante, es esencial para los centros de día que adquieran una nueva definición, no como programas de respiro sino también como programas para la persona con Alzheimer.

Algunas otras sugerencias, como las que aparecen a continuación, se pueden hacer en torno al tema de motivar a las familias a utilizar los servicios de día:

1. Es vital permanecer en contacto con las familias después de que hayan hecho su contacto inicial o hayan realizado una primera visita, quizá invitándolos a regresar con su ser querido para la cena navideña o para programas especiales. A las familias en ocasiones les lleva meses o incluso un año tomar una decisión sobre la atención de un centro de día. Una llamada mensual del director del centro por lo general será bienvenida, y en alguna ocasión el cuidador quizá diga: "Sabe, creo que es tiempo de que intentemos el programa".

2. Los grupos de apoyo pueden ayudar a reforzar los beneficios de los servicios de día. A los familiares que están considerando los servicios de día se les puede alentar a pedirle a otras familias que están utilizando el servicio, sus impresiones. Un familiar entusiasta satisfecho con el servicio puede estimular al cuidador a que pruebe el programa.

3. Finalmente, el personal deberá tener en mente las dinámicas complejas que ocurren en los procesos de toma de decisiones de una familia. Cuando abrió el programa *Mano que ayuda* en 1984, los voluntarios alababan en extremo a los participantes del programa cuando sus familias los iban a recoger: "A tu padre le fue muy bien el día de hoy. Hizo todas las actividades, contó un chiste, limpió la cocina y le sonrió a todos". Contrario a las expectativas, los cuidadores se quedaban desconcertados y un poco deprimidos ante estos comentarios alegres. El personal aprendió que muchas personas se sentían bastante sensibles ante la sensación de que estuvieran fallando como cuidadores, al pensar que nosotros estábamos haciendo un mejor trabajo que ellos. Por lo tanto, ¡el personal del centro de día deberá ser positivo pero no demasiado!

Renuencia de la persona a utilizar los servicios de día

Una vez que el personal del centro ha hablado con familias acerca del servicio y las ha convencido de que lo intenten, se deberá convencer

251

a la persona de que venga al centro y se quede. Las ideas descritas en esta sección darán como resultado una buena transición hacia la atención en un centro de día. Muchas familias encuentran que la decisión de utilizar servicios de día es buena. Las familias que tienen problemas para convencer a sus seres queridos de que asistan al centro de día pueden tener problemas al poco tiempo para convencerlos ¡de que se vayan a casa al finalizar el día!

Familiarizar a la persona con el centro de día

A las familias se les debe alentar a que vengan con la persona al centro durante la primera o segunda visitas. Las familias pueden repasar el don (*knack*) de la delicadeza en la manera de explicarle el servicio a la persona, quizá refiriéndose a ello como "la clase", "el trabajo" o "el club". La delicadeza da significado y un sentido de la importancia a la actividad. Las familias pueden tener que motivar a la persona o hacerle una aseveración matutina como "Mamá, no podemos llegar tarde. Tu clase inicia pronto". Las familias se pueden aprovechar del sentido de rutina o de obligación diaria de la persona. Para algunas personas, ir al centro de día es como ir a trabajar.

Otra táctica es que el médico familiar escriba una "receta" para la persona en la que le recomiende "servicios de día". De este modo, el cuidador no siempre tiene que ser el "malo de la historia", diciéndole a la persona qué hacer. Ya puede culpar al médico. "Lo siento, querido, yo sé que no quieres ir al programa hoy, pero el médico piensa que debes intentarlo". También, este tipo de frase sí mantiene la integridad del cuidador; casi todos los médicos que tratan con Alzheimer apoyarían la decisión de una familia de utilizar servicios de día para la persona.

El personal debe motivar a la familia para que recuerde el don (*knack*) de una buena sincronicidad. ¡De verdad está bien decirle a la persona que va a ir al centro de día unos instantes antes de llegar al mismo!

El personal también deberá repasar la historia de vida con la familia para encontrar "ganchos" específicos que pudieran hacer que la persona se interese en el programa de día. Una cuidadora podría decir entonces: "Mamá, ¡qué emocionante! En tu clase del día de hoy habrá un hermoso concierto para piano. Sé cuanto te gusta el piano."

Ayudar a la persona a adaptarse

El personal deberá dar tiempo y pensar en la primera impresión que se formará la persona al venir al centro. El lenguaje corporal es importante. Una gran sonrisa, brazos abiertos y palabras de aliento tales como "Es muy bueno verte, Dorothy, te hemos extrañado" harán que la persona se sienta más cómoda.

El personal deberá utilizar las "buenas maneras" sociales según le convenga. Ya que a todos se nos enseñó a no ser descorteses, los comentarios que evocan el sentido de buenos modales y buena conducta de la persona pueden motivarla a quedarse en el centro de día: "¡Qué bueno que estés aquí el día de hoy, Mike! De verdad necesito tu ayuda con un proyecto. ¿Qué haría sin ti?" Es verdad que utilizar las "buenas maneras" es manipulador, pero muchos de nosotros nos meteríamos en problemas si no le hiciéramos caso a un amigo que nos estuviera diciendo esto. Probablemente nos quedaríamos a ayudarlo aunque no quisiéramos hacerlo.

También, el personal puede utilizar una distracción para cubrir la salida del cuidador durante los primeros días en el programa. Con frecuencia, a los familiares se les hace difícil dejar el centro. Puede ser que la persona no quiera que se vayan o que quiera irse con ellos. Una buena distracción, como pedirle ayuda al participante con un proyecto, darle un trozo de pastel o plantarle un abrazo de oso, puede lograr maravillas.

Lograr que la familia participe

La experiencia de los autores en Estados Unidos al hablar con los directores de centros de día es que el personal de los programas de día por lo general tiene excelentes relaciones con las familias. Este éxito se debe en parte al hecho de que muchas familias dejan a sus seres queridos todos los días y luego los recogen. Por lo tanto, el personal tiene un contacto continuo con las familias.

Los siguientes puntos son para ayudar a las familias a que se involucren más en el centro:

1. **Ser parte de un esfuerzo para proporcionar educación a la familia.** Los centros de día pueden patrocinar conferencias, grupos de apoyo, talleres y proyección de videos para ayudar a las familias a entender mejor la enfermedad de Alzheimer y a ayudar a las familias a mejorar las habilidades de proporcionar cuidados.

2. **Involucrar a las familias en cualquier programa para presentar el enfoque de los *Mejores Amigos* en el centro.** Este concepto, fácil de entender, puede construir puentes y hacer que las familias se emocionen con el reclutamiento de voluntarios y el desarrollo de programas.

3. **Ser un modelo a seguir para las familias.** El personal de muchos centros de día le dice a los autores que con frecuencia ven a familias que internan a sus seres queridos en instituciones de cuidados prolongados mucho antes de que el personal del centro de día piense que es el momento adecuado. Por supuesto, los centros no juzgan y sí apoyan las decisiones de las familias, pero también pueden ser un programa perfecto de enseñanza/aprendizaje o un modelo a seguir por las familias. El personal puede enseñar técnicas e ideas a las familas que éstas a la vez puedan utilizar en el escenario casero, o dejarlas que pasen tiempo en el programa si están buscando ideas nuevas. Apreciarán el doble al personal y a los voluntarios del centro de día si saben que ellos también están aprendiendo a ser mejores cuidadores.

4. **Utilizar el modelo de los *Mejores Amigos* para hablar sobre la filosofía del programa y las metas.** Todos los centros deberán tener una filosofía escrita que su personal pueda

compartir con las familias y que explique también las decisiones de tomar y dar. Una filosofía afirmativa, como el modelo de los *Mejores Amigos*, evocará respuestas positivas de las familias y es fácil de comprender.

5. **Considerar el desarrollo de un programa para facilitar el internamiento en una institucion.** Con frecuencia, el personal del centro de día se vuelve experto en entender a los participantes en el programa. Los autores motivan a los centros a mantener una relación con la familia incluso después de que la persona haya sido internada en una institución. Los beneficios de que el personal del centro asista a la primera junta para planear la atención en la institución y comparta su conocimiento de las fortalezas de la persona son múltiples.

PROGRAMAS PARA VOLUNTARIOS

Los autores sospechan que muchos lectores habrán entrado directamente a esta sección. En todas las áreas de la atención del Alzheimer, los programas buscan nuevos enfoques para lograr que los voluntarios se involucren mejor. Los voluntarios refuerzan cualquier programa que sirva a personas con Alzheimer al permitir una atención más individualizada. Los voluntarios también añaden una mejoría en la calidad a los programas al traer sus propios talentos, habilidades e intereses al programa.

George Lubely, un profesional jubilado de los servicios sociales, describió su trabajo satisfactorio en el programa *Mano que ayuda*: "Trabajar uno a uno en una actividad grupal planeada, éramos libres de ser nosotros y de relacionarnos con nuestro 'amigo' con espontaneidad". Observó cuán gratificante era trabajar con un participante "como amigo, en vez de como cliente."

Esta sección examina lo que significa ser voluntario en un centro de día, pero se aplica a muchos escenarios más. El Apéndice A incluye recursos en donde se puede obtener mayor información sobre programas para voluntarios. A continuación hay algunos ingredientes de un programa exitoso para voluntarios para centros e instituciones que acogen el modelo de los Mejores Amigos.

1. **Darle a los voluntarios un papel significativo y comprensible.** ¿Qué resulta más simple, más comprensible y más significativo que pedirle a un voluntario potencial que sea un *Mejor Amigo* para alguien o que participe en actividades con un grupo de buenos amigos? Los autores alientan a los programas a que reconozcan que los voluntarios quieren hacer algo valioso. Quieren hacer más que simplemente ayudar; responden a y disfrutan el papel de ser un Mejor Amigo para un participante.

2. **Desarrollar un programa que sea atractivo tanto para participantes como para voluntarios.** Las actividades deberán ser atractivas tanto para los voluntarios como para los participantes. Tener actividades que sean muy infantiles o demasiado aburridas hará que los voluntarios pierdan interés rápidamente. Es más probable que, si los voluntarios están contentos, también los participantes lo estén.

3. **Darles a los voluntarios una retroalimentación positiva continua.** Un buen programa agradece a sus voluntarios con frecuencia. También fomenta constantemente las contribuciones de los voluntarios y escucha los sentimentos e inquietudes de cada persona. Los incentivos tales como insignias o *pins*, tazas y camisetas en realidad no son necesarios. La mayoría de los voluntarios son motivados sobre todo por el valor de la experiencia.

4. **Los ex cuidadores son buenos voluntarios.** Después del fallecimiento de sus seres queridos, algunos voluntarios quieren utilizar lo que han aprendido en el programa para ayudar a los demás. A veces los cuidadores cuyos seres queridos han sido institucionalizados, ayudarán también. Esta disposición de hacerlo puede parecer sorprendente, pero los lectores deberán recordar que estos familiares están capacitados y en algún momento proporcionaron aten-

ción las 24 horas del día. Ayudar unas horas a la semana en un programa positivo, optimista, que afirma la vida, es un placer para muchos ex cuidadores.

5. **Forjar una familia de voluntarios.** Los voluntarios se pueden volver un grupo cercano de amigos. Ellos obtienen satisfacción de la labor que realizan, pero también forjan un sentido de participación y comunidad al conocerse entre sí. Los autores motivan a los centros a que lleven a cabo comidas mensuales o le proporcionen café y donas a los voluntarios una vez a la semana, y que piensen en otros eventos en donde los voluntarios puedan socializar entre sí. Quizá el personal y la mesa directiva de los centros de día puedan contribuir todos para hacer un almuerzo una hora al mes de manera que todos los voluntarios puedan almorzar juntos en una sala adicional, lejos del programa.

6. **Establecer expectativas claras.** Cuando el personal comparte sus expectativas con los voluntarios y les proporciona descripciones laborales claras, los voluntarios pueden ser muy confiables. Es aconsejable desarrollar un manual para los voluntarios que especifique las expectativas del programa. Un boletín mensual o trimestral, incluso uno impreso en la parte frontal y posterior de una hoja de papel tamaño carta, facilita mucho la buena comunicación y refuerza las políticas del programa.

7. **Hacer que los voluntarios participen en todos los aspectos del programa.** Los voluntarios pueden añadirle mucho al desarrollo y realización de las actividades, comités de programa, mesas directivas e, incluso, a la obtención de fondos. Los voluntarios también son modelos de buena atención para los estudiantes, familias y otras personas que visitan el centro de día. Llevan consigo mucha experiencia y talento a cualquier programa. (El Apéndice A enumera recursos para obtener mayor información sobre los programas para voluntarios en Estados Unidos.)

257

Es importante pensar en el impacto de la atención de los centros de día sobre la persona. Aun si las familias proporcionan un cuidado excepcional y creen que no necesitan un respiro, un entorno de centro de día puede hacer cosas por la persona que no son posibles en casa. En pocas palabras, los servicios de día sean quizá lo mejor que se puede hacer por las personas con Alzheimer porque los servicios los obligan a participar en la sociedad, en actividades y en conversaciones, les evocan antiguas "buenas maneras" y los estimulan de manera física y cognitiva.

Existe otra razón para probar los servicios de centros de día. Puede ser difícil considerar el futuro; por tanto, los cuidadores deberán recordar que tienen que planear con anticipación. Es posible que la persona a la que cuidan en algún momento necesite ingresar en una institución. Las personas que han participado en los servicios de día con frecuencia lograrán hacer una mejor transición hacia la atención de cuidados prolongados. Estas personas se han acostumbrado a estar lejos de la casa y a interactuar en un escenario de grupo.

Finalmente, ¿por qué no participar en la atención de un centro de día? Sólo se trata de probar un programa varias veces y medir lo que sucede. Si el programa no funciona, los cuidadores deberían ponerle una marca a sus calendarios a 3 meses de distancia y volverlo a intentar. ¡El que no arriesga, no gana!

12. EL ENFOQUE DE LOS MEJORES AMIGOS EN LAS INSTITUCIONES DE CUIDADOS PROLONGADOS

Una de las historias favoritas de los autores en lo que se refiere a la enfermedad de Alzheimer proviene de una reunión de grupo de apoyo para cuidadores en donde una persona con pesar citaba las palabras de su médico acerca de la institucionalización prolongada de su marido: "Es tiempo de "poner" a tu esposo en una institución de cuidados prolongados. Tus problemas se terminarán con eso". Ese comentario produjo risas y quejas del resto del grupo.

Los integrantes del grupo cuyos seres queridos ya estaban viviendo en una institución tenían bastantes problemas, incluyendo los siguientes:

* Culpa acerca de su decisión
* Temor de que su ser querido no estuviera contento, fuera lastimado, se saliera a vagabundear o no lograra hacer una buena transición a la institución
* Incertidumbre sobre cómo decir las cosas cuando ocurren problemas
* Temor de que, si la institucionalización no funcionaba, la persona tuviera que volver a casa o trasladarla a una institución menos deseable o más lejana
* Incertidumbre de cómo continuar con el resto de sus vidas

Además, las instituciones de cuidados prolongados, aun aquellas que intentan otorgar una atención excelente, enfrentan muchos desafíos

259

a la hora de proporcionar una buena atención para el usuario con Alzheimer, incluyendo los siguientes:

- Falta de herramientas o conceptos fáciles de usar para trabajar con las personas con demencia
- Conflictos con las familias
- Capacitar y retener al personal bueno
- Reglamentos excesivos o reglamentos que no sean adecuados para casos de demencia, como el conflicto entre los códigos de incendios y el deseo de tener puertas y rejas seguras
- Temor a ser demandados
- Falta de tiempo para hacer todo
- Mantener alta la moral

Este capítulo inicia con un resumen sobre la manera en que el modelo de los *Mejores Amigos* se puede aplicar a un escenario de atención a nivel institucional, incluyendo la capacitación y el desarrollo del personal, actividades y relaciones con los familiares. También incluye una descripción breve de los programas de atención especial, un desarrollo bastante nuevo que tiene tanto promesas como peligros. Este capítulo está escrito con miras al personal que labora en las instituciones de atención residencial prolongada. No obstante, las familias y otras personas que consideran el internamiento o que han internado a seres queridos en una institución también encontrarán útil mucha de la información en este capítulo. Termina con algunas notas especiales escritas para las familias.

Una nota sobre la terminología: Las palabras que describen las instituciones de cuidados prolongados tienden a variar según el estado o la región. En este capítulo, los autores utilizan la palabra "institución" para describir cualquier escenario residencial supervisado para la persona con Alzheimer. Este término abarcará, de manera más común, instituciones de cuidados prolongados, que ofrecen servicios incluyendo la atención médica y de rehabilitación, así como los hogares que ofrecen cuidados y una atención supervisada y que pueden ser viviendas pequeñas en grupo u hogares mucho más grandes.

A las instituciones se les alienta a seguir la filosofía de atención de los *Mejores Amigos* como una manera de presentar un modelo de atención que sea positivo y reafirme la vida, y que suba la moral del personal y la satisfacción entre las familias, haciendo que la atención sea más fácil, y que mejore la calidad de vida para los usuarios de la institución. El modelo es también uno trabajable para los administradores preocupados sobre los costos y la productividad del personal.

El modelo de los *Mejores Amigos* tal y como se aplica a instituciones de cuidados prolongados proporciona las siguientes sugerencias para los directores:

1. Reclutar a personal que tiene el potencial de desarrollar el don (*knack*). Todas las demás habilidades son secundarias, sobre todo porque las instituciones deberán tener programas existentes de capacitación.

2. Capacitar a todo el personal sobre los aspectos básicos de la enfermedad de Alzheimer y enseñarle a comprender la experiencia de ésta. Esto se puede lograr mediante conferencias, pláticas con familiares, libros, artículos, videos y actuación de roles. Recuerda el don (*knack*) de estar bien informado.

3. Pedirle a todo el personal que acoja la Declaración de los Derechos Humanos de las personas con Alzheimer (Capítulo 4) y que coloque esta Declaración en lugares visibles para las familias, los usuarios y el personal. Adoptarlo como una declaración voluntaria de las metas de la institución.

4. Pedirle a todo el personal que piense en los amigos cercanos y en las cualidades que vuelven positivas estas amistades. Hablar sobre la manera en que el personal de la institución puede darle una nueva forma a sus relaciones de trabajo con los usuarios. Recuerda que el modelo no pide que el personal se convierta en amigo real de la persona,

sino en que trate a todos los usuarios como si fueran un "mejor amigo".

5. Asegurarse de que todo el plan de atención enfatice las fuerzas y capacidades remanentes de la persona y que la evaluación sea considerada como un documento que cambiará con el tiempo a medida que progrese la enfermedad de Alzheimer.

6. Proporcionarle a todo el personal acceso a las historias de vida de los usuarios con demencia. Desarrollar incentivos para que el personal las aprenda y motivarlo a utilizarlas en todos los aspectos de la atención diaria. Este conocimiento puede ser muy redituable con las familias porque siempre se impresionan cuando el personal está bien informado sobre sus seres queridos.

7. Explicarle al personal lo que significa el don (*knack*). Hacer una lluvia de ideas sobre las instancias cuando el personal ha mostrado el don (*knack*).

8. Utilizar las ideas de las actividades descritas en este capítulo para renovar el acercamiento de la institución hacia este tema tan importante. Hacerle énfasis al personal sobre cómo cada una de las interacciones es una actividad y que se requieren unos cuantos segundos para hacer una diferencia muy grande para el usuario con demencia.

Todas las instituciones tendrán, seguramente, fuerzas y debilidades distintas e inquietudes diferentes. Los autores alientan a los administradores, enfermeras, personal de actividades y otros empleados de las instituciones a que examinen el modelo de los *Mejores Amigos* y consideren la manera en que se puede adaptar en la institución. El modelo se presta para campañas y concursos en las instituciones, desarrollo del personal y todos los aspectos de atención a usuarios. El beneficio máximo del modelo es cambiar al personal de las instituciones de manera que dejen de estar orientados hacia las tareas y se orienten hacia las personas.

A fin de conseguir una atención de alta calidad para personas con Alzheimer, toda institución deberá hacer que la capacitación del personal sea una prioridad. Afortunadamente, el modelo de los *Mejores Amigos* tiene mucho que ofrecer en esta área. El modelo está entretejido en todos los aspectos de la capacitación e incluye los siguientes beneficios:

Simplicidad. El concepto de tratar a las personas con Alzheimer como amigos es uno sencillo, uno que todo el personal puede aprender y poner en sus propias palabras y pensamientos.

Diversidad Cultural. Aún cuando muchas instituciones emplean personal que representa una verdadera mezcla de antecedentes étnicos, los conceptos en este modelo son universales. Aun cuando las tradiciones varían un poco, todas las culturas entienden la amistad.

Recompensas. Las instituciones pueden incluir el modelo de los *Mejores Amigos* en sus programas de incentivos, quizá otorgando un premio mensual al personal que haya demostrado un don (*knack*) poco común.

Competencia amistosa. En la atención de las personas con Alzheimer, es fundamental que el personal conozca la biografía de cada usuario. Las instituciones pueden crear competencias amistosas, incluso juegos, para motivar al personal a que se aprenda las biografías de los usuarios. Por ejemplo, una enfermera que puede nombrar tres hechos sobre un usuario en particular ahí mismo se haría acreedora a un premio por parte del director de enfermería.

Actuar un rol. La mejor manera de capacitar al personal utilizando el modelo de los *Mejores Amigos* es a través de la actuación de un papel de manera activa. Por ejemplo, al pedirle al personal que se imagine lo que sería viajar a un país extranjero en donde nadie habla su idioma, el facilitador de la capacitación puede iniciar una conversación que revele las dificultades que se pudieran suscitar. Asimismo, preguntarle al personal qué actividades valoran y la manera como se sentirían si tuvieran que abandonarlas puede crear mayor empatía. Finalmente, los ejemplos del don (*knack*) y de no tener el don suelen ser divertidos de actuar y enfatizan muy bien la importancia de una buena atención. Hay más ideas para actuar pequeños papeles en la pág. 268.

ACTIVIDADES

El personal de las instituciones le ha contado a los autores que el área de las actividades es una en donde se han logrado muchas mejorías, pero también es una en donde quedan muchos desafíos. Algunos de los desafíos que vienen junto con la atención de las personas con Alzheimer son mantener las actividades en grupo en movimiento aun cuando las habilidades y los intereses individuales varíen, motivando a los voluntarios a permanecer involucrados y buscando nuevas ideas para actividades.

Algunos de los principios del modelo de los *Mejores Amigos* para las actividades en las instituciones incluyen los siguientes:

1. **La definición de una actividad se amplía considerablemente.** En el modelo de los *Mejores Amigos*, en donde uno piensa en la persona como un amigo, el personal deberá trabajar para edificar interacciones placenteras en cada actividad. Por lo tanto, bañar a un usuario también puede ser el momento para relatar una historia divertida. Ayudar a alguien a levantarse por la mañana puede iniciar con una sonrisa amigable, un cumplido y un abrazo.

2. **Todos son integrantes del personal de actividades.** Aun cuando las instituciones tienden a tener un personal especializado en actividades, todo el personal deberá tomar la iniciativa para hacer que los usuarios participen en las actividades.

3. **Las actividades deberán individualizarse siempre que sea posible.** La historia de vida puede proporcionar muchas pistas sobre los intereses pasados de la persona, que se pueden ligar con actividades. Si el personal sabe que un

264

usuario fue un campeón de boliche, siempre le puede preguntar acerca de las veces que ganó, pedirle consejo sobre el juego o quizá incluso hacer un juego de boliche al aire libre.

4. **Se alienta la competencia amistosa.** Todos nosotros tenemos una naturaleza competitiva, algunos más que otros. En una buena atención de la enfermedad de Alzheimer, la competencia amistosa puede ser buena. Por ejemplo, el juego de boliche al aire libre mencionado arriba puede establecerse como una actividad grupal con un gran ganador. No obstante, ¡el personal deberá asegurarse de que todos obtengan un premio de consolación!

5. **Los voluntarios deberán ser motivados para que se conviertan en un *Mejor Amigo* para un usuario.** Los voluntarios con frecuencia se quejan de que no les dan trabajo significativo para hacer. En las instituciones de cuidados prolongados, los voluntarios con frecuencia trabajan en escenarios grupales. Las instituciones también deberían reclutar voluntarios que le proporcionen una atención adicional a los usuarios con demencia que se beneficiarán de actividades individuales. Como se observó en el Capítulo 6, la historia de vida de la persona puede proporcionar señales valiosas a la hora de reclutar voluntarios. Una institución con un programa de voluntarios podría pedirle a un sindicato que "adopte" a uno de sus integrantes jubilados que vive en la institución y que participe en su programa de voluntarios.

6. **Las actividades grupales deberán evocar sentimientos de camaradería.** Las actividades en grupo pueden producir un sentido de unión y comunidad. Cualquiera de estas dos formaciones es la mejor: ya sea sillas en un círculo o alrededor de una mesa. En vez de jugar juegos o de hacer actividades solamente, el personal de la institución deberá mirar la descripción de un programa amplio de actividades descrito en el Capítulo 11.

7. **Los oradores, músicos u otros grupos externos deberán tener un entendimento de la enfermedad de Alzheimer.** Con frecuencia, los músicos, cantantes, artistas u otros grupos externos vendrán a las instituciones a realizar espectáculos, y estas actividades pueden tener mucho éxito. A fin de acrecentar el potencial para el éxito, el grupo o la persona externa deberá aprender algunos puntos clave sobre la enfermedad de Alzheimer. Por ejemplo, tal vez los usuarios disfruten cantar junto con un grupo externo, pero no si el grupo va muy rápido. El grupo deberá estar consciente de que las personas con pérdida de la memoria con frecuencia disfrutan oír una canción o un coro una y otra vez.

8. **Incluso las actividades cortas y sencillas (mini actividades) pueden tener gran significado.** A los administradores de las instituciones les inquieta mucho la productividad y hacer el trabajo; no obstante, hay algunas actividades que se pueden hacer en segundos y que proporcionan una estimulación significativa (ver "30 actividades que se pueden hacer en 30 segundos o menos", págs. 269-270). Imagina si cada integrante del personal hiciera partícipe a 10 usuarios por día de una de estas actividades. El tiempo acumulado invertido en esto sería menos de 5 minutos por empleado por día, pero a lo largo de toda la institución significaría una inversión más grande en una socialización e interacción necesarias.

9. **Las mini actividades pueden captar la atención y la cooperación de la persona.** Otra cosa que es igual de importante es que las mini actividades tienden a ser rompehielos para las enfermeras que pueden entonces tener que llevar a cabo tareas difíciles de cuidado físico. El personal bien capacitado conforme al modelo de los *Mejores Amigos*, que siente empatía por la persona y entiende la experiencia de la enfermedad de Alzheimer, puede realizar mejor sus tareas con habilidad y delicadeza. Este personal terminará el trabajo más rápido y de mejor manera si lo hace con la cooperación de la persona.

10. **Las actividades extensas son una inversión**. Aun cuando las actividades significativas se pueden realizar rápidamente, pasar más tiempo en una tarea puede ser una inversión que redituará en menos conductas difíciles. Por lo tanto, si se espera que una enfermera dé un baño completo en 15 minutos, un administrador puede repensar la tarea y redefinirla como una actividad. Si ahora lleva 20 minutos y la enfermera ha sido capaz de hacer reminiscencias, contar una historia graciosa, dar un masaje de pies o de espalda y lograr una conexión, los 5 minutos extras pueden hacer que el baño fluya mejor, que sea una inyección de moral para la enfermera y que eleve la autoestima del usuario.

Las actividades en las instituciones de atención residencial deberán estar basadas en las fuerzas de los usuarios y tener un propósito positivo. Las instituciones deberán utilizar el modelo de los *Mejores Amigos* para llevar a cabo una revisión completa de las actividades del programa. En Estados Unidos, los consejos de inspección estatal examinan los programas para cerciorarse de que cumplan con las necesidades emocionales y psicosociales de los usuarios conforme a los requisitos federales decretados por la Ley de Reconciliación del Presupuesto de Omnibus (OBRA, por sus siglas en inglés) de 1987 y 1990. Las actividades de los *Mejores Amigos* hacen esto de muchas maneras y se pueden proyectar conforme a lo siguiente:

- Estimulación sensorial
- Estimulación cognitiva
- Expresión creativa
- Ejercicio físico
- Cooperación, interacciones, conversacion y cohesividad grupales
- Oportunidades para la socialización
- Oportunidades para hacer reminiscencias, llevar a cabo repasos de vida y recordar
- Maneras de utilizar viejas habilidades

IDEAS PARA ACTUAR DIFERENTES ROLES PARA LA CAPACITACIÓN DEL PERSONAL

Ayudar a la **persona** que se la pasa repitiendo la misma pregunta

Ayudar a la **persona** que siempre está ocupada acomodando y volviendo a acomodar las sillas del vestíbulo principal

Saludar a la **persona** utilizando el don (**knack**) y luego sin utilizar el don (**knack**)

Reorientar a la enfermera que siempre comparte historias tristes, deprimentes u ominosas

Hablar con la **persona** que está "deprimida" ese día

Tratar con la enfermera que es sobreprotectora con los usuarios

Ayudar a la **persona** que "está esperando" en el pasillo a que algo ocurra

Hacer presentaciones en un ambiente de grupo

Mostrar a una enfermera que se enfoca en las tareas en vez de en las **personas**

Hacer algunas actividades de 30 segundos (por ejemplo, saludar a alguien de mano, masajear hombros, mostrar una fotografía de la familia)

Pedir opiniones, hacer cumplidos y dar felicitaciones

Hablar con una familia que siempre critica la atención proporcionada por el personal

Tratar con el voluntario de actividades que no es flexible

Alabar al personal que conoce muy bien la historia de vida de una **persona**

Motivar al personal que no sabe nada sobre la **persona**

Tratar con la enfermera que se pone audífonos mientras baña a la **persona**

Hablar sobre una **persona** en su presencia con otro integrante del personal

Tratar de ganar una discusión con un usuario con Alzheimer

Los **Mejores Amigos** en el cuidado de **Alzheimer**, por Virginia Bell y David Troxel.
Copyright © 1997, por Health Professions Press, Inc., Baltimore

30 ACTIVIDADES QUE SE PUEDEN HACER
EN 30 SEGUNDOS O MENOS

Saludar a la persona por su nombre

Hacer contacto visual y sonreír

Saludar de mano

Pedirle a alguien "que me muestre" un objeto

Bromear: "Sr. Smith, ¡acabo de ver cómo se comía el postre primero!"

Decirle a alguien que es amado

Dar un abrazo de oso prolongado

Dar un cumplido: "¡Guau! Hoy se ve muy elegante, Margie."

Hacer una pregunta abierta: "¿Cómo se siente hoy, Mike?"

Pedir una opinión: "¿Qué piensa de mi nueva corbata? ¿Combina con mi camisa?"

Jugar un juego rápido de atrapar la pelota o el objeto

Observar un pájaro raro por la ventana

Evocar un recuerdo de la historia de vida de la persona: Dígame más acerca de su abuelo que era médico rural. ¿De verdad hacía visitas a domicilio?

Dar un masaje en una mano

Compartir una nueva crema de manos y hablar sobre su agradable aroma

269

Soplar burbujas de jabón

Darle un dulce o algún regalito comestible a una persona, siempre y cuando no exista algún problema dietético

Compartir un truco de magia

Presumir fotos familiares de un nuevo nieto

Inflar un globo y jugar con él

Mirar un arreglo floral y comparar colores, texturas y aromas

Pedir un consejo sobre una receta de cocina

Contar una historia graciosa o un chiste

Bailar con alguna música divertida tocando en el fondo

Observar los colores vívidos en un vestido o camisa poco usual

Pedir ayuda con una tarea tal como doblar una toalla, ayudar a tender una cama o echar cera sobre un mueble que se vaya a pulir

Probarse un sombrero o sombreros

Probar un nuevo tono de lápiz labial

Payasear un momento, haciendo caras chistosas o lanzando las manos al aire y girando un par de veces en un baile ridículo

Salir al exterior para respirar un poco de aire fresco

Los Mejores Amigos en el cuidado de Alzheimer, por Virginia Bell y David Troxel.
Copyright © 1997, por Health Professions Press, Inc., Baltimore

- Maneras de construir la autoestima
- Maneras de construir relaciones dentro de la institución
- Maneras positivas de expresar emociones
- Apoyo a los deseos de un usuario de mantener autonomía e independencia

RELACIONES FAMILIARES

Las instituciones tienen una preocupación vital además de sus usuarios: los familiares también son parte crítica de la labor de cualquier institución. Muchos familiares porporcionan cuidado informal, sin el cual una institución no podría cumplir las necesidades de todos los usuarios. Las familias también son una fuente rica de ideas para actividades y retroalimentación sobre éxitos y fallas del programa. El modelo de los *Mejores Amigos* puede construir puentes entre el personal de la institución y la familia de las siguientes maneras:

- Las familias pueden participar en cualquier programa para presentar el enfoque de los *Mejores Amigos* en la institución. Las familias responden al percibir que las instituciones están haciendo cambios positivos. Cuando las instituciones comparten con las familias sus metas en la capacitación o el programa, probablemente obtengan el apoyo de la familia, el cual le dará al personal una retroalimentación positiva y alentará a las familias a que participen en la planeación de actividades y el reclutamiento de voluntarios.
- El modelo de los *Mejores Amigos* se puede utilizar para hablar sobre la filosofía del programa y las metas. El modelo de los *Mejores Amigos* proporciona un buen punto de inicio para que el personal administrativo capacite a las familias sobre lo que la institución puede o no cumplir. Cuando una institución logra presentar una filosofía amplia y comprensible y un plan como el modelo de los *Mejores Amigos*, esto proporciona una buena oportunidad para compartir inquietudes. Las familias quieren

271

saber que las instituciones tienen una filosofía o misión claras, que la institución no se dará por vencida fácilmente y que los voluntarios y el personal están bien capacitados.

PROGRAMAS DE ATENCIÓN ESPECIAL

Muchas instituciones en los Estados Unidos están dedicándole energía a desarrollar instituciones exclusivas de atención para personas con Alzheimer o están incorporando los programas de atención especial dentro de las instituciones existentes. El Apéndice A incluye recursos para las personas que quieren saber más acerca de la atención especial. Los autores también recomiendan que las instituciones se familiaricen con las *Guías para la Dignidad*, una publicación de la Asociación de Alzheimer en Estados Unidos sobre cómo establecer metas para la atención especial (ver Apéndice A). Adicionalmente, se proporcionan los puntos siguientes.

1. **Los programas de atención especial deberían tener una filosofía de atención por escrito.** Los administradores de los programas de atención especial deberían poder describir lo que son sus metas de atención a los usuarios potenciales y las familias. Deberían poder explicar por qué son especiales.
2. **La atención especial puede no serlo.** La mayoría de los estados en E.U. no tienen reglamentos en lo que respecta a la atención especial; por ende, una institución puede aseverar que está proporcionando atención especial pero no hacerlo. Los familiares deberán ser cautelosos.
3. **Los programas de atención especial deberán tener más personal.** Debido a que la atención de las personas con Alzheimer va orientada hacia la gente, un programa especial de atención deberá tener una proporción mucho más alta de personal.
4. **Los programas de atención especial deberán tener una planeación sofisticada de la atención.** Los programas de

272

atención especial deberán hacer un énfasis particular en una planeación de atención basada en las fuerzas, que incluya a un equipo interdisciplinario que establezca metas adecuadas y haga un monitoreo del progreso de los usuarios.

5. **Los programas de atención especial deberán enfatizar la capacitación de personal**. Los programas de atención especial deberían ofrecer una capacitación intensiva y extensa a su personal. Los familiares también deberían poder esperar que el personal entendiera los aspectos fundamentales de la enfermedad de Alzheimer y, sin duda, todos los aspectos básicos que aparecen en el Capítulo 2.

6. **Los programas de atención especial deberían tener un ambiente físico que sea fácil de utilizar para las personas con demencia**. Las mejores unidades de atención especial tienen elementos de diseño de la arquitectura que son fáciles de utilizar para las personas con demencia. Estos elementos pueden incluir caminos para deambular, perímetros seguros, buena iluminación y colores tranquilizantes. Es importante observar que el mejor diseño de arquitectura fracasará si el personal no tiene el don (*knack*); al contrario, un buen programa se podría llevar a cabo incluso en una bodega, con el tipo correcto de personal.

Afortunadamente, se está aprendiendo más sobre los programas de atención especial, y los autores tienen la esperanza de que las lecciones aprendidas en estos programas se extenderán a todas las instituciones para adultos mayores. Demasiadas personas hemos tenido la experiencia de entrar en una institución y observar a muchos usuarios sentados solos, con cara de estar hambrientos de atención y contacto humano. Esto nunca deberá suceder en los programas de atención especial, y es nuestra mayor esperanza que las lecciones aprendidas en la atención especial tendrán beneficios positivos para todos los usuarios. Después de todo, queremos que la atención de personas con Alzheimer sea especial en todas partes.

El mensaje más importante que los autores le dan a los familiares que enfrentan la decisión de la institucionalización es que es *su* decisión. Los médicos, parientes, los amigos e incluso los vecinos dirán cosas como "Deberías institucionalizarlo cuando ya no te reconozca". "Deberías institucionalizarla cuando se vuelva incontinente." "Institucionalízalo cuando ya no duerma toda la noche." "No tienes opción. Tienes que institucionalizarla ahora." Los autores se resisten a estas frases vacías por varias razones.

Primero que nada, cada caso es diferente. Las familias tienen diversos niveles de habilidad, mecanismos para enfrentar las situaciones, valores, personalidades y recursos que pueden jugar un papel fuerte a la hora de tomar una decisión de mantener a una *persona* en casa o institucionalizarla. Un buen ejemplo fue una cuidadora que conocíamos que enfrentaba con enorme capacidad los aspectos más rudos del cuidado de su esposo. Ella manejaba muchas tareas de higiene personal difíciles, lo vestía y lo bañaba, lo llevaba al centro de día y le diseñaba actividades. El límite de esta cuidadora llegó cuando su esposo comenzó a tener problemas para subir las escaleras hasta la recámara en el primer piso. El médico sugirió poner una cama de hospital abajo, en lo que solía ser el comedor. Ella señaló que ésa era la única cosa que *nunca* haría, y que si su muy apreciado comedor (símbolo de la última estructura que existía en su vida) se viera comprometido, entonces haría la institucionalización. Éste es un ejemplo poco común, pero sí muestra que la decisión de hacer una institucionalización se basa en muchas variables, algunas veces sorprendentes. No existe una fórmula sencilla.

Segundo, creemos ampliamente que los familiares tienen el derecho de tomar sus propias decisiones, incluso si no siempre son las mejores. Al final, cuando a un cuidador se le obliga a realizar una institucionalización, con frecuencia puede tener consecuencias no intencionales y desagradables. Sabemos de una familia en donde los hijos adultos instigaron a su padre a que institucionalizara a su madre. La salud del *padre* de hecho se deterioró significativamente debido a la ansiedad y la depresión que sentía por la institucionalización; también tuvo varios accidentes automovilísticos al hacer su recorrido de 30 kilómetros ida y vuelta a la institución. ¿Terminaron sus problemas con la institucionalización? En este caso, la familia acabó teniendo a dos personas enfermas.

Hay diversos factores que son importantes para que las familias los consideren cuando estén decidiendo sobre una institucionalización.

1. **Reconsiderar antiguas promesas.** La promesa de "mantener a Mamá siempre en casa" puede haberse hecho con las mejores intenciones y esperanzas, pero algo inherente a ese compromiso era la idea de que la familia hará lo que sea *mejor* para Mamá. Puede ser una promesa que deberá romperse, porque mantener a Mamá en casa quizá no sea lo mejor para ella.

2. **Considerar los beneficios de la institucionalización para la persona.** Los cuidadores no deberán darle vueltas únicamente a los aspectos negativos en torno a la intervención; también deberán pensar en los aspectos de una institución que pueda ser, de hecho, positiva para la persona. Una institución con frecuencia puede, por ejemplo, proporcionar una mejor atención física, como baños más regulares, más actividades y socialización, una rutina más estable y, en ocasiones, un menú más nutritivo.

3. **Hacer uso de los recursos locales.** Los cuidadores pueden hablar con los representantes de la Asociación de Alzheimer local acerca de las instituciones que ofrecen una buena atención para personas con Alzheimer. En Estados Unidos también pueden consultar con su ómbudsman para la atención institucional, una persona cuya posición se establece por encargo de un programa federal y quien defiende a las personas en instituciones de cuidados prolongados. La oficina del defensor de derechos mantiene información sobre las inspecciones recientes para obtener licencias para las instituciones locales y también puede proporcionar información sobre el

proceso de institucionalización. Otros recursos para obtener ideas y ayuda en torno a la institucionalización sería la Agencia sobre Envejecimiento en el Área o, en algunas comunidades, los gerentes de atención geriátrica privados que ayudarán mediante una tarifa por hora.

4. **Identificar las instituciones potenciales al inicio.** Las familias con frecuencia se esperan hasta que haya una crisis para empezar a buscar la institución correcta. Debido a que muchas instituciones tienen listas de espera, es muy importante visitar las instituciones con tiempo, hacer listas de institucionalizaciones posibles y hablar con el personal para ser colocado en las listas de espera necesarias. Uno siempre puede decir que no, si se le notifica que hay un espacio disponible.

5. **Reconocer que el hecho de ser familiares cuidadores no termina con la institucionalización.** Muchos cuidadores se sienten desconcertados al pensar que la institucionalización representa un fracaso personal. Una institucionalización no da por terminado el cuidado de la familia, simplemente lo transforma, en muchos casos mejorándolo. Con frecuencia, los cuidadores que se han sentido agotados debido al cuidado físico de la *persona* ahora pueden pasar más tiempo de calidad con su ser querido, haciendo actividades, dando caminatas, hablando, recordando o disfrutando una comida juntos.

Los familiares deberán recordar que la institucionalización siempre es decisión de ellos. Sí tienen la opción de decidir.

276

IV. EL MODELO DE LOS MEJORES AMIGOS. UN NUEVO DÍA

Observar la importancia de ser el Mejor Amigo de uno mismo, comprometerse con una atención de alta calidad y mirar hacia el futuro, hacia una vida después de la enfermedad de Alzheimer

13. SER EL MEJOR AMIGO DE UNO MISMO

Al viajar en las líneas aéreas comerciales, a los pasajeros se les dice que, en caso de una baja de presión en la cabina, "caerán las máscaras de oxígeno...favor de colocarse la suya primero y luego la de su hijo". Lo que está enfatizando aquí el sobrecargo es que, si uno no se atiende primero, quizá no esté en posición de ayudar a los que dependen de uno.

Esta imagen va directo al grano en la atención de las personas con Alzheimer, porque el viaje del cuidador es largo. Necesitamos darnos oxígeno a nosotros primero, para ser fuertes y sobrevivir a fin de cuidar a nuestros seres queridos. La enfermedad de Alzheimer es una de las más temibles y difíciles de manejar. No hay duda que muchas personas con Alzheimer experimentan tiempos de mucha dificultad; a las familias en ocasiones les va peor.

Una pregunta importante que los autores le hacen a los lectores para que consideren es la siguiente: ¿Qué hacemos en la vida cuando nos ocurren cosas malas? Cuando nos golpea la adversidad, quizá un revés financiero, la muerte de un ser querido o quedarnos sin trabajo, algunos nos sentimos consumidos por la ira, la desilusión o el dolor. Pero hay otras personas que tienen alguna manera de trascender el dolor y llegar al otro lado, en ocasiones sintiéndose mucho más fuertes. El crecimiento, después de todo, suele provenir de enfrentar y superar retos.

Los autores le piden a los cuidadores familiares que están leyendo este libro que consideren en dónde quieren estar en sus vidas dentro de uno, 3 años o 10 años. El modelo de los *Mejores Amigos* es un salvavidas que se les está lanzando, una oportunidad de trabajar duro para darle una nueva dirección a la desilusión, la ira o el dolor o para encontrar, en vez de eso, momentos de alegría en la vida diaria con sus seres amados. Le pedimos a los lectores que estén abiertos al cambio. El modelo de los *Mejores Amigos* no puede borrar el diagnóstico de la enfermedad de Alzheimer, pero sí puede mejorar la calidad de vida para los cuidadores y sus seres queridos. El modelo de los *Mejores Amigos* motiva a los cuidadores familiares a cuidarse a sí mismos física y emocionalmente, a mantener relaciones familiares de buena calidad y a trabajar para trascender la ira y el dolor que puede generar la enfermedad de Alzheimer.

Los cuidadores profesionales deberían preguntarse si están satisfechos con sus vidas laborales diarias. ¿Les da alegría su trabajo? El modelo de los *Mejores Amigos* les puede ayudar a obtener más satisfacción de su trabajo con personas con demencia, mejorar sus programas y aumentar su moral y la moral del personal de la institución también. El modelo de los *Mejores Amigos* alienta a los cuidadores profesionales a acoger la Declaración de los Derechos Humanos de las Personas con Alzheimer (ver el Capítulo 4) y a cuidarse a sí mismos primero a fin de que puedan proporcionar un cuidado de buena calidad a las personas con Alzheimer.

Los autores alientan a las personas con Alzheimer en etapas iniciales que están leyendo este libro a adoptar la filosofía de Rebecca Riley, de vivir un día a la vez; de enseñar a otras personas, como Beverly Wheeler; de mantener su fe en un poder más elevado, como Dicy Jenkins; a conservar su sentido del humor, como Joe Blackhurst; a exponerse al aprendizaje, como Mary Katherine Davis. Uno debería utilizar sus propias fuerzas tanto tiempo como sea posible y rodearse de los *Mejores Amigos*.

Uno de los beneficios importantes del modelo de los *Mejores Amigos* es que le proporciona protección al cuidador. Cuando los cuidadores profesionales y familiares pueden integrar elementos de una buena amistad en las capacidades de cuando pueden ser flexibles, tener un sentido del humor y comprender que es importante relacionarse con la persona, no solamente con la enfermedad, el hecho de cuidar se vuelve más fácil y da mayores recompensas. El modelo de los *Mejores Amigos* afirma la vida y puede evitar sentimientos de falta de esperanza. La satisfacción y el orgullo pueden provenir del hecho de otorgar una buena atención, de dar apoyo, de estar allí para la persona con Alzheimer.

Este capítulo ofrece ideas que pueden ayudar a los cuidadores a cuidarse mejor. Los autores se rehúsan a hacer una lista de las cosas que los cuidadores "tendrían" que hacer. Al igual que hemos discutido que cada persona con Alzheimer es diferente, se puede discutir que la situación de cada cuidador es diferente. Cada cuidador, por sí mismo, debería decidir cuál idea es la que mejor se aplica a su situación.

Este capítulo no repetirá todas las sugerencias principales de los 12 capítulos anteriores. Los autores esperan que los familiares se acuerden de aprender todo lo que puedan sobre la enfermedad de Alzheimer, empaticen con la persona, aboguen por los Derechos Humanos de la persona con Alzheimer, realicen una evaluación cuidadosa, desarrollen una historia de vida amplia y trabajen para desarrollar el don de la atención. Esperamos que los cuidadores no caigan en la trampa de esperar demasiado tiempo para utilizar (o que no utilicen en absoluto) los servicios valiosos que pueden enriquecer la vida de la persona con la enfermedad y le den un respiro al cuidador.

Los lectores encontrarán materiales sobre cómo ser el mejor amigo de uno mismo en casi todos los capítulos de este libro. No obstante, este capítulo da algunas estrategias específicas sobre este tema que amplían parte del material que ya se ha cubierto. Este capítulo aborda principalmente a los cuidadores familiares en la lista de ideas sobre como ser uno mismo su mejor amigo; no obstante, casi todas las estrategias las pueden adoptar los cuidadores profesionales también.

Cómo ser uno su mejor amigo

Mantener un sentido del humor

El arte de proporcionar una buena atención tiene que ver con mantener un sentido del humor y luchar por dejar que los desafíos de la vida sean más ligeros. Mirar una película o programa de televisión clásica de comedia, compartir una historia divertida en una reunión de un grupo de apoyo o simplemente reírse con la persona, puede ayudar a inocularlo a uno en contra del estrés y la tensión de proporcionar atención.

Buscar alguien en quien confiar

Un amigo o psicoterapeuta confiable puede representar una enorme diferencia para un cuidador familiar. Él o ella necesita alguien con quien hablar las cosas, alguien que no lo juzgará, que respetará la confidencialidad y que comprenderá las necesidades de una persona. Las familias que en el pasado nunca habrían considerado la terapia deberían hacer a un lado estas actitudes. Un buen psicoterapeuta puede ayudar de muchas maneras.

Establecer expectativas realistas

Debido a que nos importan nuestros seres queridos, con mucha facilidad podemos perder de vista qué tan realista y sano es darnos enteramente. Un cuidador debería escudriñarse él mismo utilizando las siguientes preguntas: ¿Cuál es mi condición de salud ¿Qué tanto de la atención física puedo proporcionar de manera razonable, si acaso? ¿Qué tanto tiempo puedo pasar dando atención (lejos de mi trabajo o de otras obligaciones familiares)? ¿Qué tipo de apoyo familiar obtengo, si lo hay? ¿Cuánto dinero puedo gastar para atender a mi ser querido sin arriesgar el bienestar financiero de mi familia?

Practicar la asertividad

Con frecuencia es difícil expresarle nuestros sentimientos y necesidades a los demás. Cuando el estrés o la fatiga se incrementan, los cuidadores pueden volverse incluso menos comunicativos. Los cuidadores deberán practicar la asertividad y no temer hablar con sus familias y amigos sobre sus sentimientos y necesidades. Está bien admitir que uno no está bien.

Desarrollar estrategias para manejar consejos no solicitados

Los consejos de un amigo o un profesional en quien confiemos pueden ser útiles, pero los cuidadores en ocasiones se sienten inundados de sugerencias no solicitadas. Los amigos y familiares tienen buenas intenciones, pero sus sugerencias o comentarios no deseados, tales como "Ponlo en una institución" o "Ella no me parece tan mala" pueden crear más estrés. Los consejos útiles son un regalo, pero si el consejo no es útil, necesitas desarrollar algunas respuestas de cajón tales como "Gracias por tu contribución" o "Gracias por tu preocupación".

Mantener el contacto con el mundo exterior

Los cuidadores que le dedican todo su tiempo y energía a su ser querido pueden, sin darse cuenta, dejar afuera a sus familiares y amigos. Con frecuencia, los cuidadores deberán reducir su número de compromisos y actividades sociales, pero el equilibrio es importante. Deberían intentar hacer cuando menos una llamada por semana a un amigo al cual hayan estado demasiado ocupados para ver o para hablar antes. Asimismo, muchos cuidadores encuentran nuevos amigos a través de grupos de apoyo, presentaciones de otras familias en los centros de día u otros programas que ayudan a las familias a enfrentar la enfermedad de Alzheimer.

Modificar o cambiar el entorno habitacional

Por lo general no es prudente para los cuidadores hacer una mudanza justo después de recibir un diagnóstico de Alzheimer.

Hay mucho tiempo para tomar decisiones y llevarlas a cabo. Los cuidadores deberán considerar, en su lugar, si su hogar es "accesible para personas con demencia". ¿Está localizado cerca de servicios? ¿Está cerca de personas que puedan ayudar? ¿Es segura la casa? ¿Es difícil darle mantenimiento? Las personas y las familias deberán sopesar cuidadosamente una decisión de dejar un lugar donde hayan vivido mucho tiempo sólo para estar más cerca de uno o dos parientes. Puede ser difícil desarrollar una nueva red de amigos en una nueva ubicación. Deberá considerarse un alojamiento alterno, como una comunidad para jubilados o una institución de cuidados prolongados.

Satisfacer los impulsos creativos

Muchos cuidadores encuentran que la expresión creativa puede ser una manera positiva de enfrentar la enfermedad de Alzheimer. Los cuidadores han escrito poemas, obras de teatro, novelas, incluso una ópera; han producido películas y han pintado con base en sus experiencias. El trabajo creativo puede ayudar a los cuidadores a canalizar su ira y desesperanza hacia salidas más positivas.

Escuchar al cuerpo propio

Las personas que proporcionan cuidado a personas con Alzheimer corren un mayor riesgo de tener una discapacidad prematura y muerte que aquellos de la misma edad que no son cuidadores. Este riesgo es el resultado de numerosos factores, en especial el estrés que proviene de las tareas de proporcionar cuidados. A los cuidadores se les motiva a que coman adecuadamente, hagan ejercicio y se consientan. Algunos cuidadores han recibido beneficios al recibir masajes regulares, meditar, cambiar de apariencia y otras recompensas.

Ser bueno con uno mismo

Los cuidadores deberán afanarse en hacer tiempo para ellos mismos e intentar mantener las actividades especiales, pasatiempos, amigos u otras actividades que producen placer. Los cuidadores también deberían darse regalos, como una televisión de pantalla grande nueva, por ejemplo, o una tarde irse a pescar, o flores frescas del mercado local, siempre que sea posible.

Planear con anticipación

Debido a que la progresión de la enfermedad de Alzheimer con frecuencia es lenta, las familias por lo general tienen tiempo de planear con anticipación. Por ejemplo, algunos cuidadores nunca consideran la posibilidad de que ellos puedan morir antes que la *persona*. Sin un plan previamente calculado para esta circunstancia, los asuntos financieros de la familia y el plan de atención para la *persona* pueden verse trastornados.

Perdonarse uno y a los demás

La enfermedad de Alzheimer saca lo mejor y lo peor de las personas. Cuando los amigos o parientes dicen o hacen algo equivocado, los cuidadores pueden encontrar valioso mirar el motivo detrás de ello. Ese motivo puede ser amor y preocupación, incluso cuando lo que se dice o hace no sea útil. También es cierto que los mejores cuidadores suelen ser los que más duros son con ellos mismos. Los cuidadores deben darse permiso de cometer errores, tener días malos y tener pensamientos de ira o, incluso, que los avergüencen. Incluso los amigos más cercanos tienen épocas buenas y malas.

Llevar un diario o notas de las experiencias de cuidar a otra persona

Muchos cuidadores familiares han encontrado que llevar un diario o notas sobre la experiencia de proporcionar cuidado puede ser útil. Puede ayudar a los cuidadores a resolver problemas. Un diario puede ser un lugar seguro en donde escribir sobre las tensiones, las situaciones que estresan y los sentimientos, buenos y malos, y para desahogarse, para decir las cosas que el cuidador quiere expresar pero que no puede hacerlo en público.

Al final de este capítulo hay pasajes del diario y una serie de cartas navideñas escritas por Jo Riley, esposo y cuidador de Rebecca Riley. A lo largo de este libro, hemos conocido acerca de Rebecca Riley y sus experiencias al enfrentar la enfermedad de Alzheimer. Jo empezó a escribir a fin de registrar el progreso de Rebecca y sus reacciones ante la enfermedad de su esposa.

COMO ENFRENTAR LA SITUACIÓN CUANDO TODO ESTÁ SALIENDO MAL

Incluso las personas que practiquen el modelo de los *Mejores Amigos* encontrarán que los desafíos de proporcionar cuidado son sobrecogedores en ciertos momentos. La enfermedad de Alzheimer puede proporcionar desafíos tremendos hasta al cuidador más hábil. Por ejemplo, si la persona tiene una infección que no ha sido detectada o si tiene dolor, las conductas pueden convertir la actividad mejor planeada en un caos. En ocasiones los cuidadores se desploman de tal manera (por ejemplo, debido a la depresión, la fatiga, una salud frágil) que les parece difícil actuar. Su juicio puede empañarse.

Una de las maneras más importantes de ser el mejor amigo de uno mismo es tomar ventaja de las oportunidades disponibles de atención de respiro. La primera elección de los autores es siempre la atención de un centro de día, que hemos descrito como "tratamiento" para la enfermedad de Alzheimer. Los servicios de día también le dan un descanso valioso e importante al cuidador. Las oportunidades de un respiro también pueden ser informales, como decirle sí a un amigo o pariente que se ofrece a venir a ayudar una tarde.

La siguiente lista de ideas de cómo hacer frente a las situaciones cuando todo parece estar saliendo mal proviene de familiares con quienes los autores han trabajado. Algunas de las ideas son serias, otras un poco alocadas, pero todas han funcionado para algunos cuidadores. Estas ideas son ejemplos de "destructores de estrés". Nos ayudan a aprender a ser nuestros mejores amigos. Cuando todo sale mal:

- Tómate un día de descanso y haz lo que se te antoje.
- Espérate hasta que pase un tren; sal afuera y grita lo más fuerte que puedas.
- Llama a un amigo para que venga a pasar un rato contigo.
- Lee un libro de chistes.
- Abraza a un amigo.
- Llama a tu ministro/sacerdote/rabino para compartir tus sentimientos.
- Cómprate ropa nueva.
- Toma una caminata larga en la naturaleza.
- Pide una pizza y cómetela toda.
- Pasa un fin de semana en un centro de retiro o recreación
- Sé lo suficientemente humilde para aceptar ayuda y apoyo.
- Aprende que llorar también puede ser terapéutico.

CONSIDERAR EL FUTURO

Al inicio de este capítulo, los autores le pidieron a los lectores que consideraran en dónde querían estar en sus vidas en uno, en 3 años o en 10 años. Cada uno de nosotros debería pensar sobre las relaciones que queremos tener de aquí a entonces con nuestra familia y amigos. ¿Qué queremos poder decir sobre nuestra época como cuidadores?

El modelo de los *Mejores Amigos* sugiere que la experiencia de cuidar es como una puerta que se cierra y otra que se abre. Un cuidador anotó las siguientes palabras cuando pensaba sobre su futuro: nuevos amigos y relaciones, viajes, nuevos pasatiempos, risas, lágrimas, sanación y orgullo por un trabajo bien hecho. Ser el mejor amigo de uno mismo maximiza la calidad de vida durante las tareas en ocasiones arduas de cuidar a otra persona. Y, lo que es más importante, lo sitúa a uno para una vida después de la enfermedad de Alzheimer.

ELABORAR UN DIARIO

Las siguientes páginas contienen pasajes de los escritos de Jo Riley desde la fecha del diagnóstico de Rebecca en 1984 y hasta fines de 1995. Los autores encuentran sus palabras valiosas porque demuestran que uno puede ser un cuidador bueno y dedicado al tiempo que se tiene la intención de ser el mejor amigo de uno mismo. Con excepción de un poco de edición para lograr que se entendiera mejor, las palabras son las de Jo.

30 de julio de 1984. Un día devastador para los Riley. Tuvimos una cita con un neurólogo en San Louis. Lo habíamos visto en junio y se realizaron una tomografía y otros estudios. Algunos fueron en su consultorio y otros en el Hospital Barnes. Los resultados tardaron varias semanas en estar listos. Nos íbamos de viaje a Jamaica y nos fuimos con gran expectativa. Cuando regresamos del viaje y fuimos a ver al neurólogo, con voz muy baja dijo que Rebecca tenía Alzheimer. ¡Fue una noticia devastadora! Sabíamos que algo andaba mal y esperábamos que fuera un tumor cerebral o alguna otra cosa.

Cuando supimos su diagnóstico, recordé que Rebecca empezó a tener problemas hace como un año y medio al pronunciar algunas palabras. Era una lectora excelente, rápida y buena. Se atoró con algunas palabras y no se me ocurrió que algo

288

anduviera mal. Ahora recuerdo que ésa fue la primera señal de que algo no andaba bien.

Salimos del Hospital Barnes y condujimos hacia Centralia. Y fuimos a comer. Fue una comida sobria y muy silenciosa. Resolvimos que haríamos lo mejor que pudiéramos con eso y viviríamos un día a la vez.

Noviembre de 1984. Estábamos en el Hospital Judío en San Louis. Joy, nuestra nuera que es médico, dijo que allí había un grupo de apoyo para personas mayores. Preguntamos sobre éste y tuvimos una entrevista con una enfermera y una trabajadora social. La entrevista duró como una hora y, hacia el final, tuve que dirigir la atención de la enfermera y de la trabajadora social hacia lo que estaba sucediendo en la entrevista. No habían hablado directamente con Rebecca sino que todo el tiempo me habían preguntado y habían dirigido la conversación hacia mí. Esto hizo que Rebecca se sintiera que la habían hecho a un lado. Cuando se los hice notar, se sorprendieron y se sintieron impactadas. Su única explicación era que cuando habían tratado con familias en donde una persona tenía Alzheimer, solamente hablaban con el cuidador. Rebecca era la persona más joven con quien hubieran hablado con un diagnóstico de Alzheimer. Creo que fue la primera vez que sentí que las trabajadoras sociales y las enfermeras y los médicos pensaban únicamente en las familias y para nada en el paciente.

Estábamos intentando ver si había un grupo de apoyo. Lo había para cuidadores que estuvieran enfrentando la enfermedad de Alzheimer, pero no para los pacientes.

Primavera de 1985. Planeamos nuestra mudanza para jubilarnos en Kentucky. Ahora, he estado observando que Rebecca todavía tenía dificultades para leer y alguna dificultad para escribir. Constantemente recurría al diccionario y tenía dificultad para encontrar palabras. Nuestros hijos nos han apoyado por completo y querían que fuéramos a visitarlos.

Junio de 1985. Fuimos al lago. El Lago Cristal en la parte norte del estado de Michigan. Tuvimos un verano lleno de visitas. Nuestras familias conocían su condición, pero Rebecca comenzaba a sentir que la hacían a un lado. Creo que quería hablarles sobre su condición, pero ellos temían hacerlo. Éste es otro ejemplo de la soledad que la impregnó.

Enero de 1986. Nos fuimos a Hopkinsville, Kentucky, para que yo hiciera un interinato. En el tiempo que hemos estado aquí he observado algunas cosas. Primero, ella está más reservada. Siempre ha sido una persona extrovertida, que habla y enseña. He observado que está algo reservada y le teme a la gente porque no puede recordar nombres. Escribe nombres por todos lados pero tiene problemas para recordarlos. Su lectura puede haber empeorado algo y su escritura es buena, legible, pero tiene dificultades para expresar las palabras que desea.

No le hemos dicho a nadie en Hopkinsville, pero ella es aceptada y querida. El problema con el cáncer, la enfermedad de Alzheimer y muchas otras enfermedades es que, en cuanto alguien lo sabe, de inmediato se aleja de la persona. Rebecca sabe esto, siendo enfermera, y ahora que tiene Alzheimer lo ve y le resulta un estado muy deprimente. Como gente, nosotros no sabemos tratar a las personas enfermas. Ellos quieren hablar de ello, pero nosotros tememos hacerlo.

El diccionario es su compañero constante ahora.

Necesitamos algo para Rebecca. Sentimos que hay la necesidad de un grupo de apoyo para el paciente. Puede ser que no haya suficientes personas que desarrollen la enfermedad de Alzheimer a tiempo para ser ayudada por este tipo de grupo.

Verano de 1986. Fuimos a nuestra cabaña en el Lago Cristal. Estaba allí toda la familia y la pasamos bien. Observé que a Rebecca le lleva más tiempo planear algo y ejecutar el plan.

Una cosa que he observado es que Rebecca ha hablado más en el último año sobre conseguir un perro o una mascota. Ella siente empatía por la gente y los animales. Siempre la ha tenido, pero ahora comenta sobre las mariposas, que al ir en el automóvil no quiere matar una, ni un animal. Le encantan las aves y observarlas. He observado que ahora me quiere con ella más que nunca antes. Creo que quiere sentirse segura.

Octubre de 1986. Ella sigue adelante como de costumbre. Cocina, teje, canta en un coro de iglesia y sale conmigo cada vez que salgo de la ciudad. A veces observo que no quiere hablar y otras veces sí se une a la conversación.

Nos estamos preparando para regresar a Lexington y ella está empacando. Por supuesto que hay algunas cosas que no puede recordar en dónde las puso, pero de todas maneras estamos viviendo en un caos.

Ella carga su chequera y hace un buen trabajo al hacer un cheque. Dice que teme hacerlo, pero hasta ahora ha sido muy precisa. Creo que, al escribir el cheque, se confunde al escribir las palabras en el cheque. Se atoró al deletrear "cientos" o la cifra que sea. Escribió todas nuestras notas de agradecimiento y las tiene al día.

Siempre hemos tomado las decisiones juntos y queremos mantener el "nosotros" en la relación.

Estamos planeando ir a Australia dentro de tres meses. Esperamos hacerlo.

Ella está tomando clases para ejercitarse cinco días a la semana. Las personas aquí han sido amables y varias veces me ha dicho que detesta irse. Dice que está preocupada por mí por el regreso a Lexington, porque no tenemos muchos amigos allí.

Hasta ahora no sabemos de ninguna medicina, tratamiento o cura. Vivimos un día a la vez.

291

1987. En Navidad, Joetta y Bill hablaron para decirnos que querían traer a dos amigos con ellos. Dijimos que estaba bien. Resultaron ser dos perros; cuando se fueron, éramos los orgullosos dueños de "Corky", un Shih'tzu chino. Se cree persona y siempre está a nuestros pies.

Lexington se está conviertiendo en nuestra base. Navidad es una época del año para visitar, así que eso es lo que intentamos hacer con este boletín. Quisiéramos darles la bienvenida a nuestro hogar (asegúrense de llamar antes si nos vienen a visitar).

La Navidad es el espíritu del amor que Dios nos ha dado a cada uno con gratitud y que nosotros les extendemos. En Navidad, los ángeles cantaban de paz y buena voluntad que se traduce como "amor para ustedes".

Rebecca y Jo

1988. Jo fue el ministro interino temporal durante dos meses en la Iglesia Cristiana de Woodmount en Nashville. Fue una gran experiencia el trabajar con el personal en esta gran iglesia metropolitana. La consecuencia fue visitar muchos sitios históricos alrededor de Nashville.

Después de tres semanas en nuestro hogar en Lexington, nos fuimos a la URSS en un peregrinaje a la Iglesia Ortodoxa Rusa que celebraba su milenio.

Rebecca la pasó muy bien en mayo cuando su familia llevó a cabo una reunión familiar.

La Navidad es el espíritu del amor que Dios nos ha dado a cada uno con gratitud y nosotros les extendemos nuestro amor.

Rebecca y Jo

1989. Regresamos del Lago Cristal. Nuestro verano estuvo lleno de hermosos atardeceres, los azules del lago, la duna de arena, los pájaros del cielo y de disfrutar a los muchos amigos que tenemos en Michigan.

En agosto regresamos a casa un fin de semana y empacamos para nuestro gran viaje a Alaska. En Nome sentimos la emoción de estar en la "Capital de la fiebre del oro" al tiempo que oíamos hablar de los millones de dólares que se sacaron de las minas durante la fiebre de 1890. ¡Sí, lavamos y encontramos dos pepitas de oro!

Estamos disfrutando nuestra jubilación con Corky, un pequeño Shih'tzu, que requiere dos caminatas por día. Que el amor de la Navidad sea de ustedes y les dé calor al corazón y llene sus vidas de Amor.

Rebecca y Jo

1990. La estación del más maravilloso entusiasmo está sobre nosotros. El Espíritu de la Navidad se encuentra en las canciones navideñas de Alegría, Paz y buenas nuevas.

La gran noticia del año 1990 para los Riley fue nuestra mudanza. En febrero decidimos mudarnos a Richmond Place, un apartamento para personas mayores jubiladas que se anuncia como un lugar donde obtener "una vida jubilada amable".

Rebecca vino en todos los viajes de este año y los disfrutó. Como saben, Rebecca tiene Alzheimer. Es muy olvidadiza y resulta difícil planear cualquier cosa a futuro. La mudanza le resultó frustrante y difícil porque pensó que estábamos regalando todo. Ahora que la mudanza ya terminó, se ha asentado y le está gustando nuestra situación de vida.

Al llegar la Navidad, nos regocijamos sabiendo que hay amor a nuestro alrededor. De eso se trata la Navidad. Oramos pidiendo que el Corazón de la Navidad esté en sus hogares y en sus corazones.

Rebecca y Jo

1991. El tiempo sigue avanzando y el calendario nos lo revela. En febrero nos invitaron a regresar a Kokomo para ayudarlos en la celebración de su aniversario número 140. Es difícil creer que estuvimos ahí para su cumpleaños número 100.

El último día de mayo llegamos al Lago Cristal y lo encontramos todo tan tranquilo como siempre. Quince grupos de personas vinieron a cenar durante el verano. Jo era el "cocinero principal y lavador de botellas". Rebecca intentó nadar y velear únicamente una vez.

Rebecca se ha ido confundiendo un poquito más y dependía de mí para todo. Iba a donde quiera que yo fuera, pero quería permanecer en casa la mayor parte del tiempo. Nuestros hijos insistieron que averiguara yo de alguna institución de atención para la salud. Después de largas horas de oración angustiosa, elegí una que tenía una cama de atención personal especializada. El 3 de octubre tomé la decisión más difícil y triste de mi vida: llevar a Rebecca a un centro de atención para la salud.

A los 3 días, las enfermeras dijeron que Rebecca no podía cuidar de ella misma y que tendría que entrar al nivel de atención intermedia. Yo voy una o dos veces al día, excepto los domingos.

Mi vida ha cambiado, porque todo lo hacíamos juntos. Mi ministerio siempre fue un co-ministerio.

Durante la última semana de octubre asistí a la Asamblea General de la Iglesia Cristiana que se reunió en Tulsa, Oklahoma.

Les deseamos una Feliz Navidad y que el Espíritu del niño Jesús esté en sus corazones.

Rebecca y Jo

1992. En un curso de religión comparada que estoy tomando en Inglaterra, nuestro libro de texto asevera que la singularidad de la Cristiandad es que podemos ser "verdaderos amantes de la humanidad".

Desde el 3 de octubre de 1991, Rebecca ha estado con la enfermedad de Alzheimer en el Centro Cristiano para la salud. Al principio perdió algo de peso pero se ha estabilizado ahora.

Lucinda y Josh se llevaron al amable "viejo" en una excursión familiar a escalar y acampar en agosto a las Montañas Cascade en el estado de Washington. Escalamos todos los días.

Ah, por cierto, nuestro perrito, Corky, fue regalado al tío de Joy en Anderson, Indiana. Ahora estoy completamente solo. *En la primavera y el otoño, me inscribí en una clase en la Universidad de Kentucky que se reúne dos veces por semana.* Les deseamos a todos una Navidad llena de Alegría y Paz.

Rebecca y Jo

1993. A medida que el entendimiento y el amor aparecen durante esta estación, nuestras relaciones familiares se han fortalecido y en la época navideña hacemos una pausa para recordar lo que le ha sucedido a la familia Riley durante 1993.

Nuestra principal preocupación es Rebecca, quien permanece en el Centro Cristiano para la Salud con la enfermedad de Alzheimer. Su salud sigue siendo buena, pero no la sacamos del centro con frecuencia.

Yo voy dos veces al día para alimentarla. Mientras camina, observa a otros pacientes en sillas de ruedas e intenta platicar con ellos. No reconoce a nadie excepto a mí y a veces ni siquiera eso.

Durante el año, no me he permitido estar quieto, asistiendo a hostales para personas mayores en la Isla Catalina en California, y a uno en el Art Institute de Chicago.

Quiero que todos sintamos el Espíritu de la Navidad y que experimentemos en nuestros corazones el Amor, la Esperanza y la Fe de una Navidad Dichosa.

Suyos en el amor de la Navidad,

Rebecca y Jo

1994. La Navidad se trata de las Buenas Nuevas y su tema es la Alegría. A lo largo del último año todos hemos tenido nuestras altas y bajas, pero al recordar el mensaje de la Navidad, en verdad podemos tener un espíritu de Esperanza.

Mi horario ha girado en torno a visitar a Rebecca. Le voy a dar el desayuno, lo que significa salir del departamento como a las 6:50 de la mañana y regresar como a las 11 para darle el almuerzo. Se le ilumina el rostro cuando me ve pero tiene más de un año y medio de no llamarme por mi nombre. (Dudo que me conozca pero sonríe y se ríe al reconocerme como la persona que va a verla.)

En marzo pasé una semana en Florida como voluntario para el programa Habitat para la Humanidad.

En mayo, un reportero del periódico de Lexington entrevistó a varios de los que vivimos en Richmond Place que hemos legado nuestros cerebros al morir para la investigación del Alzheimer. Había una foto grande mía y de otras dos personas en la sección de la revista. ¡Yo dije que aún no estaba listo para soltar mi cerebro!

Que encuentren el espíritu del Amor y una sensación de Esperanza esta Navidad.

Jo

1995. El amor es lo que hace al mundo girar es una línea de una vieja canción. De eso se trata la Navidad, del Amor, el pegamento que une a una familia, el vínculo entre los amigos, la bondad que le expresamos a los demás, el preocuparnos por otros y el espíritu de la amistad.

Éste ha sido un año completo con muchas experiencias variadas. Rebecca sigue viviendo en el Centro Cristiano para la Salud. Va reduciendo su ritmo y pasa el tiempo en una silla vieja y utiliza su andadera muy poco.

Cuando fue nuestro aniversario número 50 todos nuestros hijos nos sorprendieron con una visita. El sábado a mediodía decidimos hacer un día de campo en el parque ya que era un hermoso día. Sacamos a Rebecca. Esperamos que lo haya disfrutado.

Esa noche, me sorprendieron con una cena con muchos amigos cercanos. La velada se añadió a mis recuerdos especiales de Rebecca.

En octubre, Josh, nuestro nieto, y yo nos fuimos en un viaje que nunca olvidaré. Viajamos 1600 kilómetros en una camioneta hasta Churchill, Canadá, para ver a los osos polares en su migración. Vimos seis osos polares y dos zorras blancas.

En esta estación navideña, les deseo a todos la Alegría y el Amor de Navidad.

Jo

Nota del autor (Verano de 1996). Jo continúa sus dos visitas diarias a Rebecca. Trabajará en una casa de Habitat para la Humanidad este verano, y hacia finales de 1996 asistirá a dos programas en Hostales para Personas Mayores, uno cerca de la Bahía Chesapeake en Maryland y el otro en España. Al conectarse con la vida él solo, al disfrutar experiencias educativas y como voluntario, Jo puede continuar siendo el Mejor Amigo de Rebecca así como su propio Mejor Amigo.

14. LA LUZ AL SALIR DE LA OSCURIDAD

> *La esperanza no es pretender que los proble-*
> *mas son inexistentes. Es la confianza de saber*
> *que no durarán para siempre, que lo que esté*
> *lastimado sanará, y que las dificultades serán*
> *superadas. Es la fe de que hay una fuente de*
> *fortaleza y renovación dentro de nosotros que*
> *nos conducirá de la oscuridad a la luz del sol.*

Anónimo

Los autores instan a los cuidadores familiares y profesionales a incorporar el modelo de los *Mejores Amigos* a su cuidado y atención diarias. Si se aprende con éxito, puede mejorar en gran medida la calidad de vida para la *persona*, la familia y el (los) cuidador(es). Los centros de día y las instituciones encontrarán que el modelo atrae un enorme apoyo de las familias y el personal. La amistad se entiende a nivel universal, y las ideas en este modelo son fáciles de aprender y de poner en práctica.

Hemos pasado demasiado tiempo en la oscuridad y la desesperanza que pueden ser parte de vivir con la enfermedad de Alzheimer. Existe otra cara de esta enfermedad, con un número cada vez mayor de familias y profesionales que buscan un acercamiento más positivo a la atención y el cuidado. El modelo de los *Mejores Amigos* hace posible esta filosofía esperanzadora. Para las familias que aún duden del poder de este modelo, los autores ofrecen este desafío: ¿Cuál es el riesgo de probar el modelo de los *Mejores Amigos*?

La condición médica de la persona con Alzheimer no puede cambiar, pero el acercamiento de los cuidadores familiares y profesionales, sí. Si los cuidadores llevan a cabo los cambios sugeridos por el modelo de los *Mejores Amigos*, los autores creen que las conductas problema podrían reducirse y que se puede crear una vida alegre, segura y enriquecida para la persona.

299

El Capítulo 1 describe muchos de los sentimientos que le son comunes a las personas con Alzheimer, incluyendo pérdida, aislamiento y soledad, tristeza, confusión, preocupación y ansiedad, frustración, temor, paranoia, ira y vergüenza. La mayoría de nosotros experimenta uno o más de estos sentimientos de vez en cuando. Las personas con Alzheimer que no están recibiendo una buena atención pueden sentirse fácilmente superadas por las emociones negativas. El modelo de los *Mejores Amigos* restaura el equilibrio; las intervenciones utilizadas pueden convertir los sentimientos negativos en emociones más positivas.

Como aseveramos en el Capítulo 1, uno de los temores más grandes de Rebecca Riley era que no fuera tratada como una "persona real" por los demás. A continuación hay algunos ejemplos de la manera en que el modelo de los *Mejores Amigos* reforzó las emociones positivas y ayudó a Rebecca a sentirse valorada, parte de su familia y conectada con el mundo a su alrededor.

El modelo de los *Mejores Amigos* puede convertir los sentimientos de pérdida en sentimientos de satisfacción

- Rebecca obtuvo un sentido de su valor al impartir una clase para adultos jóvenes en una iglesia durante el primer año después de su diagnóstico.
- Rebecca se enorgullecía de recordar la letra de los cantos cuando cantaba en el coro de la iglesia.
- Rebecca se sentía adorada al mantener su papel de abuela de sus nietos en la familia.
- Rebecca se sentía recompensada al ayudar a los demás, sobre todo en el centro de día.

El modelo de los *Mejores Amigos* puede convertir los sentimientos de aislamiento y soledad en sentimientos de conexión

- Rebecca se sentía importante y competente cuando Jo la hacía sentir parte de su ministerio.
- Rebecca sentía amistad y apoyo de un grupo de parejas.

- Rebecca recibía amor incondicional de su perro, Corky.
- Rebecca se conectaba con la comunidad al asistir a clases y conciertos con Jo.

El modelo de los *Mejores Amigos* puede convertir los sentimientos de tristeza en sentimientos de jovialidad

- Rebecca podía ser un "espíritu libre", al sentir pocas expectativas hacia su persona en la cabaña del Lago Cristal.
- Rebecca podía sumirse felizmente en sus recuerdos cuando su hermana menor platicaba historias graciosas de su niñez.
- Rebecca sonreía cuando sus amigos hablaban con ella sobre su carrera como enfermera y sobre su familia, mencionando a sus hijos por su nombre.
- Rebecca se sentía menos deprimida cuando los amigos pasaban a visitarla en el entorno seguro de su hogar.

El modelo de los *Mejores Amigos* puede convertir los sentimientos de confusión en sentimientos de orientación

- Rebecca disfrutaba las habilidades tales como nadar, escalar y velear, rodeada de su familia y amigos.
- Rebecca respondía bien cuando los demás bajaban la velocidad en las conversaciones.
- Rebecca apreciaba cuando el personal del centro de día le daba señales que le permitieran volver a vivir eventos significativos en su vida.
- Rebecca se sentía más orientada que nunca en el Centro Cristiano para la Salud al estar rodeada de recuerdos conocidos de su familia.

El modelo de los *Mejores Amigos* puede convertir los sentimientos de preocupación y ansiedad en una sensación de estar contento

- Rebecca encontró que escuchar música y tocar canciones

301

que aún le eran conocidas en el piano le resultaba tranquilizador.

- Rebecca se maravillaba ante los hermosos atardeceres en el Lago Cristal.
- Rebecca se deleitaba en las actividades sencillas, tales como observar a los pájaros y a las mariposas.
- Rebecca se sentía reconfortada cuando le leían en voz alta.

El modelo de los *Mejores Amigos* puede convertir los sentimientos de frustración en sentimientos de serenidad y tranquilidad

- Rebecca adoraba la serenidad del Lago Cristal.
- Rebecca sentía alegría cuando sus hijos la llamaban o le enviaban flores en los días se fiesta o en ocasiones especiales.
- Rebecca gustaba de las caminatas largas y le parecían tranquilizadoras.
- Rebecca disfrutaba trabajar en el patio a un ritmo lento.

El modelo de los *Mejores Amigos* puede convertir los sentimientos de temor en sentimientos de seguridad

- Rebecca se sentía más segura cuando los amigos y familiares reconocían su enfermedad.
- Rebecca apreciaba el hecho de que nunca se le dejara sola en público.
- Rebecca se sentía más cómoda con abrazos amistosos.
- Rebecca gustaba de sentirse "protegida" por su perro, Corky.

El modelo de los *Mejores Amigos* puede convertir los sentimientos de paranoia en sentimientos de confianza

- Rebecca se sentía más involucrada en las finanzas familiares cuando Jo la dejaba firmar los cheques que él llenaba para pagar las cuentas.

- A Rebecca le gustaba que Jo utilizara la palabra "nosotros" en vez de "yo" al hablar sobre su familia.
- Rebecca apreciaba tomar decisiones, aunque fueran muy sencillas, o que se le preguntara su opinión.
- Rebecca sentía que los amigos eran *sus* amigos, en vez de los de *Jo*, cuando Jo le pedía que contribuyera a la carta que mandaban todos los años en Navidad.

El modelo de los *Mejores Amigos* puede convertir los sentimientos de ira en sentimientos de calma

- Rebecca liberaba la energía reprimida al salir a caminar con el perro.
- Rebecca se sentía tranquila cuando los voluntarios en el centro de día respetaban su sentido del orgullo, incluso en algo tan sencillo como colgar su propio abrigo.
- Rebecca encontró que el ejercicio vigoroso diluía la ira.
- Rebecca se sentía distraída por el simple hecho de tomar a otra persona de la mano, que la acariciaran o sentirse querida.

El modelo de los *Mejores Amigos* puede convertir los sentimientos de vergüenza en sentimientos de confianza

- A Rebecca le gustaba cuando Jo la ayudaba a preparar una comida sencilla.
- A Rebecca le ayudaban las personas a su alrededor que entendían la enfermedad de Alzheimer.
- Rebecca se sentía competente y útil al participar en los programas del centro de día que iban de acuerdo con sus habilidades remanentes.
- Rebecca se sentía en situación de mayor igualdad cuando Jo contaba un chiste que hacía a todos reír a costillas de él.

Los autores han hecho referencia al modelo de los *Mejores Amigos* como un mapa de ruta de algún tipo, una manera de llegar de "aquí" a "allá". En cierto sentido, también es una manera de que la persona llegue de "aquí" a "allá". El modelo puede ayudar a cambiar la conducta negativa en una conducta positiva. La amistad aplicada a la atención del Alzheimer puede ser una herramienta positiva.

Los autores le desean a cada uno de los cuidadores tener el don (*knack*). Los cuidadores de la familia y los profesionales que tienen el don (*knack*) son personas con confianza en ellos mismos que proporcionan un cuidado certero, evitan problemas antes de que ocurran y disfrutan pasar tiempo con la persona.

El modelo de los *Mejores Amigos* fue creado principalmente para los cuidadores familiares y profesionales que enfrentan los efectos de la enfermedad de Alzheimer, pero en él hay lecciones para todos. Hay un gran valor en estar completamente presente para otra persona. Hay un gran valor en sacar lo mejor de cada momento todos los días. Hay un gran valor en honrar la historia de vida de una persona. Hay un gran valor en proporcionarle atención a otra persona.

Debido a que cualquiera de nosotros puede verse afectado por la enfermedad de Alzheimer, que a cualquiera de nosotros, a nuestros amigos o a nuestras familias le pueden ocurrir cosas malas, el mensaje último que los autores desean transmitir es éste: debemos tratar a todos aquellos que nos son importantes como lo haríamos con nuestro Mejor Amigo.

APÉNDICES

APÉNDICE A: RECURSOS PARA LAS FAMILIAS*

Oficina Nacional
(Asociación de Alzheimer)
Alzheimer's Association
919 North Michigan Avenue
Suite 1000
Chicago, Illinois 60611-1676
Teléfono (312) 335-8700 o (800) 272-3900
www.alz.org

(Centro de Educación y Referencia para la Enfermedad
de Alzheimer Instituto Nacional del Envejecimiento)
Alzheimer's Disease Education and Referral Center (ADEAR)
National Institute on Aging
Post Office Box 8250
Silver Spring, Maryland 20907-8250
Teléfono (800) 438-4380
www.alzheimer.org

(Asociación Norteamericana de Terapia de Arte)
American Art Therapy Association, Inc.
1202 Allanson Road,

*Esta lista de recursos es precisa hasta donde los autores saben, y no sugiere ninguna recomendación por parte de los autores o el editor.

Mundelin, Illinois 60060
Teléfono (847) 949-6064
www.alzheimers.org

**(Asociación Norteamericana de Hogares
y Servicios para Personas Mayores)
American Association of Homes and Services for the Aging**
2519 Connecticut Avenue, NW
Washington, DC 20008-1520
Teléfono (202) 508-9400
www.arttherapy.org

**(Asociación Norteamericana de Musicoterapia)
American Music Therapy Association, Inc.**
8455 Colesville Road
#1000
Silver Spring, Maryland 20910
Teléfono (301) 589-3300
www.aahsa.org

**(Asociación Norteamericana de Personas Jubiladas)
American Association of Retired Persons (AARP)**
601 E Street, NW
Washington, DC 20049
Teléfono (800) 424-3410
www.musictherapy.org

**(Asociación Norteamericana de Terapia de Danza)
American Dance Therapy Association**
2000 Century Plaza
Suite 108
Columbia, Maryland 21044
Teléfono (410) 997-4040
www.aarp.org

(Sociedad Norteamericana sobre el Envejecimiento)
American Society on Aging (ASA)
833 Market Street
Suite 511
San Francisco, California 94103
Teléfono (415) 974-9600
www.asaging.org

(Asociación para la Administración de Voluntarios)
Association for Volunteer Administration
Post Office Box 32092
Richmond, Virginia 23294
Teléfono (804) 346-2266
www.avaintl.org

(Programa de Respiro del Grupo Nacional de Brookdale)
Brookdale National Group Respite Program
2320 Channing Way
Berkeley, California 94704
Teléfono (510) 540-6734
Fax (510) 540-6771

(Hijos de Padres que están envejeciendo)
Children of Aging Parents (CAPS)
1609 Woodbourne Road
#302 A
Levittown, Pennsylvania 19057
Teléfono (800) 227-7294
www.caps4caregivers.org

(Sociedad Gerontológica de Norteamérica)
Gerontological Society of America (GSA)
1030 15th Street, NW
Suite 250
Washington, DC 20005

307

Teléfono (202) 842-1275
www.geron.org

(Asociación Nacional de Profesionales de la Actividad)
National Association of Activity Professionals (NAAP)
Post Office Box 5530
Sevierville, Tennessee 37876
Teléfono (865) 429-0717
www.thenaap.org

(Asociación Nacional de Agencias para
el Envejecimiento en el Área)
National Association of Area Agencies on Aging
927 15th Street, NW
6° piso
Washington, DC 20005
Teléfono (202) 296-8130
www.n4a.org

(Asociación Nacional para Cuidados en el Hogar)
National Association for Home Care
228 7th Street, SE
Washington, DC 20003
Teléfono (202) 547-7424
www.nahc.org

(Asociación Nacional de Gerentes Profesionales
en la Atención Geriátrica)
National Association of Professional Geriatric Care Managers
1604 North Country Club Road
Tucson, Arizona 85716
Teléfono (520) 881-8008
www.caremanager.org

(Centro Nacional sobre el Abuso a Personas Mayores)
National Center on Elder Abuse
1201 150th Street, NW
Suite 350
Washington, DC 20005
Teléfono (202) 898-2586
www.elderabusecenter.org

INPEA
Red International para la Prevención del Abuso a las Personas Mayores. (Internacional Network for the Prevention of Elder Abuse)
www.inpea.org

Más las páginas web de la Federación Internacional ADI Países Latinoamericanos (Brasil incluido)
Estados Unidos en español: www.alz.org
Argentina: www.argentina-alzherimer.org.ar
Cuba: www.scual.sld.cu
España: www.ceafa.org
Guatemala: www.alzheimer-guatemala.org.gt
Honduras: www.ashalz.org
México: www.fedma.net
Monterrey: www.alzheimermonterrey.com
Perú: www.alzheimerperu.org
Puerto Rico: www.alzheimerpr.org
Venezuela: www.alzheimer.org.ve
Brasil: www.abraz.com.br

Otras:
ADI: www.alz.co.uk
Canadá: www.alzheimer.ca

MÉXICO

México aparece en primer lugar, ya que fue el primer país de habla hispana que publicó libros.

Autores varios: *No me acuerdo: Cuentos de abuelos y abuelas con la enfermedad de Alzheimer,* Fundación Alzheimer / México, 2000

Bayer, México: *Síndrome de deterioro intelectual.*

Carvajal, Rosa: Cuando *la realidad se aleja del anciano, El enfermo demenciado y sus principales cuidados*, Editorial Trillas / México, 1997

Cayton, Harry, *et al*: *Alzheimer al alcance de todos*, México, 2003

Clínica Mayo: *Guía sobre la enfermedad de Alzheimer*, México, 2002, tres números.

Consensos Funsalud: *Síndrome de deterioro intelectual y padecimientos demenciales*, México, 1992

De Páez, Alicia L: *Mi Testimonio, el Alzheimer y mi Familia*, Grafo Print Editores / México, 1999

Feil, Naomi: *Validación: un método para ayudar a las personas mayores desorientadas*, Editorial Herder

Fernández Merino, Vicente, *Alzheimer. Un siglo para la esperanza*, Editorial EDAF y Morales / México, 2001

Feria Ochoa, Marcela I: *Alzheimer. Una experiencia humana*, Editorial Jus / México, 1998

Furtmayr-Schuh, Annelies: *La enfermedad de Alzheimer*, Editorial Herder,1995

Gobierno Distrito Federal: *Manual de enfermedad de Alzheimer*, cuidados, México 1999

Gobierno Distrito Federal: *Manual de Grupos de Autoayuda*, México 1999

Juárez García, Luz del Carmen: *La enfermedad de Alzheimer, Bases fisiopatológicas, diagnóstico y alternativas de tratamiento*, Editorial Trillas / México, 1997

Krassoievitch, Miguel: *Demencia*, Editorial Salvat, México, 1989

Landerreche, Gabriela: *Todavía queda mucho por compartir: Mi experiencia con el Alzheimer*, Editorial Jus / México, 1994

Mace, Nancy L. y Rabins, Peter V: *Cuando el día tiene 36 horas*, Editorial Pax / México, 1990

McGowin, Diana Friel: *Viviendo en el laberinto: Un viaje personal a través de la encrucijada del Alzheimer*, Editorial Jus / México, 1995

Novartis México – Asociación Alzheimer de Massachussets, *Guía del cuidado familiar*, México

Powell, Leonore S. y Courtice, Katie: *Enfermedad de Alzheimer: Una guía para la familia*, Editorial Pax / México, 1991

Taussig, Maribel: *La enfermedad de Alzheimer: Qué es y cómo sobrellevarla*, Universidad del Sur de California, Centro Gerontológico Andrés, 1990

Taussig, Maribel I: *La enfermedad de Alzheimer: Qué es y cómo enfrentarla*, ASAES / México, 1995

Secretaría de Salud: *Alteraciones de la memoria en el adulto mayor, Guía de consulta para el médico general*, Cuaderno 5, México, 2004

Sheridan, Carmel: *Recordar es vivir*, Ed Selector 1992, México

Shawver, Maargaret: *¿Qué le pasa a mi abuelita? La experiencia de una familia con el Alzheimer*, Panorama Editorial / México, 2000

Villa Estéves, Víctor: *El adulto mayor, manual de cuidados y autocuidado*, Editorial Trillas / México 2007

Woods, Robert T: *La enfermedad de Alzheimer. Enfrentarse la muerte en vida*, Editorial Jus / México, 1994

Wyeth: *Alzheimer: consejos para cuidadores*, México

ESPAÑA

Alterra, Aaron: *El cuidador, Una vida con el Alzheimer*, Editorial Paidós / España, 2001

Bizouard, Colette: *Entrena tu memoria*, Editorial Paidós, 2002, Barcelona.

Elorriaga del Hierro Casilda, *et al*: *En casa tenemos un enfermo de Alzheimer* AFA, Asociación en Bizkaia, Bilbao, 1994, Federación de Asociaciones de Familiares de Enfermos de Alzheimer

Federación Española de Asociaciones de Familiares AFAF: *Manual práctico para la elaboración y desarrollo de programas en las asociaciones de Alzheimer.* Fundación "La Caixa" 1999.

Flórez Lozano, José Antonio: *Enfermedad de Alzheimer. Aspectos psicosociales*, EDIKA MED / España, 1996.

Lokvig, Jytte: *El Alzheimer de la A a la Z: Todo lo que necesitas saber sobre el Alzheimer*, Ediciones Oniro / España, 2006

Maurer, Konrad- Maurer Ulrike: *Alzheimer: La vida de un médico, la historia de una enfermedad*, Ediciones Díaz de Santus / España, 2005

Mittelman, Mary S: *Manual de Cuidados para el enfermo de Alzheimer*, Ediciones Oniro / España, 2005

Mohillo, William y Caldwell, Paul: *La enfermedad de Alzheimer. Una guía práctica para cuidadores y familiares*, Editorial Paidós / España, 2002

Ochoa, Elena F. L: *Enfermedad de Alzheimer: Serie Psicología y Bienestar*, Aguilar - Santillana / España, 1996

Pascual y Barlés, Guillermo: *Guía para el cuidador de pacientes con demencia tipo Alzheimer*, Editorial Certeza / Zaragoza, España, 1999.

Quijano T. del Ser & Peña Casanova J, et al: *Evaluación neuropsicológica y funcional de la demencia*. J. R. Proas, Barcelona, 1994

Ruiz-Adame Reina, Manuel y Portillo Escalera, Ma. del Carmen: *Alzheimer. Guía para cuidadores y profesionales de atención primaria*, Junta de Andalucía, Consejo de Salud / España, 1996

Selmes, Jacques y Selmes, Micheline Antoine: *Actualización en la enfermedad de Alzheimer*, Alzheimer Europe - Alzheimer España / España, 1994

Selmes, Jacques y Selmes, Micheline Antoine: *Vivir con la enfermedad de Alzheimer,* Guía práctica para los cuidadores...Meditor / España, 1996

Dr. Dharma Singh Calza, *Rejuvenece tu cerebro*, Ediciones Urano / Barcelona, España, 1998

Strauss, Claudia J: *Cómo hablar con un enfermo de Alzheimer: Formas sencillas de comunicarse con un miembro de la familia o un amigo cuando le hacemos una visita*, Ediciones Obelisco / España, 2004

ARGENTINA

Ayvazian, Lutgarda: *Cartas al familiar y amigo del enfermo de Alzheimer*, Ediciones Dunken / Argentina, 1996

Bresnahan, Rita: *Alzheimer: Para acompañar a quienes amamos,* Lumen /Argentina, 2005

Mangone, Carlos, *et al*: *Enfermedad de Alzheimer, enfoque actual*, Ediciones libros de la Cuadriga, Buenos Aires 1995.

Roitman de Dymensztain, Raquel: *Una historia sin final*, Editorial Municipalidad de Mendoza, Argentina 1994.

AUSTRALIA

Fox Mem: *Guillermo Jorge Manuel José*, Omnibus books, Australia 1984.

BRASIL

Catullo Goldfarb, Delia: *Demencias, clínica psicoánalalitica*. Casa do psicólogo 2004, Sao Paulo, Brasil.

CHILE

Rojas de Silva, Annie: *Mi marido con Alzheimer*, Ed Salesianos, Santiago de Chile 1993.

COLOMBIA

Hodkinson, Liz: *Enfermedad de Alzheimer. Respuestas a las preguntas más frecuentes*, Editorial Norma / Colombia, 1996.

CUBA

González Vera Eloy G, *et al*: *Manual educativo para la atención de pacientes con demencia*, Editorial Academia, La Habana, 1998.

ESTADOS UNIDOS

Robinson Anne, *et al*: *Comprender las conductas difíciles*, Eastern Michigan University, Ypsilanti, 1996.

URUGUAY

Ventura, Roberto: *Demencias aspectos neuropsicológicos*, 2006.

VENEZUELA

Mazzei Berti J. E., *et al*: *Demencias aspectos básicos*. Impresos Axis, Caracas, 1996.

Lo que sigue es una biografía corta acerca de cada una de las personas que ha compartido su historia para este libro.

Jean Leslie Auxier (1899-1994)
Jean aprendió a leer antes de empezar la escuela. Su método de aprendizaje era decirle a cualquier adulto: "Apuesto a que no conoces esta palabra", y de ese modo añadía otra palabra a su vocabulario. Aprendió a leer tan bien que empezó la escuela en el tercer grado.

Conocido como el "mejor juez que el Condado de Pike haya producido", fue nombrado Procurador en Estados Unidos por el Distrito del Este de Kentucky por el Presidente Dwight D. Eisenhower. Jean no solamente era un buen juez sino también uno que era humanitario, conocido por ayudar a los demás. En ocasiones le daba el abrigo que traía puesto a algún cliente necesitado.

Disfrutaba viajar, ir a cazar animales grandes y la historia de Estados Unidos. En el centro de día, al Juez le gustaba leer en voz alta sobre los presidentes norteamericanos, ¡pero solamente sobre aquellos que fueron Republicanos!

Joe Blackhurst (1906-1999)
"Glasgow me pertenece", cantaba Joe de su lugar de nacimiento, Glasgow, Escocia. El don de la música que tenía Joe estaba en sus genes. Tenía una canción para cada ocasión, desde los himnos de su iglesia hasta canciones simpáticas que cantaba con frecuencia en los musicales de la comunidad y cuando se reunía con viejos amigos. ¡Prefería bailar que comer!

La esposa de Joe, ya fallecida, y sus dos hijos, Edward y Eric, así como sus familias, eran su mayor alegría. Joe se enorgullecía del hecho de que siempre trabajaba con ahínco y al mismo tiempo proporcionaba servicio voluntario a la comunidad, obteniendo el Premio al Castor de Plata por sus esfuerzos como *scout*. Le gustaba ser lector en su iglesia y se las ingeniaba para tener tiempo para los deportes y la jardinería. Joe tenía un maravilloso sentido del humor y un contagioso amor por la vida.

Margaret Brubaker (1907-1996)

Margaret nació en Duluth, Minnesota, y se mudó a California siendo muy pequeña. Allí se graduó de la famosa escuela Preparatoria Hollywood. En una época cuando muchas mujeres trabajaban solamente en el hogar, Margaret trabajaba en una variedad de puestos, incluyendo un restaurante propiedad de su familia y en la compañía fabricante de helados de su padre.

Margaret y su esposo, Dudley, criaron a su hijo James ("Jim") en un barrio lleno de primos suyos. Los Brubaker vivían al lado de la hermana de Dudley y su marido, Lois y Siegfried ("Sig") Haas, con quienes tuvieron una amistad de 60 años. Margaret estaba orgullosa de Jim y de su carrera como productor de cine, así como de sus nietos Marcei, Susan y John.

Incluso ya avanzada en la enfermedad, Margaret seguía estando interesada e involucrada en el mundo a su alrededor. Su familia la recuerda como una persona que se "hacía cargo" de las cosas, con un maravilloso sentido del humor.

Mary Burmaster (1914-2000)

"Mi apellido se pronuncia 'Búrmaster', no 'Burmáster'", aclaraba siempre Mary, una persona serena y considerada. Los escritores norteamericanos e ingleses famosos no le eran extraños a Mary, porque con frecuencia era la primera en terminar una línea conocida de sus obras. Cuando su hija, Betsey, era pequeña, Mary le enseñó el poema que ella había aprendido cuando era niña. Disfrutaba compartir con nosotros la versión de Betsey: "El viento del Norte soplará y tendremos nieve. ¿Qué hará entonces el pobre petirrojo? Se quedará en el granero para mantenerse tibio y meterá la cabeza bajo el ala. Pobre pajarraco [en vez de pajarito]".

Mary se sabía cada palabra de las canciones de la época de las grandes bandas. Nada le gustaba más que cantar a lo largo del día, aparte de platicar sobre sus tres hijos, Lee, Betsey y Mary Anne.

316

Ruby Lee Chiles (1918-1998)

"Pongámonos a trabajar en todo esto que hay que hacer. Me gusta terminar mi trabajo temprano y luego sentarme a descansar". Estas palabras demostraban la fuerte ética laboral de Ruby Lee, uno de los elementos clave en su historia de vida. También podía decir: "Tráiganlo aquí y yo lo arreglo. Estoy acostumbrada a trabajar duro".

Ruby estaba muy orgullosa de su familia; le gustaba hablar de las lecciones que había aprendido de sus padres y cómo se las había transmitido a sus cuatro hijos.

Ruby era amigable y compasiva. Le gustaba ayudar a los demás y estaba dispuesta a consolar a quienes lo necesitaran. Escribía hermosas palabras de aliento en tarjetas que enviaba a otras personas. Lo que más le habría gustado habría sido reunir a todos sus *Mejores Amigos* y hacer una gran fiesta para ellos en su casa.

Christine Clark (1916-1992)

"Te prepararé un poco de pollo y unas frituras, cariño. Te encantarán mis frituras." Christine se pasó la vida cocinando para los demás, incluyendo sus nueve hermanos, su propio hogar, su iglesia y en su trabajo. A los 14 años, Christine empezó a trabajar como cocinera de planta y empleada doméstica.

Christine estaba dedicada a su familia: su esposo, dos hijas, Linda y Wanneta, nietos y bisnietos, y a su iglesia, la Primera Iglesia Bautista en Nicholasville, Kentucky. Era serena, apreciaba las cosas, colaboraba y era amable.

Los participantes del centro de día que la conocían siempre apreciaban sus abrazos amorosos y alentadores.

Vernon "Vern" Clark (1927-1996)

Vern Clark nació en Glendale, California, y estuvo siempre muy cerca de sus padres y hermana. Era dueño de un negocio de camiones, y su esposa, Carolyn, y sus tres hijas, Kathy, Pam y Lori lo recuerdan como un hombre que trabajaba duro y tenía altos estándares.

Tras retirarse de su negocio de camiones, él y Carolyn compraron el Motel Ocean Palms en Pismo Beach, California. Vern estaba muy orgulloso del motel y su familia recuerda su desilusión cada vez que los huéspedes no cuidaban su respectiva habitación del modo correcto.

Cuando Vern se enfermó de Alzheimer, el centro de día al que asistía fue la fuente de muchos amigos nuevos y gran entusiasmo. También disfrutaba la visita de sus seis nietos y un bisnieto. Aun cuando Vern podía estar en silencio y ser bastante tímido ante gente desconocida, siempre se entusiasmaba al estar cerca de su familia, mostrando con frecuencia su gran sentido del humor.

Tennessee "Tennie" S. Clayton (1904-1989)

Como buena alumna en la escuela y ganadora del concurso de ortografía en ésta, Tennie siempre tuvo un gran amor por el aprendizaje. Después de su matrimonio, trabajó mucho en la granja familiar, cocinando, haciendo conservas, cosiendo, haciendo colchas con retazos y cuidando a sus tres hijos, Gretchen, Catherine y Buddy.

Ella siempre diseñó y confeccionó ropa para ella, sus hijos y otros familiares y amigos. Debido a que el dinero era poco, ella fabricaba sus propios patrones y con frecuencia utilizaba materiales de costales de granos para la costura. Su familia, amigos e iglesia representaban la felicidad para Tennie.

Le gustaba recordar los primeros años de su niñez, sobre todo el haber crecido con una prima, Roxie, que era casi como su gemela.

Sus amigos la describían como agradable, reservada y un poco tímida. Con su pelo blanco recogido y sus vestidos de flores como se usaban antes, con frecuencia parecía una figura en alguna pintura de Norman Rockwell.

Brevard Crihfield (1916-1987)

Brevard, cuyo apodo era "Crihf", se enorgullecía mucho cuando se le recordaba su pasado como Director Ejecutivo del Consejo de Gobiernos Estatales. Los amigos y su familia podían recordarlo muy ocupado en diversas reuniones de comité o disfrutando de un descanso con un periódico, una taza de café y un cigarro. Los primeros años de Crihf los pasó en Illinois, y recordaba a "Ronnie" Reagan (el expresidente de los Estados Unidos, Ronald Reagan)

318

estudiando en el Eureka College de Illinois mientras que él asistía a la Universidad de Chicago. Su familia, su perro "Ho", hermosos libros de arte y poemas favoritos eran siempre temas de conversación. Otro de sus intereses era el beisbol; jugaba segunda base como si fuera profesional.

Crihf era una persona muy reservada. Cuando se matriculó en el centro de día *Mano que ayuda*, abordaba la mayoría de las actividades con cautela; no obstante, era un bailarín excelso y casi siempre acogía cualquier oportunidad para bailar, especialmente con la música de la orquesta de Benny Goodman.

Mary Katherine Davis (1907-1992)

Cuando Mary Katherine se matriculó en el Centro de Día *Mano que Ayuda* en Lexington, Kentucky, insistío en que se le llamara "Mickey", el apodo que le dieron cuando asistìa a la escuela de enfermería en Charleston, Virginia del Oeste. Después de la graduación, Mickey se especializó en la atención de pacientes con traumatismos y adoraba su profesión. Era toda una enfermera.

Durante su juventud, le desagradaban muchos aspectos de la vida en una granja, aunque sí disfrutaba de los espacios abiertos, amplios, los árboles y las flores, así como del arroyo que corría por en medio de la granja. Le gustaba leer y mantenerse al tanto de las noticias del mundo exterior, un interés que permaneció siempre con ella.

Mickey era de estatura pequeña pero de gran espíritu, que compartía con su familia y amigos, su carrera y su iglesia.

Rubena S. Dean (1931-1997)

"La Rosa Amarilla de Texas" le producía una gran sonrisa a Rubena al recordar épocas muy felices de su niñez en Texas y su graduación de la Universidad de Texas para Mujeres en Denton. Le encantaron sus años como maestra de educación física, inglés e historia a alumnos de secundaria.

A Rubena le gustaba ser parte de una familia extensa y mantuvo relaciones cercanas con sus hijos, Lynn y Ted, y sus nietos. Ayudar a las personas fue una de las actividades principales en su vida. Su comunidad se benefició de su generosidad; fue presidente de muchos clubes relacionados con servicios, organizó actividades en su iglesia y fue voluntaria en instituciones de atención. A Rubena le gustaba el trabajo duro. Antes del inicio de su enfermedad, disfrutaba pasatiempos tales como jugar cartas, tocar el piano y tejer.

Edna Denton Edwards (1909-)

Edna está orgullosa de ser parte de una tradición de tres generaciones de maestras de tercer grado escolar; ella siguió a su madre y su hija, Peggy, la siguió a ella. Edna tiene muchos talentos; es una artista (una de sus obras de arte aparece en la portada del libro de actividades para personas con demencia *Activity Programming for Persons with Dementia: A Source Book*, publicado por la Asociación de Alzheimer), pianista, costurera y buena cocinera, y se le conoce por preparar un excelente budín de maíz.

Después de que murió su esposo, a una edad relativamente joven, Edna se convirtió en padre y madre para sus hijas, Patricia, Peggy y Janet. La Iglesia Bautista Emmanuel sigue siendo el pilar de su fuerza.

Edna es una gran competidora, divertida, le encanta hacer payasadas y hace amigos fácilmente.

Marydean Evans (1910-1997)

"¿De verdad una vez te echaste toda la avenida Broadway saltando en un palo saltarín y también te pusiste a saltar en el escaparate de la tienda de artículos deportivos de tu padre?" le preguntó una vez una amiga incrédula a Marydean. El padre de Marydean tenía el equipo más nuevo, incluyendo el primer palo saltarín en Kentucky. Ella y sus cuatro hermanos y hermanas ayudaron a promover este nuevo aparato.

Nadar, bailar (era conocida como la mejor bailarina en la famosa Terraza del Hotel Brown en Louisville, Kentucky) y preparar platillos especiales para banquetes fueron algunos de los logros de Marydean. El chocolate, en cualquiera de sus formas, era uno de sus alimentos favoritos, y la mantequilla era el segundo en la lista. "El pan es solamente un vehículo para presentar la mantequilla", admitía con una sonrisa.

Marydean era una persona alegre. Sus hijos, Betty, Tip y Ann, y sus nietos, le proporcionaron un apoyo fuerte. Siguen estando orgullosos del trabajo de voluntaria de su madre.

Henrietta Frazier (1921-)

"Nuestra casa siempre ha sido para todos." Henrietta está orgullosa de que su casa fuera su base para la familia y amigos. Siendo la más pequeña de seis hijos, ella disfrutaba de todos los ires y venires de una familia grande donde todos eran cercanos. Habiendo obtenido un título en enfermería de la Facultad de Enfermería del Hospital San Elizabeth, Henrietta sirvió en los sectores privado y público de una manera esmerada, considerada y dedicada.

Cuando tenía cuatro años, tuvieron que extraerle quirúrgicamente un ojo. A pesar de su discapacidad visual, ha aceptado la vida plenamente. Tiene una disposición juvenil, con un ingenio especial.

Ella y su hermana, Mae, han viajado extensamente, y ella disfruta los cruceros sobre todo. Debido a que viven juntas, comparten muchos amigos cercanos. Henrietta es una ávida aficionada al basquetbol y se une a muchos clubes y causas.

Sergio (Serge) Torres Gajardo (1920-1995)

¡Serge siempre bromeaba mucho! "Dejé Chile porque un día, mientras piloteaba un avioncito, bajé demasiado y choqué mi avión contra un gallinero, matando a todos los pollos". Serge era teniente segundo en la Fuerza Aérea de Chile antes de convertirse en ciudadano norteamericano.

Su familia incluía a su esposa, Gertrude, a sus tres hijos, Roxanne, Suzi y John, y a tres nietos. Juntos vacacionaban en un lugar favorito en México y participaban en diferentes actividades de su iglesia.

La música se entretejía en la vida de Serge de muchas maneras. Le encantaba bailar de acuerdo a los ritmos de la música latina.

Disfrutaba una amplia gama de canciones, desde las de las grandes bandas hasta la clásica y la ópera. Jugar tenis y ping-pong y seguir los juegos de los Chicago Cubs y los Green Bay Packers le daba gran placer. También le gustaba pescar, cazar, nadar y leer. Serge era cariñoso, nada egoísta y muy divertido.

Edna Carroll Greenwade (1916-1996)

Edna Carroll creció en una granja, siendo la menor de cinco hermanos. Le gustaba que bromearan con ella:" ¿Tus hermanos te consentían?". Ella negaba haber sido la consentida, pero de hecho tenía muchos recuerdos de haber sido la "bebé" de la familia. Su hija Katie, sus nietos y un bisnieto fueron esenciales en su vida.

Ayudar y cuidar a los demás fueron gran parte de la vida de Edna Carroll. Ella estaba activa en su iglesia, ayudando a cocinar cenas especiales. Tenía una biblioteca llena de recetas, lista para que ella compartiera un platillo en cualquier momento. Le gustaba coser, hacer colchas con retazos y trabajar con cerámica. Siendo una persona amorosa, Edna Carroll estaba ansiosa de complacer a los demás, ser amigable y divertida.

Geri Greenway (1940-1997)

"Ese es 'La noche estrellada' de Van Gogh", podría haber señalado Geri rápidamente al hojear un libro hermoso de pintura. El mundo del arte, la literatura y la ópera eran territorios familiares para ella. Lo que es más, leía sobre estos temas en varios idiomas.

Después de obtener un doctorado en Literatura Alemana, dio clases en varias universidades. Sus alumnos la querían por su extenso conocimiento y su habilidad para enseñar sus materias en un ambiente relajado.

Geri estaba orgullosa de su familia y juntos disfrutaban viajar, nadar, hacer jardinería y salir a correr. Adoptar a una ballena de nombre Olympia fue sólo una expresión de la preocupación de Geri por la ecología. Le gustaba la comida Cajun, una probadita de su estado natal de Louisiana. Talentosa, sofisticada, hermosa y amorosa eran palabras que describían a Geri.

Pauline G. Huffman (1914-1997)

A Pauline le decían "traviesa" mientras crecía. En vez de jugar con las muñecas como correspondía a las niñas en esa época, prefería jugar a la pelota con sus hermanos. Siempre le gustaron los deportes de todos tipos, en especial el tenis, beisbol, basquetbol, futbol y el boliche. Cuando no hacía deporte, Pauline disfrutaba de asistir a los juegos o mirarlos por la televisión.

Pauline se hizo mucha ropa para ella y sus amigas, tocaba el piano y era muy hábil para resolver crucigramas. Su familia era fundamental en su vida; su esposo, su hijo, su nuera, una nieta y un nieto eran sus grandes amores. Pauline defendía aquello que pensaba que era lo correcto, pero siempre con una sonrisa de triunfo.

Dicy Bell Reed Jenkins (1902-1991)

Nacida en el Territorio de Oklahoma antes de que Oklahoma se convirtiera en estado, a Dicy le gustaba recordar su infancia viviendo en tiendas de campaña y carretas cubiertas. Presumía que podía hacer todo lo que hacían sus ocho hermanos varones, incluyendo cortar leña y acarrearla y trabajar en los campos.

Dicy sorprendía a todos con su colección de viejos dichos. Cuando se le preguntaba cómo se sentía, siempre respondía "Un poco mejor que una línea en blanco". Otras expresiones que utilizaba con frecuencia eran "Sin tontería no hay diversión", "madre ingenio" y "no hay tonto igual a un viejo tonto". De espíritu enérgico a veces, moviendo su bastón para señalar algo con firmeza, Dicy se hacía querer por todos. Ella y su esposo Lawrence tuvieron dos hijos, Lawrencetta y Edward, y criaron a dos nietas, Nawanta y Nelvean. Dicy vivió con Nawanta los últimos años de su vida. Una familia devota y una fe intensa en Dios sostuvieron a Dicy en las épocas buenas y en las malas.

Betty Justice (1927-1997)

El rostro de Betty era una "imagen viva" de la comunicación, iluminándose con una sonrisa contagiosa cuando saludaba a sus amigos o familiares. Siempre fue una persona alegre, haciendo malabarismos con sus muchas responsabilidades de manera tranquila. Cuidaba a los animales de la granja, trabajaba como auxiliar de enfermería en una institución local y era mamá de cuatro hijos. Su familia, incluyendo hijos, nietos y bisnietos, eran el orgullo de su vida, pero su esposo, Bill, recibía el mayor abrazo. La muerte de su único hijo fue una fuente de tristeza que sólo los padres pueden comprender.

Betty era muy musical, y cantaba viejas canciones evangélicas que le enseñó su abuelo ministro, y tarareaba durante su trabajo, bailando a la menor provocación.

Leota Kilkenny (1903-1994)

"St. John, Kentucky. Eso está cerca de Louisville." A Leotta le gustaba recordar sus primeros años en la granja cerca de St. John. Los niños ordeñaban a las vacas y la leche se enviaba por tren a Louisville. Tenía recuerdos vívidos de haber sido invitada a cabalgar hasta la estación y ver cómo cargaban la leche en el tren. Le encantaba la granja, sobre todo los animales y el bosque cerca de la casa, en donde jugaba con muchos hermanos y hermanas. Leota se graduó de la preparatoria en la cercana Academia Bethlehem.

Ama de casa de tiempo completo, Leota era una esposa dedicada y madre de tres hijos: Ann Marie, John y Mary Jane. Ella y su familia participaban activamente en la Iglesia Católica Romana. Leota siempre estaba lista para dar un abrazo y era bondadosa, considerada y divertida.

Helen C. King (1921-1997)

"Quiero sentir que estoy aprendiendo nueva información o haciendo algo de utilidad. Detesto el trabajo donde sólo estoy ocupada." El antecedente de Helen como maestra y bibliotecaria era evidente. Quería un reto.

Helen iluminaba una habitación al entrar en ella. Ella tenía interés y era interesante. Demostrar bailes como el Charleston, contar cuentos, dibujar y pintar abstracto eran sus talentos especiales. En su centro de día, era la mayor entusiasta en el juego de "la palabra del día", basado en las letras del alfabeto, y elegía palabras tales como "oxímoron".

Compasiva y preocupada por los demás, Helen era una "alegría pura".

Masanori (Mas) Matsumura (1937-)

Nacido en Santa Mónica, California, "Mas" Matsumura era el mayor de sus hermanos y formaba parte de una familia donde todos estaban muy unidos. Tenía cinco años cuando lo internaron junto con su familia en el campo de concentración para japoneses en Manzanar, California, durante la Segunda Guerra Mundial. Es de señalarse que el fotógrafo Ansel Adams le hiciera un retrato durante esa época. De joven, Mas era un atleta y tenía mucha motivación.

Lleva más de 35 años de casado con su esposa May. Tienen tres hijos, Cindy, Donna y Riki. Antes de jubilarse en 1993, Mas trabajaba en un negocio de viveros comerciales que se especializa en gardenias.

Sus hijos dicen que Mas está siempre allí para ellos. "Un espíritu amistoso y sereno" es la descripción que surge cuando uno piensa en Mas.

Willa Lee McCabe (1915-1997)

"A veces los más pequeños lloraban el primer día de clases. Yo los abrazaba y abrazaba". Willa, maestra de primer año durante 32 años, sabía exactamente qué hacer. Los niños, incluyendo sus nietos, Greg y Jason, eran la luz de la vida de Willa.

Willa disfrutaba hablar sobre su pasado, incluyendo lo divertido que había sido caminar a la escuela con sus amigas, llevar su almuerzo en una cesta y jugar durante el recreo. También disfrutaba hablar sobre sus pasatiempos especiales, incluyendo plantar un jardín de hortalizas y hacer colchas con retazos, escuchar música, cantar y hacer largas caminatas. El rostro de Willa irradiaba una energía contagiosa al saludar a sus amigos. Hacía brillar la habitación, vigorizando a las personas que la rodeaban.

Thelma Lydia Berner Moody (1911-1999)

Cuando su familia y amigos piensan en Thelma, lo primero que se les ocurre es su amor de toda la vida por los niños y la naturaleza.

Le encantaba animar a los niños a que escucharan los truenos y sintieran el viento de una tormenta a fin de entender mejor el mundo natural. Thelma siempre les enseñó a su familia y a otras personas sobre las estrellas en el cielo, la vida en el mar, los lagos, arroyos y estanques y la geología de la Tierra. Como maestra en el Museo de Ciencias Naturales de Buffalo (Nueva York), Thelma introdujo a muchos niños a las maravillas de las ciencias naturales.

Tenía un compromiso entusiasta con su familia, dando amor y atención a su esposo, Julián, y a sus hijos, Linda, Julián y Laurie. Todos conocían a Thelma como una mujer de gran honestidad, compasión y entusiasmo por la vida.

Ruby Mae Morris (1912-1999)

Una vida de duro trabajo no opacó el gusto de Ruby Mae por pasársela bien. Le gustaba hacer jugarretas y le encantaban los chistes buenos. Su amor por los niños y los animales era evidente: "Dios nos los dio para amarlos y cuidarlos", nos recordaba con frecuencia. Su familia, su iglesia y cuidar a los demás eran esenciales en su vida. Ruby Mae insistía en que no le importaba hacer trabajo rudo: "Tráeme la pintura y yo te pinto la casa de piso a techo. Puedo hacer muchas cosas de las que no sabes". Le gustaba cantar y bailar y se quedaba vestida con sus mejores ropas, lista para que le sacaran una fotografía.

Su hija, Dolores, la elogiaba: "Es una rosa muy especial en nuestro jardín y Dios se la llevará a su jardín eterno". Tenía un espíritu muy, muy dulce.

Larkin Myers (1910-1993)

A Larkin Myers, conocido afectuosamente por sus amigos y familiares como "Myers", no había nada que le gustara tanto como "cotorrear el punto" con sus amigos en un café. Las historias de su época como policía entretenían a todos. Con frecuencia sus amigos bromeaban: "¡Si no me fijo en lo que hago, Myers me meterá a la cárcel!". Amable, considerado, afectuoso y divertido, no encajaba en la imagen que tienen muchas personas de un policía serio. Los amigos también disfrutaban hablar sobre sus responsabilidades como el hombre que tenía a su cargo toda la coordinación de las señales de tránsito en Lexington.

Myers y su esposa, Chris, tuvieron el placer de que su sobrina Dana y su madre, se mudaran con ellos cuando Dana tenía tres años de edad. A Myers le encantaban los niños, y él y Dana, a quién él llamaba "Sug", eran amigos. Dana lo alaba: "Su actitud de verdad amorosa tuvo una fuerte influencia sobre mí".

Patsy Peck (1927-)

A Patsy le entusiasma la naturaleza: puede identificar muchas aves por su canto y tiene conocimientos sobre los animales, sus hogares y hábitos. Se sintió complacida cuando un amigo le dijo: "Vi a tu ave favorita, el frailecillo, mientras visitaba las Islas Orkney". Ha trabajado para proteger el medio ambiente para las generaciones futuras.

A su amor por la naturaleza sólo lo supera su amor por los niños. Nunca está demasiado ocupada para pasar tiempo con un niño; puede ser un abrazo u horas de algún juego que al niño le dé seguridad.

Patsy, quien obtuvo un título de la universidad Stevens College en Missouri, organizó el programa de terapia física para un hospital local. Era una administradora dedicada y divertida, siempre lista para ayudar a los demás.

Marcus P. Powell (1911-1994)

Como profesor de Salud Ambiental y Medicina Preventiva en la Universidad de Iowa, Marcus Powell llevó una vida dedicada a su familia y alumnos. Fue mentor de muchos estudiantes que obtuvieron grados de maestría y doctorado bajo su dirección, y tuvo un interés particular en los estudiantes de otros países. Aun cuando tenía expectativas altas de sus alumnos, más de uno volvió a hacer un examen porque Marcus sentía que él o ella se merecía una segunda oportunidad.

Conocido como "Papá" por su familia, estaba dedicado a su esposa Ethel y a sus hijos Mark y Carmen. Algunos de los pasatiempos que Marcus disfrutaba incluían pescar, cazar animales pequeños, plantar y cultivar violetas africanas y rosas de concurso. También tenía una colección de ¡totems!

A "Papá" se le recuerda más por su compasión hacia los demás y su pasión por el aprendizaje. Acogió la vida en todo su esplendor.

Jerome (Jerry) Ruttenberg (1908-1987)

Una serie de infartos cerebrales pequeños no pudieron robarse todo el sentido del humor y el intelecto fantástico de Jerry. Tenía un juego de palabras casi para cualquier ocasión y su ingenio alegraba a todos. Una vez, cuando oyó una canción sobre barquitos navegando en el mar que alguien cantaba muy desafinado, rápidamente Jerry pidió: "¡Traigan los barcos salvavidas! ¡Nos hundimos!". Como respuesta a la pregunta: "¿Qué recuerdas de tener 12 años?", Jerry bromeó: "Esperar a tener 13".

Llamó "Antes" a su perro favorito, diciéndole a todos que le había puesto así porque el perro "prefería comer antes que después". Bailar, cantar, jugar juegos de cartas y de palabras le resultaban relajantes. Jerry era un hombre de negocios extraordinario, un ser humanitario, lector ávido y, sobre todo, un esposo y padre dedicado.

Howard Fenimore Shipps (1903-1992)

La palabra "compromiso" resume la vida del Dr. Howard Shipps. Estaba comprometido con su fe religiosa, su familia y su profesión. Como ministro y profesor, jardinero y deportista entusiasta, abuelo y bisabuelo, tenía una amplia gama de intereses y habilidades.

Llevó a cabo estudios profesionales adicionales antes de que esto se volviera popular y, al jubilarse, su interés en los libros, la música, los viajes, su colección de hermosa cristalería, las viejas herramientas y los acabados de muebles antiguos, continuó. Howard era pensativo y cuidadoso en su habla. No hablaba mucho, pero cuando lo hacía, tenía algo que decir, poniendo a veces en evidencia su ingenio parco. Fue un caballero y un hombre amable hasta el final de su vida.

Evelyn Merrell Talbott (1913-1992)

A Evelyn se le conocía por ser un "ratón de biblioteca" desde que era niña; al crecer, los libros fueron sus mejores amigos. Este amor por los libros lo transformó en un título de bibliotecaria de la Universidad de Kentucky. Disfrutó trabajando muchos años en la biblioteca. En el centro de día con frecuencia anunciaba: "Traje un nuevo libro para que lo disfrutemos todos el día de hoy". Pronto se encontraba inmersa en un libro, como *Las maravillas del mundo subacuático*.

El perro de Evelyn, Willie, era parte de su familia, que también incluía a su esposo Bob y a su hija Susan. Willie incluso viajaba con la familia en su viaje favorito a la playa. A Evelyn le encantaba la música y el baile. Siempre era amigable y apreciaba todo.

Walter Turner (1913-1993)

"¡Ven acá! Déjame ver eso que dibujaste tan bonito." A Walter le encantaban los niños y ellos siempre le daban sonrisas afectuosas. Él y su esposa Mable tuvieron 14 hijos, así que Walter era un "profesional" en lo que se relacionaba con los niños.

Walter con frecuencia presumía que su familia era casi autosuficiente, viviendo en lo alto de la montaña Pine en Kentucky del Este. Cultivaban todas sus hortalizas, cuidaban árboles frutales y moras, criaban pollos, pavos, puercos y ganado, por su carne; tenían panales de abejas para sacar la miel y sembraban caña de azúcar para obtener el sorgo. Él podía describir en detalle cómo hacer licores de los que había en la época de la prohibición en Estados Unidos. Walter trabajó duro como minero. Estaba especialmente orgulloso de haber podido educar a sus hijos al tiempo que les transmitía muchas de las tradiciones montañesas.

Beverly Wheeler (1936-)

Beverly nació en Ventura, California. Los amigos y familiares de Beverly la describían como una amiga buena y leal que siempre ha sido muy organizada, precisa y orientada hacia sus metas. Ella y su esposo Michael han estado casados más de 38 años y tienen dos hijos, Kelly y Chris.

Beverly está orgullosa de su carrera de 17 años como maestra, trabajando con niños desde el kínder hasta el sexto grado de primaria. Desde hace mucho tiempo tiene interés en hacer colchas con retazos y es muy artística, con un sentido excelente del color y el diseño.

Desde que le diagnosticaron la enfermedad de Alzheimer, Beverly realizó una película (Mi reto con la enfermedad de Alzheimer) describiendo sus experiencias y dando conferencias y seminarios. Su familia sigue estando orgullosa de su valor para enfrentar esta enfermedad.

Marian Wilks Witte (1903-1993)

Marian condujo el primer automóvil en su pueblo natal de Verona, Missouri, y le gustaba decir que siempre había un hombre guapo cerca para "darle vueltas a la manivela" del auto. Uno de sus primeros empleos fue copiar leyes a mano en grandes libros de leyes en el capitolio estatal de Missouri.

Marian nadaba con frecuencia cuando era niña y continuó nadando toda su vida. Le gustaba cantar, silbar, leer historias sobre animales y hablar sobre su familia.

Palabras y frases tales como "jovial", "tierna" y "dedicada a su familia y amigos" describen a Marian. "Soy Marian Witte, pero no me desanimo", decía con frecuencia, mostrando su sentido del humor, lo que debe haber sido algo divertido para los pacientes a cuyo lado se sentaba hasta que cumplió casi 80 años de edad.

Emma Parido Woods (1921-1992)

Emma creció con tres hermanos que la cuidaron bien cuando era niña. Cuando terminó el bachillerato, trabajó en la industria tabacalera en el "secador" (donde se procesaba el tabaco para su envío) y midiendo el tiempo. Era un trabajo duro, ¡Emma lo puede asegurar!

El 4 de junio de 1950 Emma se casó con Howard Woods. Juntos criaron ocho hijos. Los nombres que les dieron de cariño sus hijos fueron Gran Mamá y Gran Papá. Emma se convirtió en ama de casa de tiempo completo y, su casa, en el lugar de reunión para todos, incluyendo nietos y bisnietos. Emma estaba dedicada a su familia. También mantenía una fe religiosa fuerte y disfrutaba escuchar y cantar himnos.

Nancy Zechman (1928-1992)

Siendo muy atlética de joven, Nancy eligió titularse en educación física en la Universidad de Miami en Oxford, Ohio. Su interés y habilidad atlética continuó a lo largo de su vida, y tenía un talento y gusto especial por el tenis.

Nancy también era una persona artística que creó una casa hermosa para su esposo, Fred; sus hijos, Rick y Jami; y sus gatos, Marilyn y Monroe. Hacía trabajo voluntario de manera regular en un hospital local y tenía muchos otros intereses, incluyendo clases y talleres de arte, jardinería, jugar cartas, tejer y jugar deportes de todo tipo. Su sonrisa contagiosa y su amor por la gente la mantuvieron rodeada de "amigos múltiples."

ACERCA DE LOS AUTORES

Virginia Bell se ha pasado la vida siendo amiga de la humanidad. Casada con un ministro, formó y contribuyó generosamente a la comunidad de su iglesia al tiempo que educaba a sus cinco hijos. Antes de que su esposo se retirara, la señora Bell realizó una maestría en trabajo social, que completó en 1982 a la edad de 60 años en la Universidad de Kentucky. Llevó a cabo terapias familiares en el Centro del Envejecimiento Sanders-Brown de la Universidad de Kentucky y aprendió a apreciar los desafíos particulares que enfrentan las personas con la enfermedad de Alzheimer y sus cuidadores. Su respuesta fue establecer el Centro de Día Mano que Ayuda en Lexington, Kentucky, a fin de proporcionar el tipo de cuidado que creía que estas familias necesitaban más. La señora Bell ha capacitado, desde entonces, innumerables personas, estudiantes y voluntarios en el Centro Mano que Ayuda, en las prácticas y actitudes que encarnan el enfoque de los *Mejores Amigos*, contribuyendo de manera sustancial al éxito continuo del Centro.

Ha recibido dos premios por liderazgo en su comunidad y en el campo del Alzheimer y ha publicado dos libros más con su coautor, David Troxel, acerca de utilizar el enfoque de los *Mejores Amigos* (*The Best Friends Staff: Building a Culture of Care in Alzheimer's Programs, publicado por Health Professions Press, y A Dignified Life: The Best Friends Approach to Alzheimer's Care*, publicado por Health Communications, Inc.).

Hoy día, cuando no se está divirtiendo con alguno de sus doce nietos y tres bisnietos o corriendo carreras de 10 kilómetros, la señora Bell viaja por los Estados Unidos y el mundo portando la buena nueva de que mucho puede hacerse para mejorar las vidas de aquellos afectados por la enfermedad de Alzheimer. Pueden encontrarla en bestfriendsvirginia@aol.com.

Con una larga historia en el campo de la salud pública, **David Troxel** ha dedicado su vida profesional a mejorar el bienestar del público en general y de las personas con la enfermedad de Alzheimer en particular. Tras obtener su maestría en salud pública, el señor Troxel trabajó en el Centro del Envejecimiento Sanders-Brown de la Universidad de Kentucky que en esa época era uno de únicamente diez centros de investigación de Alzheimer con fondos federales en el país. Allí fue donde conoció y comenzó a colaborar con Virginia Bell para mejorar la educación y los servicios para las personas con la enfermedad de Alzheimer y sus cuidadores en el estado de Kentucky. Fue el primer director ejecutivo de la sección Lexington/Bluegrass de la Asociación de Alzheimer (ahora llamada la sección de Greater Kentucky y Southern Indiana) y, junto con la señora Bell, obtuvo cuatro Premios a la Excelencia en el Programa, un reconocimiento sin precedentes, por parte de la oficina nacional de la Asociación de Alzheimer por los servicios a los pacientes y las familias en su sección.

Desde 1994, el señor Troxel ha sido Director Ejecutivo de la sección de la Costa Central de California (antiguamente las secciones de Santa Bárbara y el Condado de Ventura) de la Asociación de Alzheimer, en donde continúa desarrollando programas innovadores de educación para la salud con un personal dedicado y un grupo de voluntarios.

Además de los libros que ha escrito con la señora Bell sobre su filosofía de los Mejores Amigos, juntos han escrito una serie de artículos periodísticos de influencia sobre temas tan diversos como la espiritualidad, la capacitación de personal y el desarrollo, y la atención centrada en la persona, incluyendo la Declaración de los Derechos de la Enfermedad de Alzheimer que tantas veces se ha reimpreso. El señor Troxel también es Editor Asociado del boletín internacional *Early Alzheimer*. Como un orador y defensor bien viajado, el señor Troxel ha inspirado a profesionales alrededor del mundo para comenzar a llevar a cabo cambios sumamente necesarios en la cultura de la atención de los millones de personas que viven con la enfermedad de Alzheimer. Pueden encontrarlo en bestfriendsdavid@aol.com.